Vorwort zur 6. Auflage

Die vorliegende 6. Auflage wurde gründlich überarbeitet und dem neuesten Stand der Medizin angeglichen. Um der täglichen Praxis des Pflegepersonals noch näherzukommen, wurde als Mitarbeiterin Schwester Andrea Eng von der Universitäts-Hautklinik Mainz gewonnen. Text und Bildmaterial wurden überarbeitet und zum Teil neu gestaltet.

Wir hoffen, daß auch in der neuen Auflage dieses Buch dem Krankenpflegepersonal, der Arzthelferin und nicht zuletzt auch dem interessierten Arzt im Unterricht und in der Praxis eine wertvolle Hilfe sein möge.

Ludwigshafen/Rhein, im Frühjahr 1993   GEORG BREHM

W0195259

Vorwort zur 1. Auflage

Das medizinische Spezialfach der Haut- und Geschlechtskrankheiten steht bei Laien, aber auch zum Teil beim Krankenpflegepersonal, in einem etwas zwielichtigen Ruf. Es verbinden sich hiermit die Vorstellungen von schmutzigen, ekelerregenden Hauterkrankungen und großer Ansteckungsgefahr sowie ferner die von moralisch minderwertigen, mit ansteckender Geschlechtskrankheit behafteten Personen. Dieses Bild muß aufs entschiedenste korrigiert werden. Vom Krankenpflegepersonal steckt sich kaum jemand an den meist gar nicht infektiösen Erkrankungen an, und die Zeiten, in denen ein großer Prozentsatz des Patientenguts einer Hautklinik oder einer Hautfachpraxis aus Geschlechtskranken bestand, sind vorbei, ohne daß man jedoch glauben dürfte, daß es keine Geschlechtskranken mehr gebe. Schon rein zahlenmäßig spielen auch heute noch Hautkrankheiten eine wichtige Rolle im Gesamtkrankengut z. B. des praktischen Arztes, der etwa zu 30–40 % Hautkrankheiten zu behandeln hat. Die Pflege der gesunden Haut, die Behandlung der kranken Haut und die Prophylaxe, d. h. Verhütung von Hautschädigungen, z. B. im Berufsleben, ist eine der wichtigsten Aufgaben dieses Faches. Hinzu kommen noch als wichtige Teilgebiete die Berufshauterkrankungen, die sog. Allergie, die Behandlung von Beinleiden, die medizinische Kosmetik und schließlich die Diagnostik und Therapie der männlichen Fertilitätsstörungen.

Daraus folgert, daß auch der, der nicht speziell mit Hautkrankheiten zu tun hat, sich Kenntnisse in diesem Fach erwerben sollte, damit er dann schon allein pflegerisch allen Situationen die ihm, sei es bei Schwerkranken, chronisch Bettlägerigen, frisch Operierten, Verletzten oder anderen entgegentreten, gewachsen ist.

Dieses kleine Buch soll versuchen, den Krankenschwestern und Krankenpflegern den Bau, die Funktion und die Pflege der normalen Haut, die Therapie der kranken Haut und eine Krankheitslehre unter Berücksichtigung der wichtigsten Haut- und Geschlechtserkrankungen nahezubringen. Möge es dazu dienen, die Kenntnisse des Krankenpflegepersonals auf diesem Gebiet der Medizin zu erweitern und zu fördern zum Wohle der Kranken

Mainz, im November 1971 GEORG BREHM

Inhaltsverzeichnis

Anatomie der Haut

Die rein quantitative Bedeutung der Haut ergibt sich schon daraus, daß die Hautoberfläche etwa 1,6 m² ausmacht und ihr Gewicht ¹/₆ des Körpergewichts, d. h. etwa 18—20 kg beträgt. Die Haut besteht aus Oberhaut (Epidermis), Lederhaut (Kutis) und Unterhautfettgewebe (Subkutis) (Abb. 1).

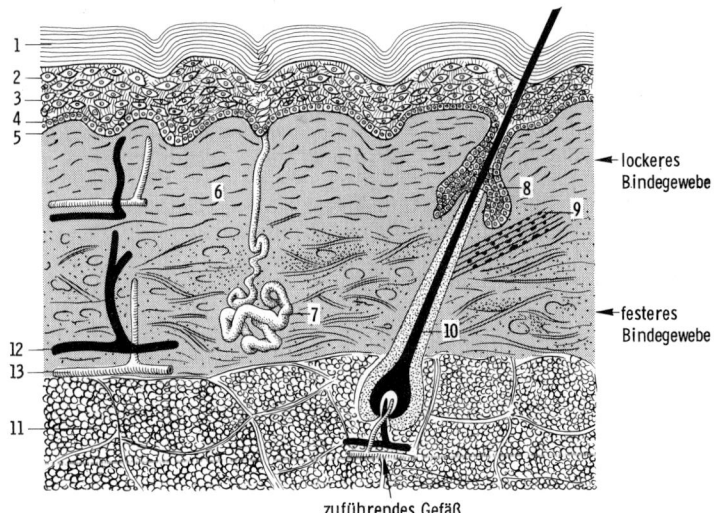

Abb. 1. Querschnitt durch die normale Haut

1. Stratum corneum	5. Basalmembran	10. Haar
2. Stratum granulosum	6. Korium	11. Unterhaut- fettgewebe
3. Stratum spinosum	7. Schweißdrüse	12. arterielles Gefäß
4. Stratum basale	8. Talgdrüse	13. venöses Gefäß
	9. M. arrector pili	

Die Epidermis und das Korium (Kutis im engeren Sinne) haben zusammen etwa eine Dicke von 1 bis 4 mm, wobei diese ja nach Lokalisation variiert. So ist die Dicke im Bereich des Rückens und an mechanisch belasteten Körperstellen höher als z. B. im Bereich des Kopfes oder des Handgelenkes. Zwischen Korium und Epidermis befindet sich eine Basalmembran, bestehend aus einem Gitterfasernetz und einer Kittsubstanz, in der die Basalzellen (Zellen des Stratum basale, der innersten Schicht der Epidermis) mit kleinen Wurzelfüßchen, den sog. Tonofibrillen, eingelagert sind.

An diese schließt sich nach außen die Stachelzellschicht an, die zusammen mit der Basalzellschicht das Stratum germinativum, d. h. diejenige Schicht darstellt, in der sich die Zellen (Keratinozyten) entwickeln und von dort nach oben zur Hautoberfläche aufsteigen und damit auch altern und sich verändern. Bei normaler Haut brauchen die Zellen vom Stratum basale bis zur Körnerschicht 13—16 Tage. Die Zellen der Stachelzellschicht sind mittels verschiedener Strukturen, wie intrazelluläre Kittsubstanz, Desmosomen und Tonofibrillen, miteinander verbunden. In der nächsten Schicht, der Körnerschicht, kommt es zur Ausbildung von hornartigem Material, dem Keratohyalin. In der äußersten Schicht schließlich, der Hornschicht, sind keine Zellstrukturen mehr nachweisbar, es handelt sich hier um Lagen von Hornmaterial (Keratin). In der Lederhaut unterscheiden wir eine an die Epidermis grenzende lockere Bindegewebsschicht und eine tiefergelegene festere Schicht. Im Korium finden sich kollagene, elastische und retikuläre Bindegewebsfasern, Zwischensubstanz (Mukopolysaccharide) und verschiedenartige Zellen, teils faserbildende Fibrozyten, teils Zellen aus dem Blut, teils Wanderzellen (Histiozyten, Mastzellen), teils Zellen des sog. RES (retikuloendotheliales System). Der oberste Kutisanteil heißt Stratum papillare oder Papillarkörper. Nach der Tiefe des Körpers zu schließt sich an das Korium das Unterhautfettgewebe an, welches aus durch Bindegewebe getrennten Fettläppchen besteht und ein Reservoir für Wasser und Fett darstellt. Die Haut ist nicht farblos, sondern besitzt in mehr oder weniger starkem Maße bestimmte Zellen, die einen Hautfarbstoff, das Melanin, produzieren und andere Zellen, die diesen Farbstoff dann nur tragen. Die ersteren nennt man Melanozyten, sie befinden sich in der Basalzellschicht, die anderen sind Zellen des Stratum spinosum bzw. Zellen der Kutis, die als Melanophoren bezeichnet werden. Das Melanin entsteht aus der körpereigenen Aminosäure Tyrosin über verschiedene Zwischenstufen unter Mitwirkung des kupferhaltigen Enzyms (Ferments) Tyrosinase. Neben dem Melanin, diesem nur der Haut eigenen Farbstoff, findet sich in der Haut noch Karotin; ferner wird die Hautfarbe durch das reduzierte oder oxydierte Hämoglobin und schließlich durch den optischen Effekt der oberen Epidermisschichten beeinflußt.

Zu den Anhangsgebilden der Haut gehören die Haare (Abb. 2), die Nägel, die Talgdrüsen und Schweißdrüsen.

Bei den Haaren unterscheidet man das Lanugohaar, welches auch beim Erwachsenen als feines Flaumhaar am Körper vorhanden ist, und das Terminalhaar im Bereich des Kopfes, der Augenbrauen und der Wimpern, wobei dieses zum Teil erst in der Pubertät seine volle Ausprägung als sekundäres Geschlechtsmerkmal erhält (Bart, Achselgegend, Brust, Bauch, Genitale). Die mittlere Lebensdauer eines Haares beträgt etwa 180 Tage, das tägliche Wachstum etwa 0,12—0,5 mm. Von den Kopfhaaren sind immer ein Teil, etwa 80 %, in der Wachstumsphase (Anagen) und etwa 20 % (Telogen) als sog. Kolbenhaar

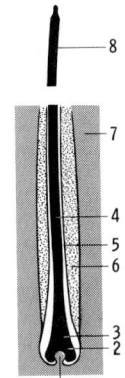

Abb. 2. Das Haar
1 = Papille
2 = Bulbus
3 = Haarmatrix
4 = Haarwurzel
5 = innere Wurzelscheide
6 = äußere Wurzelscheide
7 = Haarbalg
8 = Haarschaft

im Absterben begriffen. Das Grauwerden des Haares beruht, wie man heute weiß, nicht auf einer Luftansammlung in den Schichten des Haares, sondern auf einem Erlöschen der Funktion des Haarmutterbodens (Haarmatrix), so daß schließlich kein Pigment mehr an das neu wachsende Haar abgegeben wird. Den Teil des Haares, der über der Hautoberfläche sichtbar ist, nennt man Haarschaft, den innerhalb der Haut Haarwurzel. Der Haarschaft besteht aus Haarmark, Haarrinde und Oberhäutchen, während die Haarwurzel vom Haarbalg (Haarfollikel) umschlossen ist und nach oben einen Follikeltrichter bildet. Die Haarwurzel ist von Haarscheiden umgeben. Der unterste und innerste Teil der Haarwurzel wird Bulbus genannt und bildet das Keimgewebe des Haares, während seine Umgebung die bindegewebige Haarpapille darstellt.

Die Nägel (Abb. 3) sind im unversehrten Zustand für aufgebrachte Chemikalien und sonstige Stoffe undurchlässig. Sie haben eine Wachstumsrate von etwa 0,1 mm pro Tag, so daß z. B. nach Entfernung eines Nagels etwa 4—5 Monate vergehen, bis ein wieder voll funktionsfähiger Nagel nachgewachsen ist. Der Nagel wächst von der Nagelmatrix nach vorn und bildet die Nagelplatte, unter der das Nagelbett (Hyponychium) liegt. Der Nagel ist vom Nagelwall um-

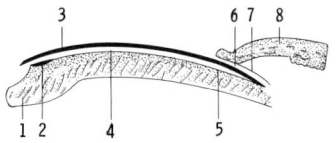

Abb. 3. Nagel
1 = Fingerkuppe, 2= Sohlenhorn, 3 = Nagelplatte, 4 = Nagelbett, 5 = Matrix, 6 = Nageltasche, 7 = Nagelhäutchen, 8 = Nagelwall

geben, zwischen ihm und dem körpernahen Nagelteil liegt die Nageltasche und am körpernahen Nagelende das Nagelhäutchen (Eponychium) sowie die Lunula.

Während die meisten Talgdrüsen an die Haarfollikel gebunden sind und in der oberen Lederhaut liegen, gibt es z. B. auch im Bereich der Lider, der Brustwarze und des Genitales sog. freie (ektopische) Talgdrüsen die keine Verbindung mit dem Haarfollikel haben. Keine Talgdrüsen zeigen Handinnenflächen und Fußsohlen. Die Zahl der Talgdrüsen nimmt vom Kopf nach den unteren Extremitäten zu ab; die Talgdrüsen sezernieren ein Sekret, welches aus Cholesterin, Glyzeriden, Wachsen, Steroiden und freien Fettsäuren besteht. Der auf die Haut gelangende Talg wird durch die Vermittlung des Hautschweißes auf die gesamte Oberfläche ausgebreitet.

Die Schweißdrüsen unterteilen wir in ekkrine Schweißdrüsen, die einen eigenen gewundenen Ausführungsgang besitzen, deren Drüsenknäuel in der tiefen Lederhaut liegen und ein Sekret mit saurem pH abscheiden und sich überall am Körper befinden sowie apokrine Schweißdrüsen mit einem alkalischen Sekret, welche im Bereich der Axillen und der Genitokruralgegend vorhanden sind und in den Haarkanal münden.

Von wesentlicher Bedeutung ist, daß Blutgefäße nur bis in die oberste Schicht der Kutis vorhanden sind und die Epidermis gefäßfrei bleibt. Das betrifft sowohl die Venen als auch die Arterien, die beide vertikale und horizontale Äste im Bereich der Kutis haben und in der obersten Kutisschicht an der Grenze zur Epidermis ein Kapillarnetz im Papillarkörper bilden. Lymphgefäße finden sich ebenfalls in der Kutis, während in der Epidermis zwischen den Zellen Safträume nachweisbar sind.

Nervenfasern sind sowohl in der Kutis als auch in der Epidermis vorhanden und dienen hier zum Empfang und zur Leitung verschiedener Reizqualitäten, wie z. B. Schmerz, Temperatur, Druck.

Glatte Muskulatur findet sich als Muskel zur Aufrichtung der Haare (Mm. arrectores pilorum) an behaarten Körperstellen und als sog. Sexualmuskulatur besonders in der Haut des Hodensacks.

Physiologie der Haut

Die Haut in ihrer Gesamtheit hat eine Vielzahl von verschiedenen Funktionen, die man etwas schematisch wie folgt einteilen kann:

1. Schutzfunktion,
2. Funktion als Speicherungsorgan,
3. Funktion zur Wärmeregulation,

4. Funktion als Ausscheidungsorgan,
5. Funktion als Resorptionsorgan,
6. Funktion als Sinnesorgan,
7. Funktion als Stoffwechselorgan.

Die Schutzfunktion der Haut bezieht sich auf mechanische Insulte, chemische, bakterielle, mykotische und virale Noxen und schließlich gegen Wärme, Kälte und Licht.

Für die Dehnbarkeit der Haut ist das elastische Bindegewebe in der Kutis verantwortlich, für die Hautfestigkeit das kollagene Bindegewebe. Mit zunehmendem Alter kommt es zu einer Verdünnung der Haut, Abnahme des Wasser- und Fettgehaltes, relativer Zunahme des Kollagens und Verminderung der elastischen Anteile, was eine Zunahme der Hautfestigkeit und eine Verminderung der Dehnbarkeit bedeutet.

Die Hornschicht, die bekanntlich an den mechanisch exponierten Stellen wie Handinnenflächen, Fußsohlen und über den großen Gelenken dicker als an den übrigen Körperstellen ist, bietet einen wenn auch nur geringen Schutz gegen chemische Stoffe. Chemische Noxen können kaum durch die unversehrte Haut oder die Schweißdrüsenausführungsgänge, wohl aber im Bereich der Haarfollikel durch die Haut wandern. Die Fettschicht der Haut besitzt eine Bedeutung für die Erhaltung der Elastizität und der Unversehrtheit der Oberfläche und für die Ausbreitung des Schweißes. Diese Fettschicht ist jedoch dünn und bietet nur einen relativ geringen Schutz gegenüber chemischen Noxen. Der sog. Säuremantel der Haut stellt eine Schutzfunktion gegenüber Mikroorganismen dar. Die in der Haut befindlichen Aminosäuren, das Hautfett und vor allem das Sekret der ekkrinen Schweißdrüßen bedingen hier ein pH von 4,2–5,6. Im Bereich der apokrinen Schweißdrüsen, z. B. in der Genitalgegend und in den Achselhöhlen, besteht dagegen ein basischer Haut-pH, so daß hier Bakterien und Pilze besonders leicht angreifen können. Die Lichtschutzfunktion der Haut wird durch die reflektierende Wirkung der Hornschicht (Hornschwiele), durch das Hautpigment und schließlich durch das Blut im Gefäßnetz, den sog. roten Blutschleier, bewirkt.

Die Haut ist ein Speicherorgan für Wasser, Fett, Zucker und andere Stoffe.

Die Wärmeregulation des menschlichen Organismus ist nur dann funktionsfähig, wenn die Haut, vor allem ihre Durchblutung sowie die Schweißdrüsensekretion, intakt ist. Die Konstanterhaltung der Körpertemperatur wird durch verschiedene äußere und innere Faktoren bewirkt und beeinflußt. Wichtigste innere Faktoren sind die Durchblutung, die Wärmeleitfähigkeit und die Kerntemperatur. Im Dienste der Thermoregulation stehen die ekkrinen Schweißdrüsen sowohl im Sinne einer sichtbaren Schweißsekretion (Perspiratio sensibilis) als auch einer normalerweise nicht sichtbaren Schweißsekretion (Perspiratio insensibilis), wobei hier auch ein Teil des Wassers, das von den Verhornungsprozessen der Epidermiszellen abstammt, direkt durch die Epidermis auf die Oberfläche gelangt. Die Thermoregulation wird durch höhere Zentren im Zwischenhirn (Hypothalamus), wo wir ein Kühl- und Erwärmungszentrum besitzen, reguliert und hat ihre peripheren Erfolgsorgane in der Muskulatur, in dem Gefäßtonus und in der Schweißsekretion. Äußere Thermoregulationseinrichtungen sind die Kälte- und Wärmerezeptoren in der Haut.

Die Haut ist ein Ausscheidungsorgan für Wasser, Schweiß, Talg und auch einige innerlich zugeführte Medikamente, wie z. B. Jod und Brom.

Die Haut ist ein Aufnahmeorgan (Resorptionsorgan) für verschiedene wasserlösliche und fettlösliche Stoffe, die entweder direkt durch die Epidermis oder über den Haarfollikel resorbiert werden.

Die Haut besitzt besondere Vorrichtungen zur Sinneswahrnehmung, wie z. B. bestimmte Nervenfasern mit definierter Dicke und Leitungsgeschwindigkeit für Schmerz, Druck, Juckreiz, Wärme und Kälte.

Schließlich ist die Haut ein Stoffwechselorgan. Es laufen hier genauso wie in anderen Organen des Körpers Stoffwechselvorgänge, so z. B. des Kohlenhydrat-, Eiweiß- und Fettstoffwechsels, der DNS und RNS-Synthese ab.

Verbandstoffe und ihre Anwendung in der Dermatologie

Pflaster

Pflaster sind selbstklebende Verbandstoffe, deren Klebeschicht heute meist nicht mehr aus natürlichen Harzen, sondern aus einer Kunststoffmasse besteht (Polyacrylat-Basis). Dadurch wurde die Verträglichkeit verbessert. Die Anwendung von Pflastern ist bei bakteriellen und mykotischen Infektionen sowie bei nässenden Hautveränderungen zu vermeiden, da es zu Wärmestauungen und Verschlimmerung der Hautveränderungen kommen kann.

Heftpflaster

Heftpflaster dienen zum Fixieren von Verbänden, Infusionsschläuchen, Injektionsnadeln, Tuben und Kathetern. Sie bestehen aus einem Grundgewebe und einer Klebemasse. Das Grundgewebe kann aus Kunstfaservlies, Kunstseide oder Plastikfolie bestehen. Sie werden in verschiedener Ausführung, u. a. als luftdurchlässige oder wasserfeste Verbandpflaster hergestellt.

Schnellverband

Es handelt sich hier um ein Grundgewebe mit Klebemasse und zentraler antiseptischer, nicht klebender Wundauflage. Die Schnellverbände können bei kleineren Wunden, zum Schutz von Exzisionsstellen, nach Warzenentfernung oder nach Behandlung mit dem Kaltkaustikgerät angewandt werden.

Klammerpflaster

Diese werden zum nahtlosen Wundverschluß und zum Fixieren von klaffenden Wunden benutzt.

Salizylpflaster

Es handelt sich hier um Pflaster, die in ihrer Masse 20—60 %ige Salizylsäure enthalten. Damit können Verhornungen jeglicher Art schmerzlos entfernt werden.

Druckschutzringe

Diese, meist aus Filz bestehenden Druckschutzringe mit zentraler Öffnung werden zur Behandlung von sog. Hühneraugen zur Druckentlastung benutzt.

Pflasterbinden

Diese Binden sind mit einer Klebemasse versehen und können zur Kompressionsbehandlung bei Krampfadern an den unteren Extremitäten angewandt werden. Sie sind jedoch nicht immer reizlos und daher bei Hautkranken möglichst zu vermeiden.

Plastikfolien

1. *Op.-Abdeckfolie*. Selbstklebende Polyamidfolien zum Abdecken einer Op.-Stelle. Sie sind in Äthylenoxid sterilisierbar. Sie werden auf die Op.-Stelle aufgelegt und der Schnitt wird durch sie hindurchgeführt.
2. *Kunststoffolien zu Verbänden* (Okklusivverband). Es gibt diese sowohl in Bahnen, in Schlauchform als auch fertig genäht zur Anwendung an bestimmten Körperstellen, z. B. Handschuhe (Abb. 4, 5 und 6).

Anwendung: Abschluß von Hautstellen, die mit Kortikoidsalben, z. B. bei Psoriasis vulgaris, behandelt worden sind. Schutz der Hände vor Einwirkung von chemischen Giftstoffen. Benutzung für den Verbandwechsel, bei eitrigen Wunden, bei Untersuchungen und Operationen.

Fettgaze bzw. Fettuell

Grobmaschiges Gewebe, welches mit Salbengrundlage, Antibiotika, Anästhetika oder Antihistaminika getränkt ist. Anwendung bei Wunden, nach Operationen, bei Verbrennungen. Vorteil des Nichtklebens und der guten Abheilungstendenz der so behandelten Stellen.

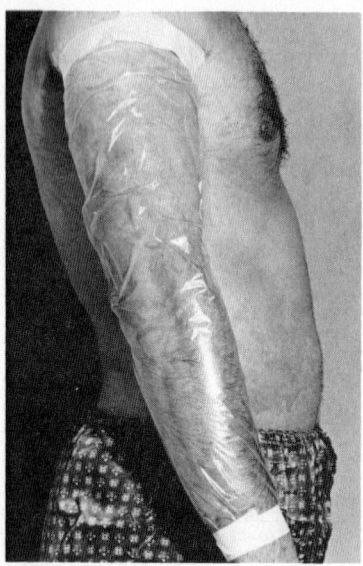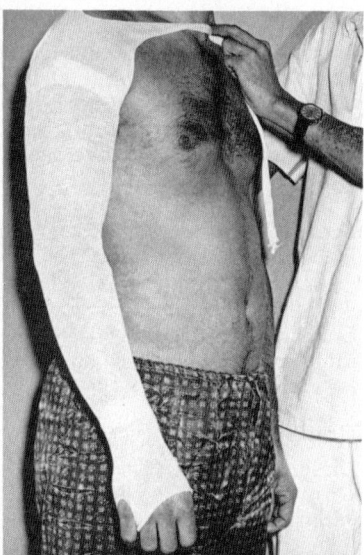

Abb. 4.
a) Okklusivverband mit Folie
b) Anbringung eines Schnellverbandes über der Folie

Schaumgummi

Schaumgummi gibt es in verschiedener Stärke und in verschiedenen Formen, so als Platten, Kompressen oder Binden.
Anwendung zur Kompression bei Ulcus cruris, Varizen.

Binden

1. *Normale Baumwollbinden.* Anwendung zur Fixierung von Kompressen, als Schutzverband.

2. *Binden mit Gummifäden.* Diese sind elastisch und werden vor allem bei Geh- und Stützverbänden, bei Krampfadern und Ulcus cruris angewandt.

3. *Binden mit Kunststoffäden.* Diese sind ebenfalls elastisch und schmiegen sich der behandelten Hautstelle gut an.

4. *Zinkleimbinden.* Zinkleimbinden werden bei varikösem Symptomenkomplex, wie Varizen, Thrombophlebitis und Ulcus cruris, als Kompressionsverbände angewandt. Sie eignen sich als Dauerverband und wirken entzündungshemmend.

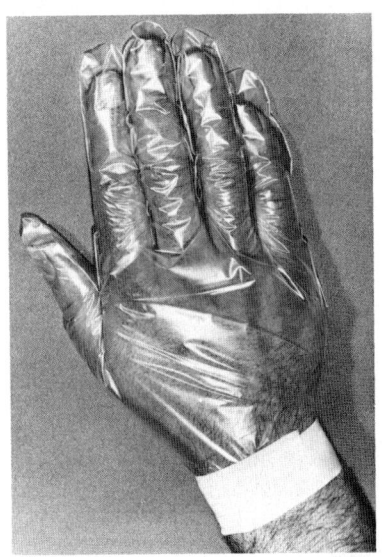

Abb. 5. Folienhandschuh

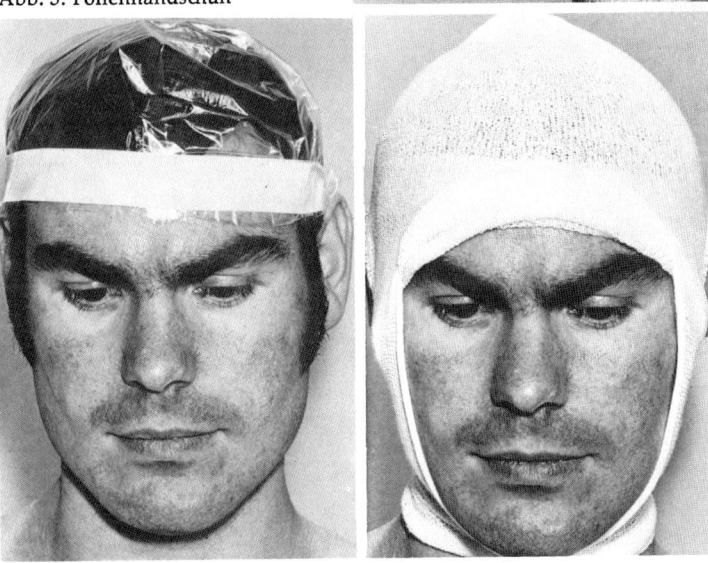

a)   b)

Abb. 6.
a) Okklusivverband des Kopfes mit Folie
b) Schlauchverband des Kopfes

4. *Stärkebinden.* Mullbinden mit Stärke imprägniert, die vor Gebrauch
in Wasser getaucht werden und nach Anlegen getrocknet werden
müssen. Anwendung zu starren Kompressionsverbänden.

Stützstrümpfe

Stützstrümpfe (Gummistrümpfe, Kompressionsstrümpfe) werden
zur Behandlung von Krampfadern angewandt. Es ist darauf zu achten, daß sie ausreichend stark sind und eine Elastizität nach zwei
Richtungen, sowohl horizontal als auch vertikal besitzen. Sie müssen
manchmal, um wirksam zu sein, nach Maß angefertigt werden.

Schlauchverbände

Schlauchverbände besitzen den Vorteil, daß sie wesentlich schneller und
leichter anzulegen sind als normale Binden. Sie werden mit und ohne
spezielle Applikatoren angewandt. Sie bestehen teilweise nur aus
Baumwollfäden, haben aber auch entweder Gummifäden oder Kunststoffäden eingewebt, die ein elastisches Netzwerk bedingen (Abb. 7).

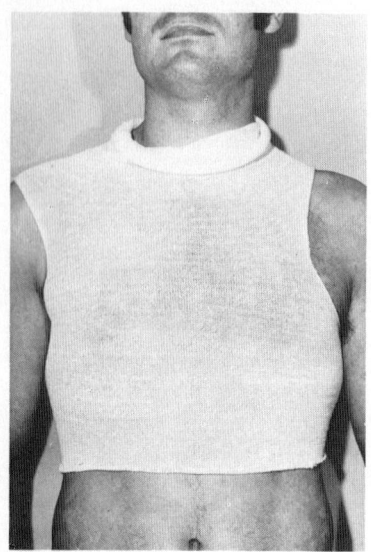

Abb. 7. Schlauchverband-
anwendung am Stamm

Weitere Verbandstoffe

1. *Zellstoff.* Anwendung zum Aufsaugen von Sekret bei Verbänden,
wobei aber direkt auf die Haut Mull oder Leinen gebracht wird.

Ferner zur Unterlage bei Anwendung stark schmutzender Lokaltherapeutika, beim Entleeren von Furunkeln, Karbunkeln usw.

2. *Mull*. Mull kann direkt auf Wunden oder Hautveränderungen gebracht werden. Zur Aufsaugung von Sekret wird Mull auch zusammen mit einer darüberliegenden Zellstoffschicht fabrikmäßig hergestellt (Zemuko).

3. *Leinenläppchen*. Anwendung zur Auflage auf Wunden oder auf mit Teer behandelte Hautstellen. Leinen, besonders von stark gewaschenen Stoffen, die heiß gebügelt sind, können auch zu Hause vom Patienten angewandt werden. Sie sind besonders glatt und reizen am wenigsten eine empfindliche Haut.

4. *Watte*. Watte wärmt, verklumpt aber leicht mit Sekret wie Eiter, Serum usw., weshalb eine Anwendung in der Dermatologie begrenzt ist: Auspolstern von Verbänden, Fixierung eines Teerverbandes oder von Ichthyol pur.

5. Mullstreifen, Kompressen und Tupfer können z. B. mit desinfizierenden (Rivanol) oder blutstillenden (Clauden) Zusätzen imprägniert werden.

6. Nichtklebende Verbandstoffe, die entweder aus Kunststofffasern bestehen oder aus Textilfasern, die mit Aluminium bedampft sind (z. B. Metalline).

Klebestoffe

Zum Fixieren von textilen Verbänden werden Klebstoffe vor allem dort angewandt, wo Heftpflasteranwendung nicht möglich ist, wie an den behaarten Stellen (Arasol, Mastix).

Wundkleber

Zum Kleben von kleineren Wunden werden künstliche Kleber verwandt (Histoacryl Braun) bzw. Fibrinkleber (Beriplast Behringwerke).

Sonstiges

Kollagenfolie. Aus tierischem Bindegewebe gewonnene dünne Folie, die als Gerüst zur Epithelisierung von Unterschenkelgeschwüren benutzt wird.

Schweinehaut mit Silbersalz behandelt (Ez-derm), Dextranomer-Kompresse zur Wundbehandlung (Debrisorb).
Siliconschaum (Silastic-Schaum).
Schaumstoff aus Polyurethan und Polytetrafluoräthylen-Folie (Epigard).
Hydroaktives Partikelgranulat (Varihesive).

Instrumentenlehre

Die in der Dermatovenerologie durchzuführenden kleinen und größeren Eingriffe erfordern besondere Instrumente und Nahtmaterialien.

Scheren

Feine gerade Scheren, feine gebogene Scheren, abgewinkelte Schere (zur Hodenbiopsie), Nagelschere und Nagelzange, Verbandschere.

Skalpelle

Diese gibt es in verschiedener Ausfertigung sowohl mit feststehender als auch mit auswechselbarer Klinge sowie schließlich die heute bevorzugten Einmal-Skalpelle. Zum Aufstechen von Pusteln und kleinen Zysten sowie Akneknötchen eignen sich besonders die sog. Lanzenmesser nach Graefe.

Scharfe Löffel

Man braucht zum Entfernen von Warzen einen Satz von scharfen Löffeln verschiedener Größe.

Komedonenquetscher

Für die Mitesser (Komedonen) bei der Akne vulgaris sind diese Spezialinstrumente erforderlich. Am besten sind diejenigen mit einem geraden metallischen Griff und einem kleinen Löffelchen am Ende mit zentraler Öffnung. Die schlingenförmigen sind weniger günstig.

Pinzetten

Benötigt werden sowohl anatomische als auch chirurgische Pinzetten, ferner Splitterpinzetten, gewinkelte Pinzetten und schließlich die sog. Epilationspinzette zum Herausziehen von Haaren.

Haken

Man unterscheidet sowohl stumpfe als auch scharfe Haken mit verschiedener Zahl von Zinken (1—4 Zinken). Für die Hodenbiopsie können zum Offenhalten der Biopsiestelle Sperrhaken verwandt werden.

Klemmen

Benötigt werden scharfe Klemmen (Kocherklemme), stumpfe Klemmen (Péan) sowie Kornzangen zum Fassen von Instrumenten oder Tupfern.

Nadelhalter

Nadelhalter gibt es in verschiedenen Formen sowohl mit als auch ohne eine feste Arretierung. Einige Modelle haben auch gleichzeitig die Funktion einer Schere zum Abschneiden der Fäden.

Nadeln und Nahtmaterial

Größe und Form der Nadeln unterscheiden sich je nach dem Nahtmaterial und der zu nähenden Stelle. Am wenigsten traumatisieren die sog. atraumatischen Fäden, bei der die Fäden ohne Schlinge und ohne Öse direkt an die Nadel angeschweißt sind. Heute werden nur noch atraumatische Fäden und Nadeln benutzt. Als Nahtmaterial werden Nylon und Perlon, Supramid und Katgut benutzt.

Steht die operierte Hautstelle unter Spannung, so müssen stärkere Fäden aus Supramid, Nylon oder Perlon angewandt werden. Für Subkutannähte, Nähte an den Schleimhäuten und auch an der Vorhaut (Phimoseoperationen) kommen Katgutfäden in Betracht, die resorbiert werden und nicht entfernt zu werden brauchen.

Sonstige Instrumente

1. *Spatel.* Spatel aus Holz, Plastik oder Glas werden zur Besichtigung der Mundhöhle benötigt. Zur sog. Diaskopie beim Lupus vulgaris oder bei Hautblutungen benutzt man Spatel aus Glas oder – weniger gut – aus Plexiglas.

2. *Sonden.* Sonden werden benutzt zur Prüfung der Tiefe einer Fistel oder zum Einbringen von Gazestreifen in Zysten oder Abszeßhöhlen. Es gibt verschiedene Arten kurze und lange mit kleinen runden Knöpfchen am Ende.

3. *Injektionsspritzen.* Man unterscheidet Kunststoffspritzen mit exzentrischem Ansatzstück (n. Lüer), ferner Injektionsspritzen mit Bajonettverschluß zur Arretierung der Injektionskanüle zur Verödung von Hämorrhoiden und Varizen und feingraduierte sog. Tuberkulinspritzen mit einer Gesamtfüllmenge von 1 ml und einer Graduierung von 0,01 ml (zur Intrakutantestung, zur Desensibilisierungsbehandlung). An Spezialspritzen verwendet man, wenn auch nur noch selten, die sog. Tripperspritze, die keiner Injektionskanüle bedarf, sondern an ihrem Ende konisch verjüngt ist und direkt auf die Urethralöffnung aufgesetzt werden kann. Schließlich kann auch eine normale Injektionsspritze mit einer speziellen Olive zu dem gleichen Zweck verwandt werden. Heute benutzt man meist für alle Zwecke Einmal-Spritzen.

Spezialinstrumente für die kleine urologische und venerologische Diagnostik und Therapie

1. *Spekula.* Zur Inspektion von Vagina und Zervix und zur Behandlung in diesem Gebiet werden Spekula in verschiedener Form verwandt. Teilweise sind dies röhrenförmige Gebilde aus Glas oder Metall, teilweise Metallhaken (Sims-Spekulum) oder Metallspe-

kula, die mittels einer besonderen Mechanik gespreizt werden können.

2. *Dittel-Stifte.* Es handelt sich hier um einen Satz von Metallstäbchen mit steigender Dicke, die zur Dehnung der männlichen Harnröhre benutzt werden.

3. *Bougies.* Es sind dies lange, aus Plastikmaterial bestehende Sonden ohne und mit knopfartiger Verdickung am Ende.

4. *Urethroskop.* Gerät zur Untersuchung der Harnröhre.

5. *Proktoskop.* Gerät zur Untersuchung des unteren Enddarms.

6. *Dermatom.* Es gibt sowohl mechanisch betriebene als auch elektrische Messer zur Entnahme von gleichmäßig dicken Hautstücken zur Transplantation bei Hautdefekten, Verbrennungen oder Ulcus cruris. Man unterscheidet je nach der Dicke des zu übertragenden Hautlappens Reverdin-Läppchen (nur Epidermis) und Thiersch-Läppchen (Epidermis + oberste Schicht des Koriums).

7. *Mesh-graft-Gerät.* Zur Deckung großer Hautbezirke ist es oft ratsam, der mit dem Dermatom entfernten Hautlappen durch ein sog. Mesh-graft-Gerät scherengitterartig zu zerschneiden und damit den Defekt zu decken. Diese Methode ist hautsparend und sichert einen guten Abfluß des Sekrets.

8. *Katheter.* Aus Gummi, Kunststoff oder Glas bestehende hohle, röhrenförmige Gebilde zum Einführen in die männliche und weibliche Harnröhre.

Therapie der Hautkrankheiten

Bei einem großen Teil der Hautkrankheiten kann man mit einer reinen Lokaltherapie eine Abheilung erreichen, während bei anderen zusätzlich eine interne Behandlung erforderlich ist.

Örtliche Behandlung (Lokaltherapie)

Zur Lokalbehandlung werden verschiedene Medikamente in unterschiedlichen Zubereitungsformen angewandt: Lösungen, Schüttelmixturen, Pasten, Cremes und Salben. Wir unterscheiden hierbei die sog. Grundlage, den Wirkstoff und Zusatzstoffe, wie z. B. Farbstoffe, Konservierungsmittel, Stabilisatoren u. ä. Die Grundlagen können sowohl als Träger für den Wirkstoff dienen als auch selbst eine gewisse Wirkung, wie Entzündungshemmung oder Abdeckung, ausüben.

Lokaltherapeutika

Puder

Puder sind feste Stoffe in feiner Verteilung, die teils mineralischer, teils organischer Herkunft sind. Sie kühlen und trocknen, machen

Haut und Handschuhe gleitfähig, sind Träger für Medikamente. Auf nässenden Flächen sind sie nicht anzuwenden, da es hierbei zu Verklumpungen kommt.

Zinkoxid: reizloser, weiß-grauer Puder.

Titanoxid: wird oft anstelle von Zinkoxid angewandt, leicht rötlicher Farbton.

Talkum: reizlos; soll nicht zum Pudern von Operationshandschuhen benutzt werden, da es in den Wunden zur Ausbildung von sog. Talkumgranulomen kommen kann.

Stärke (Amylum): wird als organische Substanz zersetzt, heute meist nicht mehr angewandt.

Den Pudern können Medikamente, wie z. B. Schwefel, Teerlösung, zugesetzt werden.

Schüttelmixturen

Schüttelmixturen bestehen aus festen und flüssigen Bestandteilen und müssen, da sich diese Bestandteile beim Stehen wieder trennen, vor Gebrauch geschüttelt werden. Durch moderne Emulgatoren (Stoffe, die eine Mischung stabilisieren) kann das heute vermieden werden. Die Schüttelmixturen bestehen aus je 20 % Zinkoxid und Talkum und je 30 % Glycerin und destilliertem Wasser. Durch Zusatz von Emulgatoren erfolgt eine Stabilisierung, z. B. bei Fabrikpräparaten wie Lotio-Cordes, Fissan-Schüttelmixtur. Zinkleim (Zinkschüttelmixtur mit Gelatine) wird zu Verbänden bei Unterschenkelgeschwüren benutzt.
Den Schüttelmixturen können Medikamentenzusätze, wie z. B. Schwefel, Ichthyol, Kortikoide oder Antibiotika hinzugefügt werden.

Lösungen

Sauberes Wasser ist eines der ältesten Medikamente. Es wird bei nässenden Hautveränderungen zu Umschlägen mit entzündungshemmender und kühlender Wirkung verwandt. Wichtig ist dabei, daß das benutzte Verbandsmaterial immer wieder frisch mit Wasser getränkt wird und keine abdeckenden, wasserundurchlässigen Stoffe benutzt werden. Dadurch käme es nicht zu einer Entzündungshemmung, sondern im Gegenteil zu einer Wärmestauung. Dem Wasser können die folgenden Wirkstoffe zugesetzt werden:

— Kaliumpermanganat (hypermangansaures Kali) in einer Konzentration von 1 : 1000 (0,1 ‰). Wird diese Lösung mit Kristallen selbst hergestellt, so ist darauf zu achten, daß die Kristalle gut gelöst werden und daß die Lösung lediglich eine rosa bis schwach rote Färbung, jedoch keine blaue oder violette Färbung annimmt. Wenn die Lösung braun wird, ist sie unbrauchbar geworden. Sie wird vielfach zu Umschlägen, z. B. bei Unterschenkelgeschwüren, oder zum Baden bei großflächigen Hauterkrankungen benutzt.

— Argentum nitricum (Höllensteinlösung) in einer Konzentration von 1 : 200 bis 1 : 1000. Anwendung zu Umschlägen bei Unterschenkelgeschwüren, zur Granulationsförderung, in 1—2 %iger Lösung zur Ätzung von Hauteinrissen (Rhagaden).

— Essigsaure Tonerde. Sie sollte nicht mehr angewandt werden, da durch falsche Konzentrationen schwere Hautschädigungen möglich sind. Auch die Borsäurelösung ist wegen Vergiftungsgefahr (insbesondere bei Kindern) und auch Unwirksamkeit unzulässig und ihre Anwendung verboten.

— Gerbstoffe. Tannin, 0,5 %ig, oder Fabrikpäparate, z. B. Tannolakt. Anwendung bei Unterschenkelgeschwüren, Ekzemen.

— Kamillenextrakt. Anwendung zur Entzündungshemmung. Durch Gehalt an ätherischen Ölen kommt es manchmal zu allergischen Erscheinungen.

Badezusätze

Kaliumpermanganat: zum Baden von großflächigen Wunden und bei Superinfektionen.

Teer (Steinkohlenteer), z. B. als Fabrikpräparate Balneum Hermal + Teer, Balnacid, Plesiocid: die Wirkung ist juckreizstillend, entzündungshemmend bei chronischen Ekzemen, bei endogenem Ekzem.

Rei: eignet sich gut als Zusatz zu Bädern bei empfindlicher Haut und Ekzemen.

Maismehl (Maizena): sehr milder Zusatz zu Bädern bei entzündeter Haut.

Ätherische Öle (Fichtennadelextrakt u. a.): nur bei gesunder, nicht veränderter Haut angezeigt; Möglichkeit von allergischen Erscheinungen.

Öle: Ölzusatz zum Badewasser, auch zum Duschen, dient besonders bei trockener Haut (endogenes Ekzem, Ichthyosis) als Ersatz des durch den Waschvorgang entfernten Hautfetts (Olivenöl, Balneum Hermal F, Oleobal, Olatum, Ölbad Cordes).

Tinkturen

Als Tinkturen bezeichnet man gelöste Wirkstoffe in alkoholischer Lösung. Beispiel: Jodtinktur.

Haarwässer enthalten aus Kostengründen anstelle des Äthylalkohols Isopropylalkohol. Auch Antibiotika oder Kortikoide können in einer Tinktur verwandt werden.

Firnisse und Lacke

Sollen Wirkstoffe in gelöster Form auf die Haut gebracht werden und das Lösungsmittel selbst schnell verdunsten, so benutzt man Alkohol oder andere chemische Stoffe. Beispiele sind Kollodium (Schießbaumwolle in Alkoholäther), Traumatizin (Guttapercha in Chloroform), Karboxymethylzellulose.

Öle und Pasten (Oleum, Pasta)

Zinköl: Zinkoxid und Olivenöl oder Erdnußöl zu gleichen Teilen. Entzündungshemmende, austrocknende Wirkung; als Träger für Wirkstoffe, wie z. B. Ichthyol, geeignet.

Zinkpaste: Entzündungshemmend und austrocknend. Als Träger von Wirkstoffen, z. B. Ichthyol, Tumenol, Teer, Rivanol u. a., geeignet. Die weiche Zinkpaste besteht aus 30 % Zinkoxid, 20 % Erdnußöl und 50 % Lanolin oder Vaseline. Zum Abdecken der Umgebung von Unterschenkelgeschwüren eignet sich eine festere Paste, die aus je 25 % Zinkoxid und Talkum und 50 % Vaseline besteht.

Emulsionen (Emulsio, Unguentum)

Unter Emulsionen versteht man Mischungen aus flüssigen Stoffen sowie aus Bildnern für plastische Gele, die Fette, Öle oder fettfreie Substanzen sein können. Dazu werden sog. Emulgatoren hinzugesetzt, die verhindern, daß die Mischung sich wieder in ihre Bestandteile trennt. Wir unterscheiden zwei Haupttypen, nämlich die Öl-in-Wasser-Emulsion (Ö/W), die der Milch, und die Wasser-in-Öl-Emulsion (W/Ö), die den Verhältnissen bei der Butter entspricht. Öl-in-Wasser-Emulsionen wirken kühlend und entzündungshemmend, Wasser-in-Öl-Emulsionen wirken abdeckend, fettend und eignen sich mehr für chronische Hautveränderungen. Öl-in-Wasser-Emulsionen sind mit Wasser abwaschbar.

Einige Grundlagen der Emulsionen

Olivenöl (Oleum olivarum).

Erdnußöl (Oleum arachidis).

Cetiol: synthetisch hergestellt aus Fettsäurealkohol und flüssigen Wachsen.

Paraffinum liquidum: flüssiges Mineralfett.

Polyäthylenglykole: synthetische Stoffe. Diese können flüssig, salbenartig oder auch fest sein.

Silikone: bestehend aus Silizium, Sauerstoff und Seitenketten. Meist für Schutzsalben verwendet.

Eine tierische, fette, salbenartige Grundlage ist:

– Wollfett (Adeps lanae anhydricus).

Mineralisches Fett:

– Vaseline: Die stärker gebleichte weiße Vaseline (Vaselinum album) wird heute anstelle der schwächer gebleichten gelben Vaseline (Vaselinum flavum) für Hautsalben gebraucht. Die früher beobachteten Reizerscheinungen der weißen Vaseline sind praktisch beseitigt. Für die Behandlung der Augenlider ist eine sog. Augenvaseline hochweißer Qualität üblich.

Feste Grundlagen sind:
— Wachse (Cera alba, Cera flava).
— Walrat (Cetaceum).
— Lanette N (synthetisches Wachs).

Nachfolgend einige gebräuchliche Salbengrundlagen:
— Lanolin: Wollwachs mit 20 % Wasser.
— Unguentum molle: Lanolin und Vaseline 1 : 1.
— Eucerinum anhydricum: 94 Teile Vaseline und 6 Teile Eucerid.
— Eucerin: Eucerinum anhydricum und Wasser 1 : 1.
— Unguentum cereum: Wachs und Erdnußöl.
— Unguentum leniens: weißes Wachs, Walrat, Mandelöl und Rosenwasser.
— Unguentum emulsificans: Cetylstearylalkohol, flüssiges Paraffin und weiße Vaseline.
— Unguentum Cordes (Gemisch aus Polyäthylenglykolen, Wollwachs, Paraffinkohlenwasserstoffen).
— Lygal (Gemisch aus Polyäthylenoxid, Fett, Kohlenwasserstoffen).

Wirkstoffe in Lokaltherapeutika

Antibiotika

Antibiotische Zusätze zu Lösungen, Spülflüssigkeiten, Lotionen, Tinkturen, Cremes und Salben werden zur Behandlung von bakteriellen Hautkrankheiten und als prophylaktischer Zusatz bei der Kortikoidbehandlung angewandt. Penizilline und Sulfonamide in lokaler Applikation sind wegen der Gefahr der Allergisierung verlassen worden.

Angewandt werden:
– Chloramphenicol (Leukomycin, Paraxin).
– Tetrazykline (Aureomycin, Terramycin, Achromycin).
– Neomycin (Nebacetin, Ecomytrin).
– Bacitracin.
– Erythromycin.
– Amphomycin (Ecomytrin).
– Gentamycin (Refobacin, Sulmycin).
– Nitrofurazone (Furacin, Carofur).
– Mupirocin (Eismycin).

Antimykotika

Bei Hautpilzerkrankungen haben sich bewährt:
– Farbstoffe (Solutio Castellani, Brillantgrün).
– Arningsche Tinktur (Tumenol und Anthrarobin),
– ältere Spezialitäten, wie Fettsäurederivate (Benzoderm, Oxychinolinderivate (Chlorisept), Invertseifen (Myxal), Phenol- und Benzoesäurederivate (Mycatox), sonstige (Fungiplex, Multifungin, Tonoftal). Heute werden jedoch meist sogenannte Breitbandantimykotika, die sowohl Schimmelpilze, Hefepilze als auch Fadenpilze an-

greifen angewandt: Clotrimazol (Canesten), Miconazol (Daktar, Epi-Monistat), Haloprogin (Mycanden), Isoconazol (Travogen), Econazol Nitrat (Epi-Pevaryl), Bifonazol (Mycospor) und Ketokonazol (Nizoral), Amorolfin (Loceryl) als Nagellack bei Nagelmykosen.

Bei Infektionen mit Candida albicans (Soormykose) sind die Antibiotika Nystatin (Moronal, Candio-Hermal), Amphotericin (Ampho-Moronal) und Pimaricin (Pimafucin) indiziert.

Mittel gegen Parasiten

Bei Läusen, Wanzen, Krätze u. a. werden folgende Wirkstoffe angewandt:
Hexachlorcyclohexan (Jacutin)
Pyrethrumextrakt (Goldgeist).

Desinfektionsmittel (s. auch S. 49)

Äthylalkohol 80 %ig.

Kaliumpermanganat.

Chloramin: Lösung 1 : 1000 zu Umschlägen.

Jodtinktur 10 %ig, Sepso usw.

Hexachlorophen sollte nur als Zusatz zu schweißhemmenden und geruchstötenden Mitteln verwandt werden.

Rivanol: gelbe, stark färbende Substanz, die zu Lösungen 1 : 1000 aber auch in Lotionen und Pasten gebraucht wird.

Farbstoffe, wie Gentianaviolett, Auramin, Brillantgrün, Fuchsin (in Solutio Castellani), werden in wäßrigen oder alkoholischen Lösungen, vor allem zur Behandlung von bakteriellen oder mykotischen Hauterscheinungen, verwandt.

Behandlung von Hautentzündungen

Kortikosteroide. Die stärksten entzündungshemmenden Wirkstoffe sind Kortikoide. Davon gibt es verschiedene chemische Verbindungen, die unterschiedlich stark wirken. Sie werden auch meist in verschiedenen Grundlagen und Konzentrationen angeboten. Die Anwendungsweise richtet sich nach der Akuität der Erkrankung. Man ist bemüht, nach einer gewissen Zeit auf nicht kortikosteroidhaltige Medikamente überzugehen. Fluorierte Kortikosteroide sollten möglichst nicht längere Zeit und nicht im Gesicht angewandt werden.

Nicht-steroidale entzündungshemmende Stoffe.

Bufexamac (Parfenac, duraderm): schwächer als Kortikoide, jedoch ohne deren Nebenwirkungen. Bei mykotischen oder bakteriellen Hautveränderungen werden oft zeitweilig Kombinationspräparate bestehend aus Kortikoiden und Antimykotika bzw. Antibiotika oder Desinfizientien angewandt.

Wirkstoffe zur Behandlung von Venenentzündungen, Schwellungen, Gelenkentzündungen

Hierzu werden gerinnungshemmende Stoffe, wie Heparin, synthetische Stoffe, Roßkastanienextrakte u. ä. verwandt. Auch Alkoholumschläge oder Verbände mit ichthyolhaltigen Präparaten sind angezeigt.

Mittel gegen Juckreiz (Antipruriginosa)

Lokal angewandte, juckreizstillende Mittel wirken meist rein symptomatisch. Jedoch wird durch die Verhinderung des Juckreizes und des nachfolgenden Kratzens indirekt eine Besserung der Hautveränderung bedingt.

Kortikosteroide.

Phenolum liquefactum (0,1—0,25 %ig).

Thesit (Oxypolyaethoxydodecan bis 5 %).

Menthol (Pfefferminzkampfer).

Thymol.

Antihistaminika (am besten in Gelform).

Mittel zur Wundbehandlung

Je nach Entstehungsart der Wunde, ihrer Tiefe und ihres Zustandes gelangen verschiedene Mittel zur Anwendung. Man kann dabei unterscheiden:

— Medikamente zum Reinigen der Wunde und zur Desinfektion,

— Medikamente zur antibiotischen Behandlung,

— Medikamente zur Granulationsförderung und

— Medikamente zur Epithelialisierung.

1. *Reinigung und Desinfektion.* Bei stark verschmutzten Wunden Reinigung mit Wasser. Baden oder Umschläge mit Kaliumpermanganat oder Rei. Anwendung von Fermentpräparaten (z. B. Trypsin, Kollagenase [Iruxol], Fibrolan, Varidase), die nekrotisches Gewebe abbauen. Umschläge mit Chloraminlösung (Rivanol u. ä.).

2. *Antibiotische Behandlung.* Anwendung von Antibiotika (mit Ausnahme der Penicilline) in Form von Lösungen, Pudern oder Cremes. Bei Bedarf antimykotische Therapie.

3. *Granulationsförderung.* Granulationsförderung durch Umschläge, z. B. mit Argentum nitricum (Höllensteinlösung) 0,1 %ig, auch als Salbe in der Schwarzsalbe (Silbernitrat, Perubalsam und Vaseline), ferner auch Granugenol oder andere Fabrikpräparate.

4. *Epithelialisierung.* Die Epithelialisierung wird angeregt durch Scharlachrotsalben, Pellidol.

Behandlung von gutartigen Tumoren

Bei den Feigwarzen können die knotigen warzigen Veränderungen durch Sabinapuder (Summitatis sabinae und Alaun), ferner durch Podophyllin (10 %ig in absolutem Alkohol) angegangen werden. Dabei muß die gesunde Umgebung durch Zinkpaste abgedeckt werden. Vulgäre Warzen können z. T. durch Linsersche Warzensalbe (Salizylsäure, ß-Naphthol, Resorzin, Phenolum liquefact) oder Fluorouracil (Verrumal) beseitigt werden.

Hornablösende Mittel (Keratolytika)

Salizylsäure (1–3%ig) als Zusatz zu Pudern, Pasten und Salben; auch in Pflastern als Salizylpflaster zur Ablösung von Hornhaut und Schwielen; ferner Zusatz zu Haarspiritus.
Harnstoff (5–20%ig) als Fertigpräparat oder in einer Rezeptur.
Hornhemmende Mittel. Vitamin-A-Säure (Tretinoin) wird zur Behandlung von Hyperkeratosen und vor allem der Akne vulgaris in Form von Cremes angewandt. Kortikosteroidpräparate hemmen ebenfalls die Hornbildung.

Mittel zur Behandlung des Talgflusses (Seborrhö) und der Akne

Schwefel (Sulfur praecipitatum).
Ichthyol (Schieferölabkömmling).
Vitamin-A-Säure (Eudyna, Epi-Aberel), Benzoylperoxid (Sanoxit).
Den Aknemedikamenten werden außer diesen Wirkstoffen noch Salizylsäure, Antibiotika oder auch Emulgatoren und andere synthetische Stoffe zugesetzt.

Teere und Schieferöle

Teere werden zur Behandlung von chronischen Hautkrankheiten (endogenes Ekzem, chronisches vulgäres Ekzem, Psoriasis vulgaris) eingesetzt. Sie wirken entzündungshemmend, aufsaugend, juckreizstillend. Eine unangenehme Nebenwirkung ist die Lichtsensibilisierung. Daher dürfen mit Steinkohlenteer behandelte Hautstellen nicht dem Licht ausgesetzt werden, da es so zu Sonnenbrandsymptomen kommen kann. Da kleine Reste von Teer auch nach Abschluß der Behandlung noch in der Haut verbleiben, ist eine ausreichend lange Zeit bis zur Lichtexposition einzuhalten.

Steinkohlenteer (Pix lithanthracis) wird entweder rein (pur), in Mischungen mit Ichthyol 1 : 1 oder in Form von Lösungen, Pasten, Cremes und Salben verwandt.

Bekannte Zubereitungen sind: Azetonteer oder Sacksche Lösung (Steinkohlenteer in Azeton) und Liquor carbonis detergens (Steinkohlenteer gelöst in Quillaiatinktur).

Holzteere sind weniger gebräuchlich, z. B. Birkenholzteer (Pix betulina) oder Wacholderteer (Pix juniperi).

Teerzusätze zu medizinischen Waschmitteln wirken sich bei juckenden, entzündlichen Dermatosen gut aus, z. B. Balneum Hermal + Teer,
Balnacid, Plesiocid.

Aus Schieferölen werden das Ichthyol (Seefeld/Tirol) und das Tumenol (Messel bei Darmstadt) gewonnen. Ichthyol wird in reiner Form
(pur) zur Reifung von Furunkeln angewandt, ferner in verschiedenen
Zubereitungsformen zur Behandlung von Akne vulgaris, Rosazea
oder Venenentzündungen. Tumenol findet Anwendung bei der Behandlung von subchronischen und chronischen Ekzemen.

Antipsoriatika

Bei der Schuppenflechte werden zuerst mit einer salizylhaltigen Vaseline die Schuppen entfernt. Danach Behandlung mit Dithranol
(Cignolin) in Vaseline, welches in steigender Dosierung von $^1/_{32}$% bis
3% benutzt wird, ferner Calcipotriol (ein Vitamin-D$_3$-Derivat), Kortikoide in Salben- und Cremeform, auch mit Folie. Auch Teer ist in
sehr hartnäckigen Fällen von Nutzen.

Weitere lokaltherapeutische Wirkstoffe

Nikotinsäureester: Zur Behandlung von rheumatischen Erkrankungen.
DMSO (Dimethylsulfoxid), chemische Substanz, die die Durchdrin-
gungsfähigkeit der Haut für Medikamente steigert. Zusätze von
Cortison und anderen Wirkstoffen sind daher möglich.
Kampfer (Camphora): in Frostbeulensalben zugesetzt.
Hautreizende und durchblutungsfördernde Mittel, wie z. B. Nikotinsäureester, Cantharidintinktur, Tinctura Capsici, werden zur Behandlung von Haarausfällen in Haartinkturen verwandt.
Bei Hyperpigmentierung werden Bleichmittel, wie z. B. Hydrochinon-
monobenzyläther (Depigman) benutzt, zur Pigmentierung das Di-
hydrooxyazeton, welches die Haut gelb-bräunlich anfärbt, jedoch mit
der normalen Abschuppung nach einiger Zeit wieder verschwindet.

Zusatzstoffe zu Lokaltherapeutika

Konservierungsmittel verschiedener Art: Sie können evtl. Überemp-
findlichkeitsreaktionen hervorrufen.
Parfüms: Diese ätherischen Öle sind ebenfalls manchmal als Sensibi-
lisatoren anzuschuldigen.
Lösungsvermittler (Emulgatoren).

Anwendungsweise der Externa

Feuchte Umschläge

Benötigt werden eine Flasche mit der Lösung, zwei Schalen, mehr-
mals gefaltete Mullagen, ein Gummituch und evtl. ein Bettbogen.
Anwendung: In die zimmerwarme oder noch etwas kühlere Flüssigkeit werden die Mullagen eingetaucht, ausgewrungen und dann auf
die zu behandelnde Stelle, z. B. ein Unterschenkelgeschwür, aufge-

legt. Unter das Bein oder den zu behandelnden Körperteil kommt ein Gummituch, über das ganze evtl. ein sog. Bettbogen, über dem dann die Decke liegt. Keine luftundurchlässigen Stoffe über den Mullagen verwenden, da der Sinn des Kühlumschlages ja einmal eine Reinigung, z. B. von Geschwüren, ist, zum anderen ein Kühleffekt eintreten soll und nicht eine feuchte Wärmebehandlung. Das bedingt, daß der Patient oder die Pflegekraft alle 5 Min. oder öfter – je nach Erwärmung des Verbandes – diesen durch Eintauchen in die Schale mit der Flüssigkeit wieder erneuern soll, nachdem vorher die Mullage in einer zweiten Schüssel ausgespült wurde.

Schüttelmixturen

Benötigt werden ein gut verschließbares Gefäß für die Schüttelmixtur, da sonst Verdunstung eintritt, Pinsel oder Wattestäbchen zum Auftragen, Binden oder Schlauchverband.

Anwendung: Bei großflächiger Anwendung empfiehlt sich Erwärmung auf Körpertemperatur im Wasserbad, da sonst ein unangenehmes Kältegefühl auftritt. Vor Gebrauch umrühren oder schütteln, danach Auftragen mit einem Wattestäbchen oder Pinsel auf die befallenen Stellen, lufttrocknen lassen, danach Schutzverband oder Tragen alter Wäsche aus Baumwolle.

Pasten, Cremes, Salben

Benötigt werden Spatel, Gummihandschuhe oder Gummifingerling, Leinenläppchen, Zellstoff mit Mull, Binden oder Schlauchverband.

Anwendung: Pasten zum Abdecken, z. B. der Umgebung von Geschwüren, werden relativ dick aufgetragen, Salben und Cremes, vor allem kortikoidhaltige Salben, meist in dünner Schicht. Dicke Salben- oder Pastenschicht auch bei Anwendung von Schälsalben. Vorsicht vor luftdichter Abdeckung größerer Körperstellen bei Kindern und bei feuchter Witterung (Gefahr der Wärmestauung!).

Farbstoffanwendung

Benötigt werden eine gut verschließbare Flasche mit Farbstofflösung, Zellstoff als Unterlage, Wattestäbchen, Leinenläppchen, Binden und Schlauchverband.

Anwendung: Unterlegen der zu behandelnden Stelle mit Zellstoff zum Schutz der Umgebung, Bepinselung der befallenen Hautstelle mit einem in die Farbstofflösung getauchten Wattestäbchen, wobei zuerst am Rand der Flasche die Lösung abgestreift wird, um zu große Farbstoffmengen zu vermeiden. Die behandelte Stelle wird luftgetrocknet, danach mit Leinenläppchen und Schutzverband abgedeckt. Es sind dichtschließende Farbstoffgefäße erforderlich, da sonst Verdunstung und Konzentrationsänderung eintreten kann. Auch sollen Farbstoffe nur einige Tage lang angewandt werden.

Teeranwendung

Benötigt werden ein Topf Steinkohlenteer, Wattestäbchen, Talkum in einem Döschen, Wattebausch, Leinenläppchen, Mullbinden bzw. Schlauchverband, Zellstoff zum Schutz der Umgebung.

Anwendung: Auftragen des Teers mit einem Wattestäbchen auf die zu behandelnde Stelle, bepudern derselben mit Talkum, dadurch Abbinden und Antrocknen, danach Bedecken mit einem Leinenläppchen und Fixieren mit Binden oder tg-Schlauchverband. Für etwa $^1/_2$ Std. ist ein brennendes Gefühl möglich; falls es länger besteht und dabei auch Rötung, Schwellung, Schmerzen oder Juckreiz auftreten, muß der Teer entfernt werden. Dazu Einfetten mit Fettsalben, wie z. B. Salizylvaseline oder Eucerin, und Entfernung mit Watte. Der Teerverband wird 24 Std. belassen, es wird dann nachgesehen und evtl. abgeblätterte Stellen werden erneuert. Insgesamt erfolgt Anwendung an einer Stelle etwa 3—4 Tage. Vorsicht vor großflächigen Teeranwendungen bei kleinen Kindern! Falls reiner Steinkohlenteer zu spröde ist, ist die Mischung 1 : 1 mit Ichthyol pur möglich und zu empfehlen.

Ablösen von Verbänden

Sind Verbände durch Blut, Serum oder Eitersekretion mit der Haut- oder Wundfläche verklebt, so darf man zur Vermeidung von Blutungen oder Verletzungen der Haut diese nicht abrupt abreißen.

Vorgehen: Beträufeln des angeklebten Verbandes mit 3%iger Wasserstoffsuperoxidlösung, unter Schaumbildung kommt es dann zu einer leichten Ablösung. Hat sich auf der Haut nach einer intensiven Salben- oder Pastenbehandlung eine dicke Salbenschicht ausgebildet, so muß diese erst mit Öl, z. B. Olivenöl, aufgeweicht werden, dann kann man mit weichen Tupfern die Reste entfernen.

Physikalische Behandlung

In der physikalischen Therapie der Haut gelangen Ultraviolett-, Grenz- und Röntgenstrahlen, Wärme und Kälte, Ultraschallwellen und Hochfrequenzströme zur Anwendung. Hinzu kommen hochtouriges Schleifen, Klima- und Badekuren und Massagen.

UV-Bestrahlung

Siehe auch unter Lichtdermatosen. Während das natürliche Sonnenlicht nur UV-A und UV-B enthält, enthielten die älteren künstlichen UV-Strahler auch das kurzwelligere UV-C. Die UV-Strahlen führen zur Pigmentierung, Gefäßerweiterung, Entzündung und Freisetzung von Stoffwechselprodukten, die die Gefäßdurchlässigkeit erhöhen und zelluläre Ansammlungen (Leukozyten) fördern.

UV-A bedingt eine Sofortbräunung, wobei schon vorhandene Vorstufen des Melanins sich in Melanin umwandeln. UV-B und UV-C

führen erst zu einer Entzündung mit Rötung und etwa nach 2—3 Tagen zu einer Pigmentierung, bedingt durch eine Neubildung von Melanin. Unter der Bestrahlung wird die Hornschicht verbreitert, so daß es nach einer gewissen Zeit nicht mehr zum Eindringen von UV-Strahlen in die tiefere Haut kommen kann (sog. Lichtschwiele). Unter der UV-Bestrahlung wird die Haut langsam dicker, gröber, fettärmer. UVB-Strahlen fördern die Entstehung von Hautkarzinomen (z. B. Seeleute, Landwirte, Straßenarbeiter). Exzessive Sonnenbestrahlung (Braten in der Sonne, langjährige Anwendung einer Sonnenbank?) sind sicher nicht ungefährlich. Hinsichtlich der sog. Bräunungsstudios usw. besteht eine rechtliche Unsicherheit. Jedermann kann gewerbsmäßig ein solches Studio betreiben. Die Lampen enthalten meist einen unbekannten Anteil von UVB-Strahlen und werden oft nicht sachgemäß gewartet. Verbrennungen der Haut sind möglich, eine Förderung der Karzinomentstehung nicht auszuschließen. Zumindest die folgenden Vorsichtsmaßnahmen sollten berücksichtigt werden:
Augenschutzbrille, genaue Einstellung der Bestrahlungszeit mit automatischer Ausschaltung, kosmetische Bestrahlungen, wenn sie schon sein müssen, nur gelegentlich.

Therapeutisch angewandt werden heute moderne Bestrahlungsgeräte, die hauptsächlich langwelliges UVA aussenden teils mit verschiedenen Anteilen von UVB (Abb. 8). Da die ersten Röhren dunkel waren, wurde die Methode früher auch als Blacklight-Bestrahlung bezeichnet.

1. PUVA (= Psoralen UVA) – Leuchtstoffröhren mit überwiegender UVA-Emission. Nach Bepinselung der Haut mit Meladinine (Psoralen) wird eine Lichtsensibilisierung hervorgerufen. Wird ½ Stunde später die so vorbehandelte Haut bestrahlt, kommt es zu einer starken entzündlichen Reaktion. Das Meladinine kann auch in Form von Tabletten 1 Stunde vor der Bestrahlung innerlich gegeben werden. Voraussetzung sind eine gute Leberfunktion, das Fehlen von Zeichen eines grauen Stars, keine Schwangerschaft. Lichtschutzbrillen müssen für mindestens 12 Stunden getragen werden, Sonnenexposition ist zu meiden, da es zu schweren Verbrennungen kommen kann.

   Indikationen: Psoriasis vulgaris, hyperkeratotische chronische Exzeme, Mykosis fungoides.

2. SUP (= selektierte UV-Therapie). Bei diesen Strahlern wird mit UVA und einer gewissen Dosis UVB bestrahlt, so daß eine Vorbehandlung mit Meladinine nicht erforderlich ist.

   Indikationen: verschiedene Formen der Psoriasis vulgaris, endogenes Ekzem, Morbus Brocq, Acne vulgaris, Parapsoriasis, Pruritus, Urtikaria.

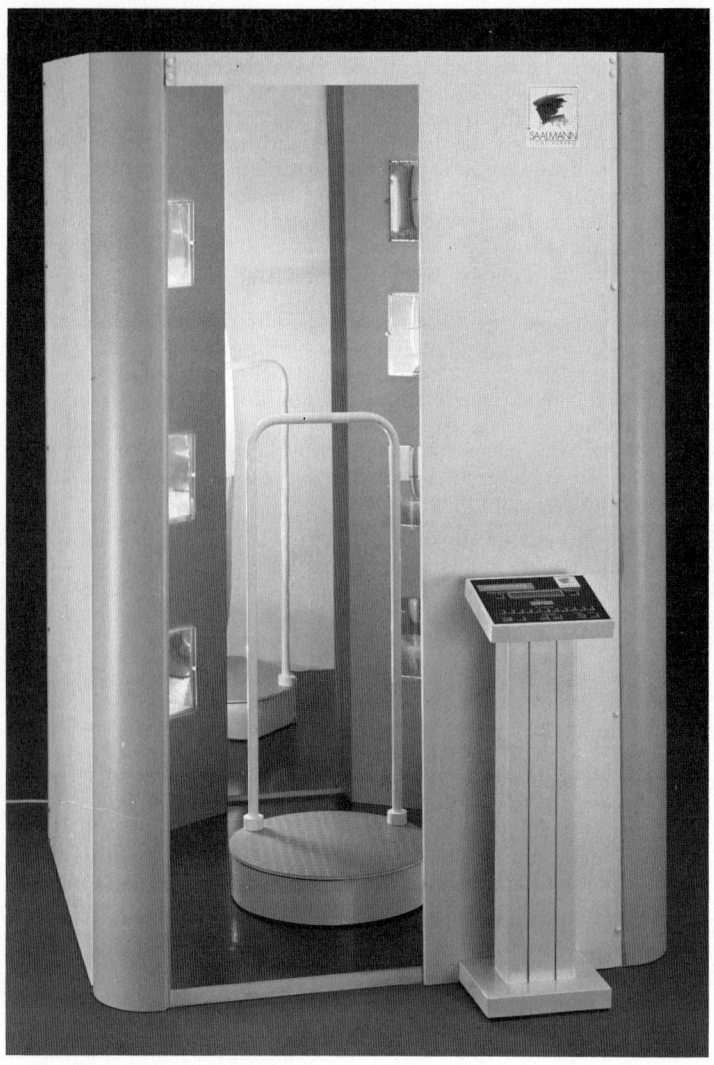

Abb. 8. Saalmann-Universalkabine

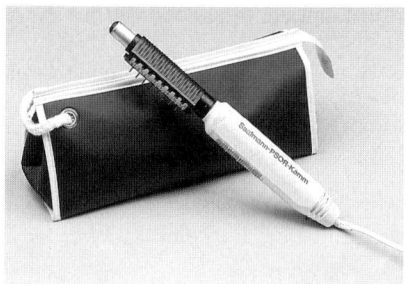

Abb. 9 a. Saalmann-Psor-Kamm

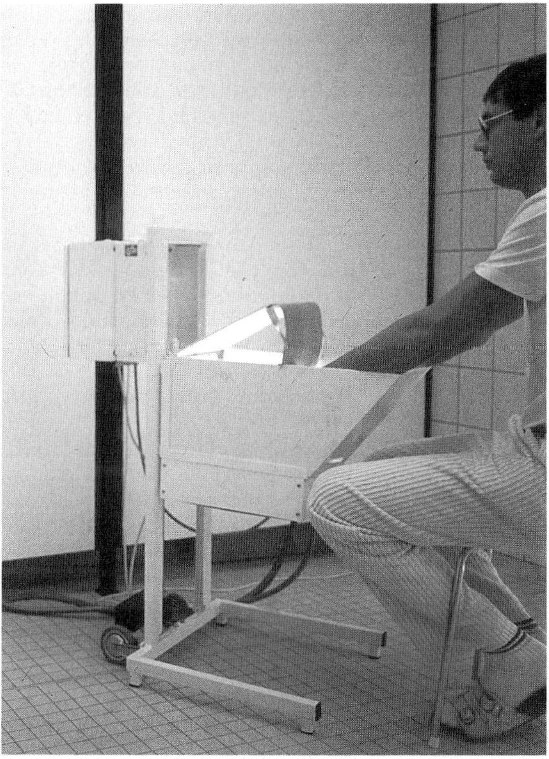

Abb. 9 b. Saalmann-Aqua-SUP-Gerät

3. Bestrahlung mit Lampen, die hochdosiertes UVA aussenden (z. B. UVAPUR).

Indikationen: Acne vulgaris, Vitiligo, polymorphe Lichtdermatosen, endogenes Ekzem.

Kontraindikationen der UV-Therapie sind Lungentuberkulose, Infektionskrankheiten, maligne Tumoren, Lichtallergien.

UV-Bestrahlungslampen alter Bauart mit hauptsächlicher Aussendung von UVB und UVC wie Höhensonne, Impulshöhensonne und Kromayer-Lampe sind obsolet und werden nicht mehr angewandt.

Laser

Beim Laser (= Light-amplification by stimulated emission of radiation) werden energiereiche, elektromagnetische Strahlen des ultravioletten, sichtbaren und infraroten Spektrums ausgesandt.

Die verschiedenen Laserarten haben bestimmte Eigenschaften. Der Argonlaser führt zu oberflächlicher Koagulation, der Neodym-YAG-Laser zu tiefer Koagulation, der CO_2-Laser zur Vaporisation und wird zum Schneiden und Abtragen von Gewebe benutzt. Da es in der Umgebung zu Hitzeschädigung des Gewebes kommt, werden heute zur Vermeidung der Schädigung Geräte mit gepulster Energieabgabe angewandt.

In der Dermatologie ist die Anwendung des Lasers auf bestimmte Erkrankungen begrenzt. Laser ist keine Wundertherapie, sondern hat seine bestimmten Indikationen. Laser ist zur Behandlung von malignen Tumoren wie Basaliom, Spinaliom und Melanom nicht geeignet, da man keine histologische Sicherheit hat, daß alle Tumoranteile zerstört wurden.

Die besten Resultate werden durch den Argonlaser beim Naevus flammeus erzielt.

Neuere Entwicklungen gehen dahin besondere Strukturen der Haut gezielt zu treffen. Dies ist möglich, da die Haut gut charakterisierte Chromophore (lichtabsorbierende chemische Strukturen) enthält. So kann man z. B. mit einem Rubinlaser pigmentierte Strukturen gezielt treffen. Auch Tätowierungen werden entsprechend behandelt.

Der sogenannte Softlaser ist eine Außenseitermethode ohne nachweisbare Wirkung.

Röntgenbestrahlung

Die eigentliche dermatologische Röntgenbestrahlungstherapie beschränkt sich auf die sog. Grenzstrahlen, die Oberflächentherapie und die Halbtiefentherapie. Benutzt werden moderne Röntgengeräte mit Berylliumfenster (Weichstrahlgeräte). Röntgenstrahlen dringen je nach Strahlenqualität verschieden tief in das Gewebe ein, werden absorbiert und können hier ihre Wirkung ausüben. Diese besteht einerseits in einer Entzündungshemmung, zum anderen in der Zerstörung von Geweben.

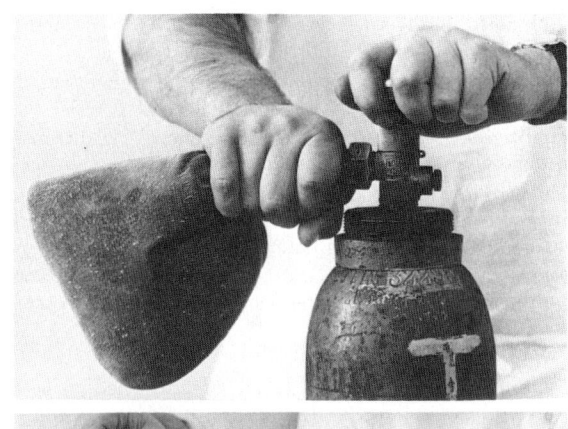

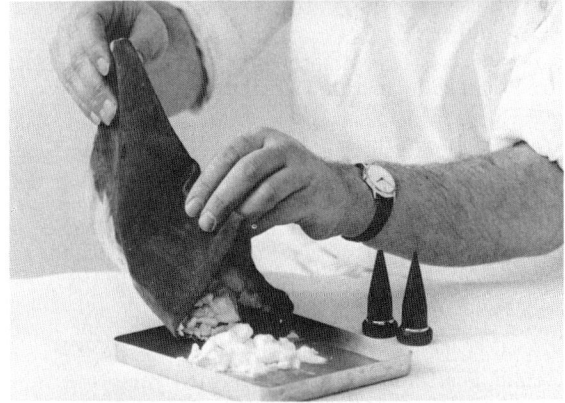

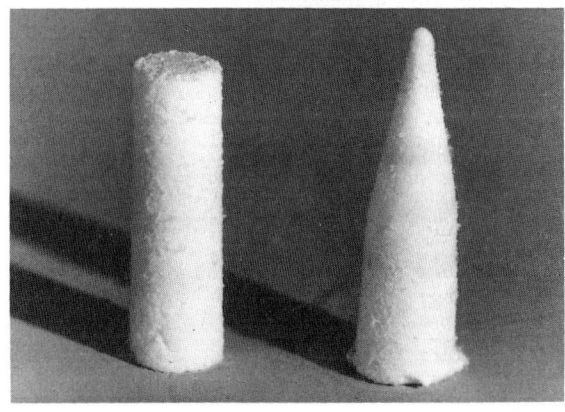

Abb. 10.
Technik der
Kohlensäure-
schnee-
behandlung

Grenzstrahlen werden angewandt bei: Alopecia areata, Psoriasis vulgaris, Mykosis fungoides, Morbus Darier.

Oberflächenbestrahlung bei: chronischen Ekzemen, Mykosis fungoides.

Halbtiefentherapie bei: Hämangiomen, Hautkrebsen, als Entzündungsbehandlung z. B. bei Furunkeln.

Vulgäre und plane Warzen dürfen nicht bestrahlt werden, da es hierbei, vor allem bei Lokalisationen an Händen und Füßen, leicht zu schweren Schädigungen kommen kann.

Krankenpflegepersonal sollte nicht zum Halten von Patienten und von unruhigen Kindern bei Bestrahlungen eingesetzt werden.

Kältebehandlung

Gummibeutel, mit Eisstückchen gefüllt, wird in seltenen Fällen zur Anwendung gelangen: Blutstillung bei Nasenbluten, hierbei Anwendung im Nacken.

Kalte Wickel: Zur Herabsetzung von hohem Fieber können im Bereich der Wade kalte, feuchte Wickel angewandt werden.

Kohlensäureschneebehandlung: Aus einer auf dem Kopf oder in einem Gestell stehenden oder an der Wand hängenden Kohlensäureflasche wird in einen Lederbeutel Kohlensäure eingelassen, wobei Schnee entsteht. Dieser wird dann entweder in Metall- oder Holzformen eingebracht und hier zu verschieden starken Stäbchen zusammengepreßt (Abb. 10). Mit diesem CO_2-Stäbchen, das man zum Halten mit Zellstoff umwickelt, wird der Arzt bei bestimmten Erkrankungen, wie z. B. Lupus erythematodes chronicus, Prurigo, Naevus flammeus, Teleangiektasien oder Warzen, Hautgewebe einfrieren und zerstören. Diese alte Methode wird, trotz der Verwendung moderner Geräte, geschildert, da sie bei Fehlen entsprechender Vorrichtungen auch heute noch mit gutem Erfolg angewandt werden kann.

Eine Modifikation stellt die *Mischung mit Azeton* dar. Hierbei wird in eine Metallnierenschale Kohlensäureschnee eingeschüttet und mit etwas Azeton übergossen, so daß eine Art Brei entsteht, in den ein Wattestäbchen eingetaucht wird, mit dem dann die befallenen Hautstellen behandelt werden.

Flüssige Luft oder flüssiger Stickstoff: Diese werden in einem Dewar-Gefäß aufbewahrt. Mit einem Wattestäbchen werden die zu behandelnden Hautstellen betupft.

Mit *Kryochirurgiegeräten* läßt sich die Kältebehandlung mittels offener Düsen und geschlossener Sonden besser dosieren und effektiver gestalten. Neben Warzen kann man so auch kleine Hauttumoren zerstören (Abb. 11).

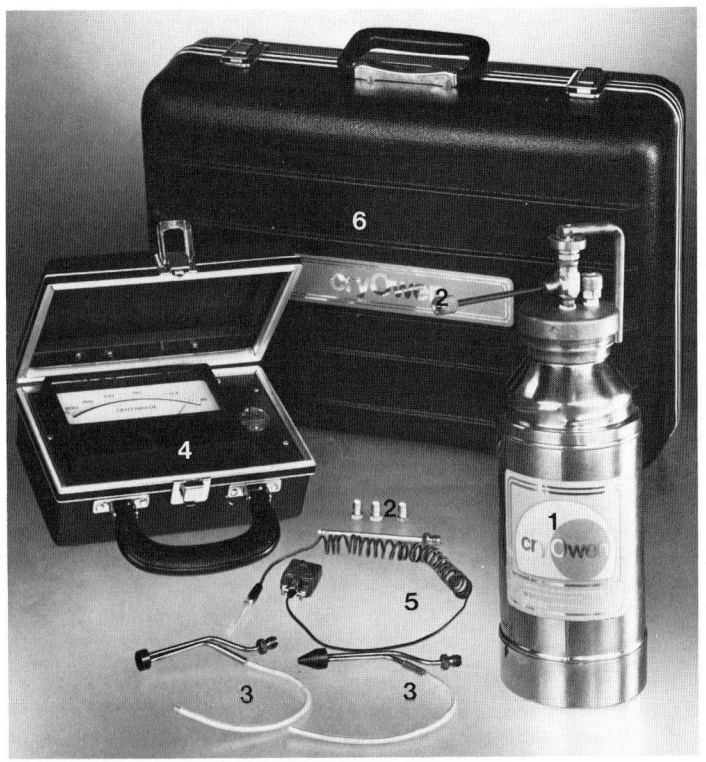

Abb. 11. Kryochirurgie-Gerät (Cryowen)

1 Behälter für flüssige Luft,   4 Thermo-Element,
2 offene Düsen,   5 Meß-Sonde,
3 geschlossene Sonden,   6 Koffer

Ätzbehandlung

Ätzen mit dem Höllensteinstift: Mit dem angefeuchteten Höllensteinstift ($AgNO_3$) wird z. B. bei überschießender Regeneration von Wunden (wildes Fleisch) über die befallene Stelle gestrichen. Es bildet sich
ein grau-weißer Schorf. Nachbehandlung mit Fettcremes oder Salben.
Touchieren mit Argentum nitricum: Mit einer verdünnten Höllensteinlösung (1 %iges Argentum nitricum in Wasser) wird ein Wattestäbchen getränkt und hiermit werden z. B. Einrisse in der Haut
(Rhagaden, Fissuren) bei Ekzemen, Mykosen und ähnlichen Erkran-

kungen behandelt. Vorsicht, Argentum nitricum hinterläßt nicht ent-
fernbare graue Flecken auf Kleidung und allen Gegenständen!

Ätzen mit Phenoltinktur: Hierzu werden Wattestäbchen mit Acidum
carbolicum liquefactum getränkt, am Rande eines Fläschchens abge-
strichen, damit es nicht tropft, und hiermit z. B. beim Lupus erythematodes chronicus einzelne Stellen behandelt.

Behandlung mit Hochfrequenzströmen

Man unterscheidet die Therapie mit Kurzwellen, Dezimeterwellen und
Mikrowellen. Bei den Kurzwellen besteht die Möglichkeit, entweder
mit dem Kondensatorfeld (Strom zwischen zwei Kondensatorplatten)
oder mit einem Spulenfeld (Monode, d. h. nur ein Bestrahlungskopf)
zu behandeln. Bei den Dezimeter- und Mikrowellen handelt es sich
um eine Strahlenfeldmethode. Diese hat den Vorteil, daß die Erwärmung in der Tiefe besser ist als bei der Kurzwelle, daß das Fettgewebe
geschont wird und daß schließlich auch kürzere Bestrahlungszeiten
anwendbar sind. Patienten mit Herzschrittmachern dürfen nicht mit
Hochfrequenzströmen behandelt werden!

Indikationen: Furunkel, Karbunkel, Schweißdrüsenabszesse, Frostbeulen, chronische Thrombophlebitis, Panaritium, Prostatitis, Psoriasis arthropathica und chronische Gelenkprozesse.

Ultrakurzwellen

Bei der Kurzwellenbehandlung wird der zu bestrahlende Körperteil
zwischen zwei Kondensatorplatten gebracht (Abb. 12) oder die Monode (Spulenfeldmethode) über dem zu bestrahlenden Körperteil angebracht. Der Patient soll sitzen oder liegen, Metallteile (Metalle in
Kleidungsstücken, Schmuck, Brillen, Schlüsselbund usw.) müssen entfernt werden. Die Liege oder der Stuhl dürfen nicht aus Metall sein.
Nach Einschaltung des Stromes muß der Patient im Bereich der bestrahlten Hautstelle eine angenehme Wärme empfinden, jedoch keinen Schmerz. Nach diesem subjektiven Befinden wird die Stärke der
Bestrahlung eingestellt. Bestrahlungsdauer nicht über 10 Min. Im allgemeinen werden pro Behandlungsfall etwa 10 Bestrahlungen gegeben. Vorsicht bei Vorliegen einer herabgesetzten Hautempfindlichkeit,
z. B. nach Lähmungen!

Dezimeterwellen

Hier wird nur mit einem Rundfeldstrahler oder Langfeldstrahler behandelt. Es gelten die Vorsichtsmaßregeln wie bei der Kurzwelle.

Mikrowellentherapie

Auch hierfür gilt das bei den Kurzwellen Gesagte.

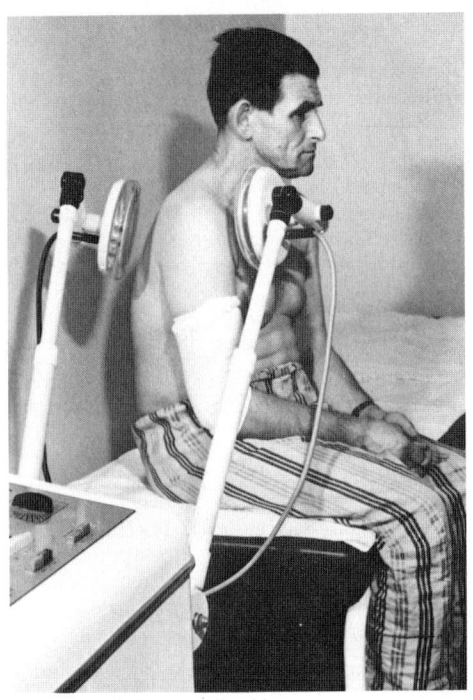

Abb. 12. Ultrakurz-
wellenbehandlung

Chirurgische Behandlung mit Hochfrequenzstrom

Man kann hierbei die Elektrokoagulation, Elektrotomie und Elektro-
dessikation unterscheiden. Bei den beiden ersten wird eine inaktive
Elektrode breit am Arm oder Bein des Patienten angelegt, während
die aktive Elektrode kleinflächig ist und verschieden geformt sein
kann, so z. B. spitz, rund, kegelförmig oder als Drahtschlinge sowie
als scharfes Messer. Die aktive Elektrode bleibt beim ganzen Vor-
gang kalt (daher Kaltkaustik), der Effekt entsteht durch die Entwicklung von Joulescher Widerstandswärme in der behandelten Haut. Bei
der Elektrokoagulation kommt es zu einer Verkochung des Gewebes,
bei der Elektrotomie zu einer feinen Koagulation der Haut und einer
schnittförmigen Kontinuitätsdurchtrennung. Bei der Elektrodessika-
tion wird nur eine aktive Elektrode benutzt, wobei kleinere Hautveränderungen verkocht werden.

Mit einer Kugelelektrode kann man Blutstillung ausüben, mit schlin-
gen- oder messerförmigen Elektroden schneiden, mit spitzen, nadel-
förmigen Elektroden fein verkochen oder z. B. auch bei Einführung in

die Haarkanäle Haare entfernen (Epilieren). Vorbereitung: Liege oder Operationstisch, wobei der Patient nicht mit blanken Metallteilen in Berührung kommen darf. Entfernung etwaiger Metallteile (Schmuck, Schlüssel usw.) vom Patienten. Patienten mit Herzschrittmachern dürfen nicht mit Hochfrequenzstrom therapiert werden.

Benötigt werden: Spritze, Kanüle und Anästhesielösung, Desinfektionslösung, sterile Tupfer, isolierte Pinzette oder Plastikpinzette, Hochfrequenzgerät (Erbotom, Radiotom) mit Fuß- und Handschalter, diverse Elektrodeneinsätze. Nach der Elektrokoagulation oder Dessikation bildet sich ein Schorf, welcher von selbst abfallen soll und nicht entfernt wird. Evtl. Schutzverband mit Schnellverband oder steriler Kompresse und Klebstoff bzw. Heftpflasterstreifen anlegen. Evtl. Einsprühen der behandelten Stelle mit einem antibiotischen Spray.

Indikationen: Entfernung von kleinen Hauttumoren oder -mälern, Entfernung von Haaren, Xanthelasmen und anderen kleinen Knötchen.

Wärmebehandlung

Glühlichtkasten (Heißluft): Hierbei wird ein Lichtbogen zur Erzeugung von Wärme über einer bestimmten Körperstelle angewandt, z. B. zur Schweißerzeugung und gegen Frostbeulen oder chronische Kreislaufstörungen. Vorsicht, den Kranken nicht ohne Aufsicht lassen, Verbrennungsgefahr!

Warme Wickel (Kataplasmen): Diese sind geeignet zur Entzündungstherapie, z. B. Fangopackung oder Leinsamenpackung, ebenso wie Wärmeflaschen oder Fabrikpräparate (Enelbin).

Infrarotbestrahlung: Die modernen Höhensonnen besitzen gleichzeitig auch eine Infrarotlampe, oder die Bestrahlung kann auch mit der sog. Solluxlampe vorgenommen werden.

Indikationen: zur Reifung von Abszeß, Furunkel und Karbunkel, Schweißdrüsenabszeß, Paronychie, tiefe Trichophytie.
Örtliches Dampfbad: bei Akne vulgaris.

Ultraschallbehandlung

Bei der Ultraschallbehandlung wird in der bestrahlten Haut und darunter durch die Entstehung von Wärme das Gewebe beeinflußt: Wachstum und Stoffwechselanregung, Lockerung des Gewebes. Zur Leitung des Ultraschalls benutzt man entweder Wasser, wobei sich die beschallte Hautpartie, z. B. der Arm oder der Fuß, in einer mit Wasser gefüllten Wanne befindet, oder ein Öl (Paraffinöl), welches auf die zu beschallende Hautstelle aufgetragen wird. Der Schallkopf des Gerätes wird dann in langsamen Bewegungen über die zu bestrahlenden Stellen geführt (Abb. 13).

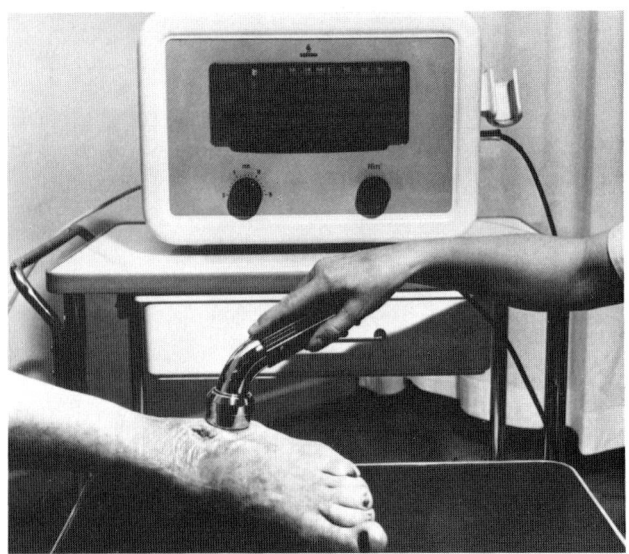

Abb. 13. Ultraschallbehandlung

Indikationen: Erweichung von verhärtetem Gewebe und Anregung der Regeneration, z. B. bei Unterschenkelgeschwüren, Sklerodermie, Narben, Röntgenfolgezuständen. Beschallung etwa 2—3mal je Woche, Dauer 5—10 Min., Stärke 0,1—2 W/cm². Die Ultraschallwellen können bei den üblichen Geräten etwa 3—5 cm in die Tiefe eindringen. Bei der Beschallung muß vom Patienten eine angenehme Wärme verspürt werden, bei Schmerzempfindung ist mit der Leistung zurückzugehen.

Schleifen und Fräsen

Ähnlich den zahnärztlichen Bohrmaschinen handelt es sich hier um hochtourig rotierenden Wellen, auf die man aus Stein oder Metall bestehende Scheiben, Räder oder Bürsten aufsetzt (Abb. 14).

Indikationen: Abschleifen und Planieren von Narben, Entfernung von Tätowierungen oder Schmutzeinsprengungen, auch zum Abschleifen von mit Pilz befallenen Nägeln geeignet (hier besondere Vorsicht wegen der Gefahr der Einatmung von Pilzfäden und Sporen; dazu ist eine besondere Gesichtsschutzmaske entwickelt worden). Es gibt zwei Grundtypen: 1. Schleifgerät nach Schreus, 2. Schleifgerät nach Kutscher. Bei diesem wird gleichzeitig ein Hochfrequenzgerät angeschlossen, so daß mit dem Schleifen auch gleichzeitig eine Blutstillung durch Koagulation erfolgen kann.

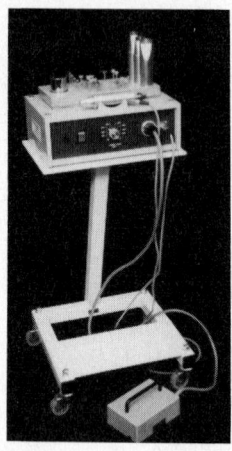

Abb. 14. Hautschleifgerät
(Schuhmann, Düsseldorf)

Klima- und Bäderbehandlung

Immer wieder werden von Hautkranken Aufenthalte in bestimmten Bädern gewünscht in der Hoffnung, daß hier durch eine besondere Bade- oder Trinkkurbehandlung Besserung zu erzielen wäre. Besondere Hautbäder gibt es jedoch nicht. Dennoch haben hydrotherapeutische und klimatologische Maßnahmen bei bestimmten Hautkrankheiten durchaus ihre Berechtigung und oft eine ausgezeichnete Wirkung.

Klimakuren

Patienten mit endogenem Ekzem (Neurodermitis diffusa, atopische Dermatitis) erfahren unter den Bedingungen eines Meeresreizklimas (Nordsee, Atlantik) oder des Hochgebirges (über 1500 m) oft eine weitgehende Besserung. Leider hält die Wirkung nicht immer lange an, so daß bei Rückkehr in die gewohnte Umgebung wieder Rückfälle auftreten.

Salzwasser wirkt günstig bei trockener und schuppender Haut, so bei Ichthyosis verschiedener Art, beim endogenen Ekzem und bei der Psoriasis.

Moorbäder sind angezeigt bei Sklerodermie, Psoriasis arthropathica. Sonnenbäder sind günstig bei Psoriasis vulgaris (Vorsicht, nicht alle Patienten reagieren jedoch mit einer Besserung) und Akne vulgaris.

Sonnenbäder sind kontraindiziert bei allen offenen Tuberkulosen, Lupus erythematodes, Porphyria cutanea tarda und sonstigen Lichtdermatosen. Auch akute bakterielle Hautkrankheiten und Pilzerkrankungen der Haut reagieren oft ungünstig auf Sonnenbestrahlung.

Badetherapie

Je nach Temperatur, Dauer des Bades und Zusatz ist die Wirkung verschieden.

Ältere Patienten, Herz- und Kreislaufkranke oder Kinder sollen nicht ohne Aufsicht baden. Besonders bei öligen Bädern ist auf eine rutschfeste Einlage in der Badewanne zu achten.

Reinigungsbad: Hierbei wird die Hautoberfläche von Schmutz, abgestorbenen Hautpartikeln und Eitererregern sowie Pilzen gesäubert. Mit Seife und Bürste läßt sich eine gute mechanische Reinigung herbeiführen. Die Seife ist alkalisch, es kommt zu einer gewissen Quellung der Haut. Bei seifenempfindlichen Personen können auch seifenfreie Waschmittel (Syndets) angewandt werden. Diese führen jedoch zu einer stärkeren Entfettung und Trocknung der Haut. Als Zusätze zum Reinigungs- und Desinfektionsbad haben sich bewährt:

— Kaliumpermanganat (einige Kristalle, so daß das Badewasser rosafarben, nicht blau oder violett wird; Vorsicht, die Kristalle müssen gut gelöst werden!),

— Rei.

Medizinische Bäder: Die Bäder sind juckreizstillend und entzündungshemmend (Temperatur bis 38 °C).

Zusätze sind: ölhaltige Substanzen (Balneum Hermal, Oleobal, Ölbad Cordes), Maismehl, Bolus alba, Weizenkleie.

Besonders stark juckreizstillen sind teerhaltige Zusätze (Balneum Hermal + Teer, Plesiocid, Balnacid), Balneum Hermal plus (mit Polidocanol) und Eichenrinde.

Wechselbäder: Bei schlechter Durchblutung, Akrozyanose, Morbus Raynaud, Frostbeulen oder einer Fehlsteuerung der Durchblutung bei Jugendlichen sind Wechselbäder angezeigt. Hierbei werden bei einer Gesamtdauer von ca. 10 Min. die Hände und Füße bzw. Beine etwa 10mal in warmes (3 Min.) und in kaltes Wasser (20 Sek.) getaucht. Hierdurch wird oft eine bessere Regulation der Durchblutung erreicht. Erkrankungen wie Warzen an den Füßen oder Händen können sich im schlecht durchbluteten Terrain besonders gut ansiedeln.

Gesichtsdusche: Bei der Akne vulgaris benutzt man zur Eröffnung der Follikel und zur Entfernung des Fettes heißen Dampf in Form eines Gesichtsdampfbades.

Massage: Rosazea (Gesicht), Sklerodermie.

Kleine chirurgische Eingriffe

In der Dermatologie, Venerologie und kleinen Urologie sowie in der kosmetischen Chirurgie werden verschiedene kleinere typische Eingriffe vorgenommen.

Auch bei diesen muß selbstverständlich die Asepsis gewahrt sein. Die Eingriffe werden ebenfalls in einem OP-Saal oder einem entsprechenden geeigneten Raum durchgeführt. Ein OP-Tisch mit Verstellmöglichkeit in der Höhe ist erforderlich, daneben eine OP-Lampe und eine sog. Lupenlampe zur näheren Betrachtung von kleinen Hautveränderungen. Meistens genügt eine OP-Schwester, die sich mitwäscht und dem Arzt assistiert, sowie bei größeren Eingriffen, bzw. bei solchen, bei denen das Einschalten von Geräten, Wechseln der Beleuchtung oder sonstige Hilfsdienste erforderlich sind, eine unsterile Kraft. Auf einem kleinen Beistelltischchen wird auf einem sterilen Tuch das Instrumentarium für den Eingriff vorbereitet. Nachfolgend sind die benötigten Instrumente für bestimmte typische Eingriffe angegeben. Daneben hat die OP-Schwester einen Tisch, auf dem die Trommeln mit steriler Wäsche, Verbandstoffen und die Metallkästen oder Schalen mit sterilisierten Instrumenten vorhanden sind, außerdem auch die Gefäße mit Nahtmaterial. Die Haut- oder Schleimhautstelle, an der operiert wird, wird mittels eines sterilen Tupfers mit der Desinfektionslösung gereinigt und nach der Lokalbetäubung breitet der Arzt ein Lochtuch über die Stelle aus.

Nachfolgend einige typische Eingriffe:

Probeexzision, kleinere Exzisionen

Benötigte Instrumente (Abb. 15 a); feststehende Skalpelle oder heute besser Einmal-Skalpelle mit Halter und angebrachter Schneide; Pinzetten und Arterienklemmen; Schere zum Unterminieren; Schere zum Abschneiden der Fäden; Nadelhalter und Nadeln; sterile Tupfer; Lochtuch; sterile Handschuhe; Katgut oder Fäden aus synthetischem Material, atraumatisches Nahtmaterial.

Zur Anlegung des Verbandes nach der Exzision sind erforderlich: entweder ein trockener Verband oder Besprühen der Naht mit antibiotischem Spray; sterile Kompresse, Arasol oder Heftpflasterstreifen; bei Nähten, die unter Spannung stehen, auch Klammerpflaster.

Vorbereitung der exzidierten Hautstückchen zur histologischen Untersuchung: Einbringen der exzidierten Hautstückchen in ein Gefäß mit 4%iger Formalinlösung, bei bestimmten Untersuchungen auch lediglich in physiologische Kochsalzlösung. Bei der Hodenbiopsie ist eine Speziallösung, die sog. Bouinsche Lösung, erforderlich.

Instrumente zum Fädenentfernen (Abb. 16): sterile Schale, Fadenschere und Pinzette, Desinfektionsmittel, antibiotischer Spray, Schnellverband oder sterile Kompresse mit Heftpflaster, Wundklebstoff, Wattestäbchen.

Hauttransplantation

Neben dem Besteck für Exzisionen benötigt man zusätzlich eine sterile warme NaCl-Lösung, ein steriles Holz- oder Plastikbrett sowie me-

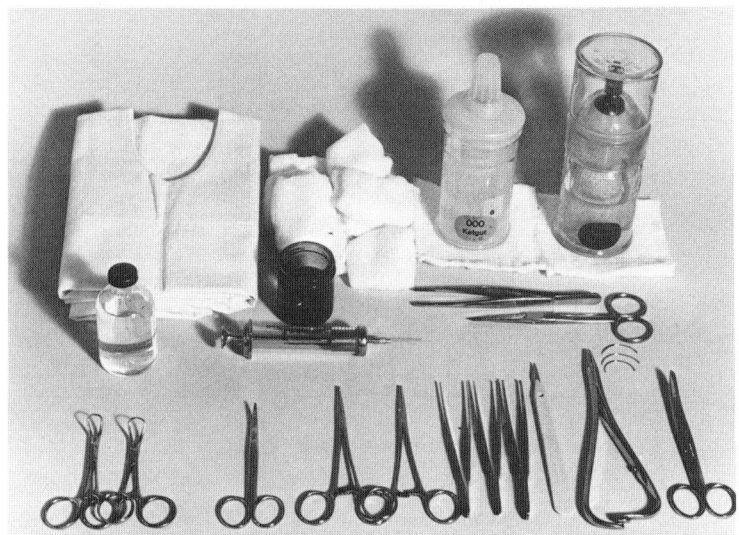

Abb. 15 a. Zur Probeexzision benötigte Instrumente und sonstige Gegenstände: Lochtücher, sterile Tupfer, Seide oder Nylon, Katgut, Lokalanästhetikum, Spritze mit Nadel, Gläschen für histologisches Präparat, Pinzette, Schere zum Fadenschneiden und Halten, Tuchklemmen, Hautschere, Klemmen, Pinzetten, Skalpell, Nadelhalter mit Nadeln, Schere.

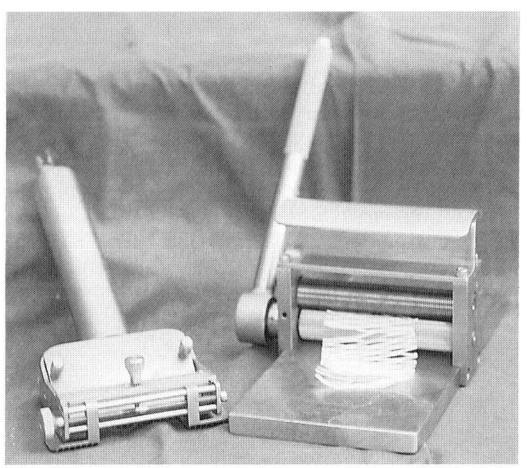

Abb. 15 b. Elektrisches Dermatom li. und Mesh-graft-Gerät re.

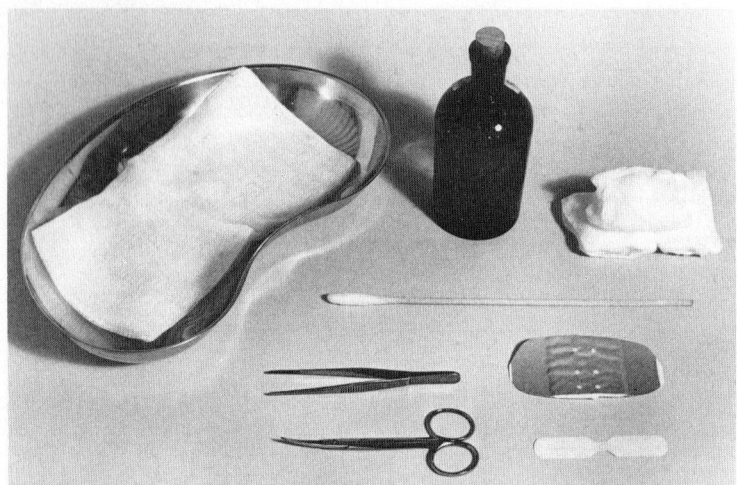

Abb. 16. Besteck zum Fädenentfernen: Nierenschale, Desinfektionslösung, Tupfer, Wattestäbchen, Pinzette, Hautschere, Heftpflaster, Klammerpflaster.

chanisch oder elektrisch angetriebene Dermatome (Gerät zum Gewinnen von Hautlappen, Abb. 15 b). Ferner ein Mesh-graft-Gerät. Hierbei wird der mit dem Dermatom gewonnene Hautlappen scherengitterartig eingeschnitten, so daß man mit einem relativ kleinen Stück Haut eine größere Wundfläche decken kann (Abb. 15 b).

Hautpflege

Man kann vereinfacht beim Menschen drei Hauttypen unterscheiden: neben der normal gut durchbluteten Haut eine seborrhoische und eine sebostatische Hautkonstitution.

Beim Seborrhoiker handelt es sich um eine fette, gut durchblutete Haut, während der Sebostatiker eine trockene, schlecht durchblutete Haut aufweist. Zur Erhaltung einer widerstandsfähigen Hautoberfläche ist es erforderlich, daß nach jedem Waschen die Seife gut abgespült und danach die Haut abgetrocknet wird. Das Trocknen an der Luft oder im Wind führt zu einer Austrocknung der Haut und leicht zur Ausbildung von Dermatitis. Das Gesicht benötigt bei normaler Hautkonstitution und Verschmutzung nicht täglich Seife oder Waschmittel, klares Wasser genügt. Lediglich bei starker Verschmutzung oder bei übermäßiger Talgsekretion ist zur Entfettung bzw. zur Schmutzentfernung das Waschen mit Waschmitteln erforderlich. Die Haare sollen gerade bei sehr fetten Haaren nicht zu oft, d. h. etwa alle 5–8 Tage gewaschen werden, da durch zu häufiges Waschen eine vermehrte Talgproduktion hervorgerufen wird. Das tägliche Wa-

schen des männlichen und weiblichen Genitales und auch der Aftergegend ist genauso wichtig wie das tägliche Zähneputzen und gehört
zur allgemeinen Hygiene.

Berufsbedingte Verschmutzungen der Haut können auf drei Arten
gereinigt werden:

1. Durch mechanische Reinigung. Diese erfolgt je nach Verschmut-
zungsart mit Scheuermitteln oder Adsorptionsmitteln (Quarzsand,
Kreide, Bimsstein, Holzmehl u. a.).

2. Durch Lösungsmittel, wie Wasser und organische Lösungsmittel.

3. Durch waschaktive Substanzen, wie Seifen oder Detergentien
(Tenside).

Um Schädigungen der Haut durch Berufsstoffe zu vermeiden, werden
Hautschutzmittel in verschiedener Form, meist als Cremes oder Salben benutzt. Diese enthalten Silikone, Fettsäureester, Fetteiweißkon-
densate oder Ölsulfonate. Wichtig ist nach jeder Hautreinigung auch
die Rückfettung, da der sog. Fettmantel der Haut bei jeder Wasch-
prozedur teilweise oder ganz entfernt wird.

Bei einer sehr trockenen Haut ist es wichtig, zusätzlich, vor allem
nach jedem Bad, den Körper einzufetten.

Dazu werden weniger Öle, da diese austrocknen, als z. B. Lanolin und
Eucerin oder Eucerin cum aqua calcis angewandt. Bewährt haben sich
hier sog. Ölbäder.

Bei kosmetischen Störungen infolge angeborener Leiden, wie z. B.
einem Nävus, Feuermal oder nach unbeabsichtigten oder beabsich-
tigten Tätowierungen, kann man die Hautstellen mit bestimmten
Präparaten behandeln und schminken. Hier hat sich das Präparat
Covermark bewährt, bei dem es eine Schminke in verschiedenen
Farbnuancen gibt. Darüber wird eine Tönung angebracht und das
Ganze mit einem Puder fixiert, so daß auch nach normalem Waschen
die aufgebrachte Farbe für eine gewisse Zeit erhalten bleibt.

Prophylaxe und Behandlung des Dekubitus (Wundliegen)

Bei bettlägrigen und chronisch kranken Patienten kommt es leicht an
den Aufliegestellen, durch den Druck des Körpers, zu einer lokalen
Ischämie und zum Dekubitus. Begünstigt wird das Auftreten eines
Dekubitus u. a. durch hohes Alter, Kachexie, Unbeweglichkeit vor allem bei zerebraler Insuffizienz, Adipositas, Diabetes, Schock, falsche
Lagerung, mangelhafte Pflege, harte Matratzen, lange Operations-
dauer und neurologische Schädigungen. Je weniger der Kranke sich
bewegt, um so größer ist die Gefahr des Dekubitus. Gefährdet sind
besonders auch folgende dermatologische Leiden: Pemphigus, Lyell-
Syndrom, Vaskulitis, Verbrennungen und Erythrodermien.

Früher übliche Maßnahmen wie Eisen, Föhnen, Anwendung von

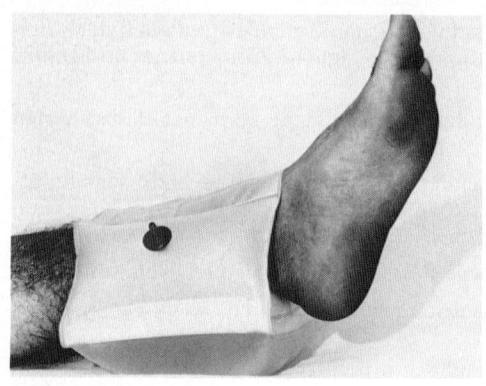

Abb. 17. Aufblasbare
Manschette zur
Dekubitus-
prophylaxe

Franzbranntwein auf vorgeschädigter Haut und sog. Wasserkissen schädigen mehr als sie nützen und sollten nicht mehr angewandt werden.

Prophylaxe:

1. Bei Lagerung des Patienten ist es wichtig darauf zu achten, daß die Unterlagen wie Nachthemd, Schlafanzug und Bettlaken glatt liegen, keine Falten bilden und auch keine Brotkrümel oder Exkremente Kontakt mit der Haut haben.
2. Der Patient sollte alle 2 Stunden umgelagert werden bei sog. 30-Grad-Lagerung.
3. Mobilisierung des Patienten falls er gehen oder stehen kann.
4. Bei Mahlzeiten möglichst an den Tisch setzen. Stuhl sollte dabei gepolstert sein.
5. Benutzung des Secutex-Gel-Bettauflage.
6. Benutzung von Spezialmatratzen zur Auflage auf die normale Krankenhausmatratze.
7. Benutzung des sog. Hoyer-Lifters, damit das Personal ohne viel Mühe die Patienten aufheben, transportieren oder ins Bad heben kann.
8. Unter Umständen können zur Vermeidung von Fersendekubitus aufblasbare Manschetten benutzt werden (Decupad Beiersdorf) (Abb. 17).

Behandlung:

Neben den oben erwähnten prophylaktischen Maßnahmen werden zur Behandlung des manifesten Dekubitus angewandt:

9. Bei der Behandlung von Wunden und Dekubitus haben sich Unterlagen aus nicht-klebenden Verbandstoffen bewährt (Zellstoff mit aufgedampftem Aluminium oder besonders präparierte Mullagen) sowie hydrokolloidale Verbände (Comfeel) oder hydrophile Schaumverbände (Sterisorb).

10. Zum Schutz aufliegender Hautstellen können besondere Sprays angewandt werden (z. B. Desitin-Salbenspray).
11. Bei der Dekubitusbehandlung wird nekrotisches Gewebe mit steriler Schere und Pinzette bzw. mit Fermentpräparaten das Geschwür gesäubert (Iruxol, Fibrolan). Bakterielle und Pilzinfektionen werden mit Farbstoffen, organischen Jodpräparaten (Betaisodona), Antibiotika und Antimykotika angegangen. Zur Heilung der Geschwüre werden lokal granulationsfördernde Maßnahmen, z. B. Dermazellon angewandt (s. auch S. 203).
12. In schweren, hartnäckigen Fällen werden operative Eingriffe durchgeführt: Exzision der Nekrosen, plastische Deckung.

Pflege hautkranker Kinder

1. Bei Säuglingen und Kleinkindern ist darauf zu achten, daß keine großflächigen, abschließenden Verbände angelegt werden. Im feuchtschwülen Milieu kommt es dann leicht zu Wärmestauung. Beim Säugling besteht auch die Gefahr des sog. Ekzemtodes. Zur Vorbeugung kann man neben nur leichten Schutzverbänden auch feuchte Tücher in das Zimmer hängen.
2. Bei starkem Juckreiz wird es oft erforderlich, Säuglinge und Kleinkinder vor sich selbst zu schützen. Dazu werden Armmanschetten aus Plastikmaterial über die Arme gezogen und mit Mullbinden am Bettchen befestigt.
3. Weder äußerliche noch innerliche Medikamente dürfen im Kinderzimmer und vor allem auch nicht auf dem Nachttisch in greifbarer Nähe der Kinder aufbewahrt werden. Kinder sollen auch tagsüber nie unbeaufsichtigt bleiben.
4. Kinder mit endogenem Ekzem dürfen nicht mit Kindern, die frisch pockenschutzgeimpft sind oder an Herpes-simplex-Infektion leiden, zusammengelegt werden.
5. Kleine Mädchen mit Vulvovaginitis infantum (Gonorrhö der kleinen Mädchen) müssen isoliert in einem eigenen Zimmer liegen.
6. Kinder dürfen nie unbeaufsichtigt baden. Das Kinderbad soll 35 bis 37 ° C betragen.
7. Das Spielzeug soll abwaschbar und desinfizierbar sein. Zur Desinfektion benutzt man z. B. $^{1}/_{2}$–1 %ige Zephirollösung.

Allgemeinbehandlung von Hautkrankheiten

Die wichtigsten Medikamente und ihre Indikationen

Antibiotika und Chemotherapeutika

Antibiotika werden angewandt zum Schutz bei einer Kortikoidtherapie, bei bakteriellen Erkrankungen und bei Infektionsgefahr.

Penicillin: Syphilis, Gonorrhö, Sklerodermie, Akrodermatitis chronica atrophicans, Erythema migrans, Erysipeloid.

Cephalosporine: bakterielle Erkrankungen.

Streptomycin: bakterielle Erkrankungen; wird in der Dermatologie kaum angewandt.

Tetrazykline (Aureomycin, Macocyn, Vibramycin, Klinomycin, Reverin): bakterielle Erkrankungen, Infektionsprophylaxe bei langdauernder Kortikoidtherapie, Akne, Rosacea.

Gentamycin: bakterielle Erkrankungen.

Spiramycin (Rovamycin).

Lincomycin (Albiotic).

Chloramphenicol (Leukomycin, Paraxin): bakterielle Erkrankungen, kaum noch angewandt.

Neomycin: bakterielle Erkrankungen.

Erythromycin (Erycinum): bakterielle Erkrankungen.

Ciprofloxacin (Ciprobay).

Griseofulvin (Fulcin, Likuden): Trichophyton-, Epidermophyton-, Mikrosporon- und Favusinfektion.

Ketoconazol (Nizoral): Fadenpilze, Hefepilze, Schimmelpilze.

Itraconazol (Sempera): Fadenpilze, Hefepilze.

Terbinafin (Lamisil): Fadenpilze.

Fluconazol (Diflucan): Hefepilze.

Nystatin (Moronal): Soormykose.

Amphotericin B (Amphomoronal): Soormykose.

Chlorochin (Resochin): Lupus erythematodes.

Sulfone DADPS Bayer): Lepra, Dermatitis herpetiformis Duhring.

Isonicotinsäurehydracid (Rimifon, Neoteben): alle Hauttuberkuloseformen.

Rifampicin, Myambutol, Pyrazinamid.

Sulfonamide: bakterielle Erkrankungen der Haut und der ableitenden Harnwege.

Nitrofurantoin (Furadantin): bakterielle Erkrankungen der ableitenden Harnwege.

Zytostatika

Amethopterin (Methotrexate): Psoriasis vulgaris, Lupus erythematodes.

Azothioprin (Imurek): Lupus erythematodes, Dermatomyositis, Pemphigusgruppe.

Cyclophosphamid (Endoxan): Hautmetastasen, z.B. nach Mammakarzinom, Ovarialkarzinom, Mykosis fungoides.

Dacarbazin (DTIC): Zur Behandlung und Prophylaxe von Metastasen beim Melanom.

Weitere Zytostatika sind u. a.: Velbe, Vincrystin, Bleomycin, 5-Fluorouracil, Cis-Platin, Adriamycin.

Kortikosteroide

Die Kortikosteroide sind die stärksten antientzündlichen Mittel, die wir heute kennen. Weitere Wirkungen sind Juckreizstillung und Hemmung der Neubildung von Zellen.

Von der Grundsubstanz *Cortison* gibt es zahlreiche chemische Abwandlungen (z. B. Prednison, Prednisolon, Dexamethason, Betamethason, Paramethason, Triamcinolon): Lupus erythematodes, Dermatomyositis, Pemphigus, Parapemphigus, Verbrennungen, akute Ekzeme, Lichen ruber, Dyshidrosis, schwere allergische Haut- und Allgemeinveränderungen.

Antiallergika

Zur Behandlung von allergischen Zuständen eignen sich neben Kortikoiden:

Antihistaminika: Stoffe, die bei allergischen Erkrankungen die Histaminausschüttung verhindern oder unterdrücken.

Vitamine

Vitamin A: Leukoplakie, Ichthyosis, Morbus Darier, Akne vulgaris.
Vitamin B_1, B_6, B_{12}: Herpes zoster.
Nicotinsäureamid: Pellagra.
Vitamin C: Skorbut, Blutungsneigung.
Vitamin D: Lupus vulgaris, Alopecia areata.
Vitamin E: Induratio penis plastica, Durchblutungsstörungen, Einschränkung der männlichen Zeugungsfähigkeit.
Vitamin K: Blutungen.

Geschlechtshormone

Androgene (Testosteron): Die männlichen Geschlechtshormone werden angewandt bei Störungen der männlichen Fortpflanzungsfähigkeit.
Östrogene (Follikelhormon): Akne vulgaris (Mädchen).
Progesteron (Gestagen, Gelbkörperhormon): progressive Sklerodermie.
Hypophysenvorderlappenhormone (Menopausengonadotropin). Choriongonadotropin, zur Hormonbehandlung von Fortpflanzungsstörungen bei Mann und Frau.
Cyproteronacetat (Androcur: Antiandrogene, die das männliche Hormon hemmen. Anwendung bei weiblicher Akne, Haarausfall).

Gerinnungshemmende Stoffe

Dicumarol (Marcumar): Phlebothrombose, Phlebitis, Emboliegefahr.
Heparin und Heparinoide (Thrombocid): wie oben.

Antidiabetika

Insulin, Carbutamid (Nadisan, Invenol), Tolbutamid (Rastinon, Artosin), Chlorpropamid (Diabetoral), Glibenclamid (Euglucon), Glisoxefid (Pro-Diaban).

Antirheumatika, Analgetika, Antipyretika

Chinin, Diclofenac (Voltaren), Piroxicam (Felden), Salizylsäure, Aspirin, Sulfinpyrazon (Anturano), Indomethazin (Amuno), Metamizol (Novalgin).

Diese Mittel werden zur Schmerzbekämpfung, bei Gelenkerkrankung und bei Gicht (Allopurinol [Zyloric], Benzbromaronum [Uricovac] angewandt.

Saluretika

Zur Ausschwemmung von Wasseransammlungen (Ödeme):

Furosemid (Lasix), Spironolacton (Aldactone), Hydrochlorthiazid (Esidrix), Etacrynsäure (Hydromedin), Hydrochlorthiazid + Triamteren (Dytide H).

Psychopharmaka

Phenothiazine (Atosil, Megaphen, Truxal), Rauwolfiaalkaloide, Benzodiazepine (Librium, Valium), Hydralazine (Nepresol).
Diese Mittel werden teils zur Behandlung des Bluthochdrucks, teils auch zur psychischen Dämpfung angewandt.

Sonstige Mittel

Etretinat (Tigason): innerlich bei Psoriasis vulgaris, Lichen ruber, Verhornungsstörungen.
Isotretinoide (Roaccutan): innerlich bei schweren Akneformen.
Kalium jodatum: innerlich bei Arteriosklerose oder zur Vorbehandlung vor der Penicillingabe bei Herz- und Aortenlues angewandt.
Etofibrat (Lipo-Merz), Bezofibrat (Cedur): Mittel zur Herabsetzung von verschiedenen Blutfettfraktionen bei Xanthomatose.
Gelatine: bei Erkrankungen der Haare und Nägel.
Biotin (Vitamin H): bei Erkrankungen der Haare und Nägel.

Lokalanästhetika

Zur lokalen Betäubung gelangen folgende Mittel zur Anwendung: *Lidocain* (Xylocain), *Mepivacain* (Scandicain, Meaverin), *Prilocain* (Xylonest).

Diese drei Mittel können sowohl mit Adrenalinzusatz angewandt werden, das eine Verzögerung der Abschwemmung und daher eine längere Verweildauer der Anästhetikums am Ort der Injektion bedingt, als auch ohne Adrenalinzusatz. Hierbei sind die Gesamtdosen jedoch niedriger (Tab. 1). Das früher benutzte Procain ist inzwischen wegen der Allergieneigung verlassen worden.

Wegen der Gefahr einer Gewebsnekrose kein Adrenalinzusatz bei operativen Eingriffen an Ohren, Fingern, Zehen und Penis.

Tabelle 1. Maximaldosen bei Erwachsenen

Lösung	Lidocain		Mepivacain		Prilocain	
	mit Adrenalin	ohne Adrenalin	mit Adrenalin	ohne Adrenalin	mit Adrenalin	ohne Adrenalin
	0,5 g	0,2 g	0,5 g	0,3 g	0,6 g	0,4 g
0,25%ig	200 ml	80 ml				
0,5%ig	100 ml	40 ml	100 ml	60 ml	120 ml	80 ml
1,0%ig	50 ml	20 ml	50 ml	30 ml	60 ml	40 ml
2,0%ig			25 ml	15 ml	30 ml	20 ml

Ansteckungsgefahr

Über die Möglichkeit einer Ansteckung durch Hautkrankheiten herrschen sehr unklare und zum Teil überängstliche Vorstellungen.

Die häufigsten Hautkrankheiten, wie Ekzeme, Schuppenflechte, Lichen ruber, Lupus erythematodes, Beinleiden und gutartige und bösartige Geschwülste, sind nicht ansteckend.

Gefahr droht sowohl dem Hautkranken als auch dem Pflegepersonal durch die Übertragung von Eitererregern wie Staphylokokken, Streptokokken oder Pseudomonas aeruginosa, nur um die häufigsten zu nennen. Daher ist peinlichste Sauberkeit erforderlich. Grundsätzlich dürfen gebrauchte Verbände nicht mit der bloßen Hand berührt werden, auch sollte bei Abnahme von Wundverbänden immer eine Pinzette benutzt bzw. Einmalhandschuhe getragen werden. Die gebrauchten Verbandstoffe sollen gleich in eine besonders gekennzeichnete Abwurfschale oder Eimer gelangen und von dort ohne Berührung durch die Hand zur Verbrennung kommen. Pinsel, Spatel und sonstige Geräte zur Behandlung bzw. zur Anwendung von äußeren Therapeutika wie Salben, Schüttelmixturen usw. sollen nicht gleichzeitig bei mehreren Patienten zur Verwendung kommen. Man benutzt wegwerfbare Wattestäbchen oder Holzspatel zum Auftragen. Dies dient zur Vermeidung der sog. Hospitalinfektion.

Bei bakteriellen Erkrankungen (sog. Pyodermien) ist eine Übertragung von Mensch zu Mensch möglich. Auch hier gibt es praktisch nichtinfektiöse Veränderungen (Furunkel) und solche, die hochinfektiös sind, wie z. B. Impetigo bei Kindern.

Bei Hautpilzerkrankungen erfolgt die Übertragung durch infiziertes Schuppen- oder Haarmaterial, wobei besonders Baderoste, Badematten, feuchte Schwämme und feuchte Handtücher gefährlich sind. Die Mikrosporie ist bei Kindern sehr ansteckend und führt zu Epidemien in Schulen, Heimen usw. Strenge Isolierung und sofortige Behandlung sind erforderlich.

Viruserkrankungen der Haut sind ebenfalls unterschiedlich infektiös. Warzen werden häufig von Kranken, vor allem nach blutiger Entfernung, auf das Pflegepersonal übertragen. Ferner erfolgt auch die Übertragung von Fußsohlenwarzen in Bädern.

Zum Schutz gegen die gefährlichen übertragbaren Erkrankungen Hepatitis B und AIDS sollte der Kontakt mit Blut, Eiter, Sperma oder Stuhl erkrankter Personen vermieden werden (Tragen von Schutzhandschuhen, Desinfektion von Ausscheidungen der Patienten und der Instrumente und Vernichten der Verbandsstoffe).
Benutzte Skalpellschneiden, Nadeln, Kanülen müssen in geschlossenen Behältern sofort nach Gebrauch entsorgt werden. Kanülenhüllen dürfen auf keinen Fall wieder aufgesteckt werden.
Augen, Nase und Mund müssen vor Blutspritzern geschützt werden. Arbeitskittel und Op.-Kittel müssen flüssigkeitsdicht sein.

Die Übertragung von Herpes-simplex-Viren und von Impfpockenviren von frisch mit Pockenlymphe Beimpften ist besonders für Patienten mit endogenem Ekzem gefährlich. Es gilt daher der Grundsatz, daß Patienten mit endogenem Ekzem oder Nichtgeimpfte nie in das gleiche Zimmer mit Patienten kommen dürfen, die frisch geimpft sind oder an Herpes simplex leiden.

Bei Hautveränderungen durch Krätze, Kleiderläuse, Kopfläuse und Filzläuse ist der nahe Kontakt infektionsfördernd. Diese Patienten sollen daher isoliert in einem Zimmer behandelt werden.

Die Hauttuberkulosen sind im allgemeinen für Mitpatienten und Pflegepersonal nicht infektiös, mit Ausnahme der schweren Formen der offenen Tuberkulose, wie die sog. ulzeröse Tuberkulose der Haut und Schleimhäute oder eine Miliartuberkulose. Es muß daher immer festgestellt werden, ob ein Hauttuberkulöser auch an einer offenen Lungen- oder sonstigen Organtuberkulose leidet.

Patienten mit einer exanthematischen Infektionskrankheit, wie Scharlach, Windpocken, Röteln, echten Pocken usw., gehören nicht auf eine Hautkrankenstation, sondern müssen auf entsprechend eingerichteten Infektionsstationen der Medizinischen Kliniken behandelt werden.

Geschlechtskrankheiten sind nur so lange infektiös, bis durch die heutigen modernen therapeutischen Maßnahmen die Erreger abgetötet sind. Bei der Syphilis genügen schon einige Mill. Einheiten Penicillin, um die Patienten nicht mehr infektiös zu machen. Trotzdem wird man eine Lues im Stadium I oder II unbehandelt nicht mit anderen Patienten zusammenlegen. Bei der Gonorrhö gilt das gleiche. Auch hier ist nach Abschluß der Behandlung keine Infektiosität mehr vorhanden.

Allgemeine Desinfektionsmaßnahmen

Geschlechtskrankheiten: eigene Zimmer; eigenes Geschirr, welches separat gewaschen und gespült wird, wobei die Gegenstände erst in Desinfektionslösung gelegt werden müssen; eigene Toilette. Patienten mit offener Lungentuberkulose gehören auf eine Infektionsstation der Medizinischen Klinik. Möglichst Trennung infektiöser Patienten von besonders infektionsgefährdeten Hautkranken: Patienten mit Diabetes mellitus; endogene und seborrhoische Ekzematiker; Patienten, die unter hoher Cortisongabe stehen; Patienten, die hohe Zytostatikagaben erhalten (sog. Endoxanstoß); frisch Operierte, z. B. nach Transplantationen.

Zur Vermeidung von Hospitalismus und Keimverschleppung sind Desinfektionsmaßnahmen sehr sorgfältig durchzuführen. Jedoch wird hier oft des Guten zuviel getan. Eine routinemäßige Raum- und Fußbodendesinfektion ist nicht nötig und gefährdet nur Patienten und Personal durch toxische und allergische Nebenwirkungen. Hier ist die tägliche Reinigung ausreichend. Die Desinfektion gliedert sich in chirurgische und hygienische Desinfektion, Desinfektion der Operationsfläche, Flächendesinfektion, Sputum- und Stuhldesinfektion sowie Wäschedesinfektion. Für bestimmte Aufgaben sind nur die hierfür geeigneten Präparate anzuwenden, die auf Grund besonderer Prüfung von der Deutschen Gesellschaft für Hygiene und Mikrobiologie zugelassen sind. Man findet sie in der zur Zeit gültigen VII. Desinfektionsmittelliste von 1986. Bei Anwendung dieser Mittel müssen Einwirkungszeit und Konzentration unbedingt eingehalten werden.

Händedesinfektion. Diese gliedert sich in die sogenannte hygienische und die chirurgische Händedesinfektion. Auch im Operationssaal einer Hautklinik bzw. in der Praxis eines Hautarztes muß bei operativen Eingriffen an der Haut die Regel der Asepsis beachtet werden. Es gibt nur steril oder unsteril, jedoch keine „halbe Sterilität".

Bei der chirurgischen Händedesinfektion werden unter fließendem Wasser Hände und Unterarme mit Bürste und Seife oder Fertigpräparaten, z. B. Manipur, 2 Minuten lang gründlich gewaschen. Zuvor müssen die Nägel gereinigt und geschnitten werden. Danach ist 5 Minuten lang mit je 2 Portionen von 70%igem Isopropylalkohol oder 80%igen Aethylalkohol nachzuwaschen. Besser sind die hautverträglichen Fabrikpräparate, wie z. B. Sterillium, konzentriert 2 × 5 ml 5 Minuten lang, Spitacid in konzentrierter Form 2 × 5 ml 5 Minuten lang oder Dibromol 2 × 5 ml in konzentrierter Lösung 5 Minuten lang.

Bei der hygienischen Händedesinfektion, z. B. nach Kontakt mit infektiösem Material, verwendet man neben der Waschung mit Seife auch Präparate wie Spitazid in konzentrierter Lösung 3 ml eine halbe Minute lang, Sterillium konzentrierte Lösung 3 ml eine halbe Minute lang, Dibromol 3 ml einer konzentrierten Lösung eine Minute lang oder Laudamonium 2 %ige Lösung 3 ml zwei Minuten lang.

Präoperative Desinfektion der Haut des Patienten. Nach Waschen der Haut mit Wasser und Seife können die unter Händedesinfektion genannten Mittel angewandt werden. Zusätzlich hat sich Merfen 2 × 5 ml in konzentrierter Form bewährt (Vorsicht bei Quecksilberallergie). Mit diesen Mitteln wird die Haut 5 Minuten lang gründlich abgerieben.

Instrumentendesinfektion. Die Instrumente werden in eine Schale eingelegt, welche das Desinfektionsmittel enthält, dann abgespült und sterilisiert. Präparate: Alhydex unverdünnt nach Vorschrift. Ivisol 3 % eine Stunde lang.

Flächendesinfektion. Einrichtungsgegenstände, Mobiliar, Fußboden, Wände usw. müssen, falls notwendig, ebenfalls desinfiziert werden. Desinfektionsmaßnahmen im OP sollten nur nach septischen Eingriffen durchgeführt werden. In Patientenzimmern ist nur eine Schlußdesinfektion sinnvoll. Die Einwirkungsdauer beträgt hier 6 Stunden.

Präparate: Gegen Hautpilzerkrankungen 0,5 %ige Lösung von Incidin GG oder Gevisol. Gegen Tuberkelbakterien, Staphylokokken 2 %ige, gegen bakterielle Darmerkrankungen 0,25 %ige Lösung der obigen Mittel.

Wäschedesinfektion (auch bei Tuberkulose). Präparate: Chloramin 3 %ig, Delegol 4 %ig, Sagrotan 4 %ig. Einwirkungszeit jeweils 4 Stunden.

Sputum- und Stuhldesinfektion. Bei der Sputumdesinfektion Einwirkungszeit 4 Stunden, bei der Stuhldesinfektion 6 Stunden: Gevisol 5 %ig, Chloramin 4 %ig, Bacillotox 5 %ig.

Entfernung von Flecken

Da bei der Behandlung von Hautkrankheiten sehr viele färbende Substanzen benutzt werden, ist hier sauberes Arbeiten und Vorsicht geboten. Ist trotzdem das Unglück passiert, so muß man wissen, was zu tun ist, da viele dieser Stoffe — wenn sie erst eingetrocknet sind — nicht mehr zu entfernen sind. Es seien nachfolgend einige der wichtigsten färbenden Substanzen und die Möglichkeit ihrer Entfernung genannt. Diese hängt auch von der Art des beschmutzten Gegenstandes ab.

Anilinfarbstoffe wie Brillantgrün, Pyoktaninlösung, Auraminlösung: Methanol, Eau de Javelle (wäßrige Lösung von Kaliumhypochlorit).

Blut, Eiter, Sperma, Urin: Waschen der Wäsche in kaltem Wasser, Einweichen mit sog. biologischen, enzymhaltigen Waschmitteln.

Cignolin: Chloroform, Benzol.

Eisenchloridlösung, Rost: Auftragen von Zitronensaft, Weinsäure oder Oxalsäure. Danach gut auswaschen. Seife sollte nicht benutzt werden.

Eosin, Mercurochrom: verdünnte Salzsäure.

Gentianaviolett: Waschen mit einer Lösung aus 9 Teilen Methanol und 1 Teil Eisessig.

Höllensteinlösung: Einreiben mit Jodtinktur oder mit einer 10%igen Kaliumjodidlösung, danach mit einer 10%igen Natriumthiosulfatlösung waschen und mit Wasser nachspülen.

Jod: Waschen mit einer warmen 15—20%igen Natriumthiosulfatlösung und Nachspülen mit Wasser.

Kaliumpermanganat (das dabei gebildete Braunstein): Bestreuen mit feingepulverter Oxalsäure, danach Befeuchten mit Wasser sowie Nachspülen mit Wasser.

Kopierstift: Betupfen mit einer Mischung aus 1 Teil Salzsäure und 6 Teilen Alkohol, danach Auswaschen mit lauwarmem Wasser.

Ölfarben, Firnisse und Harze: Terpentinöl.

Pasten, Cremes und Salben: warmes Wasser und Waschmittel.

Rivanollösung: Behandlung mit warmer 3%iger Essigsäure und danach Abspülen mit Wasser.

Schüttelmixturen: Wasser, Seife, Waschmittel.

Solutio Castellani: Kochen der Wäsche, Azeton, Scheuern des Bodens.

Teer: Reinigen mit Tetrachlorkohlenstoff. Es ist auch möglich, zuerst mit Seifenwasser zu waschen und dann mit Amylalkohol zu reinigen.

Tinte: Zitronensaft, Weinsäurelösung.

Aufbau einer Hautklinik

Die Vielseitigkeit des Faches Haut- und Geschlechtskrankheiten spiegelt sich auch im Aufbau einer Hautklinik wider (Tab. 2). Neben der Poliklinik und den klinischen Stationen sind es eine Reihe von Spezialsprechstunden, ferner besondere Therapieeinrichtungen und Untersuchungslaboratorien. Anbei eine kurze Übersicht über diese Einrichtungen. Aus dieser Struktur der Klinik ergibt sich eine vielfältige Möglichkeit der Tätigkeit für das Krankenpflegepersonal. Neben dem eigentlichen Pflegebereich können Krankenschwestern in der Frauen- und Kinderambulanz, in der Allergiesprechstunde, bei der Tuberkuloseberatung, in der Beinsprechstunde, bei der Allergietestung, bei der Lichtbehandlung und im Operationssaal tätig werden. Krankenpfleger finden ihren Aufgabenbereich in der Männerpoliklinik, auf den Männerstationen, in der Fertilitätssprechstunde und auch im Operationssaal.

Tabelle 2. Aufbau einer Hautklinik

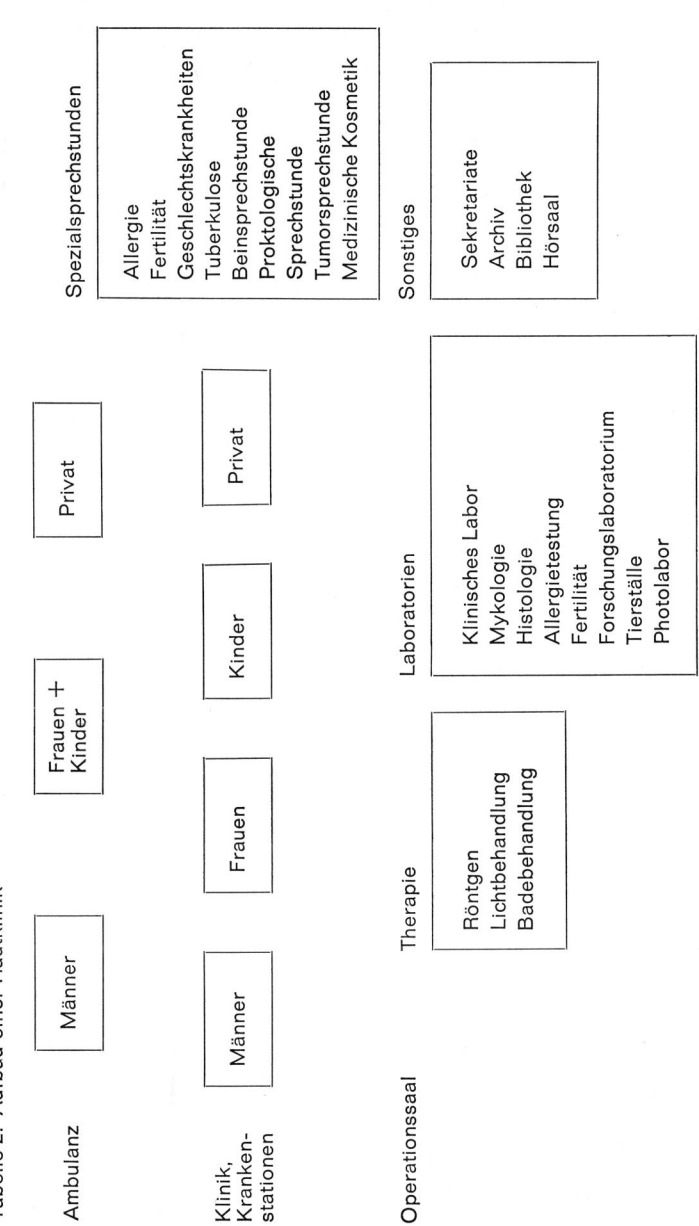

Ambulanz

Männer | Frauen + Kinder | Privat

Klinik, Krankenstationen

Männer | Frauen | Kinder | Privat

Spezialsprechstunden

Allergie
Fertilität
Geschlechtskrankheiten
Tuberkulose
Beinsprechstunde
Proktologische Sprechstunde
Tumorsprechstunde
Medizinische Kosmetik

Operationssaal

Therapie

Röntgen
Lichtbehandlung
Badebehandlung

Laboratorien

Klinisches Labor
Mykologie
Histologie
Allergietestung
Fertilität
Forschungslaboratorium
Tierställe
Photolabor

Sonstiges

Sekretariate
Archiv
Bibliothek
Hörsaal

KLINIK DER HAUTKRANKHEITEN

Effloreszenzenlehre

Unter Effloreszenzen oder Hautblüten versteht man die sicht- und zum Teil tastbaren Hautveränderungen, aus denen sich die einzelnen Hautkrankheiten zusammensetzen. Es gibt Erkrankungen, die vom Beginn bis zur Abheilung immer dieselbe Veränderung aufweisen, während andere im Laufe der Erkrankung wechselnde Erscheinungs-bilder zeigen. Nicht zuletzt dienen die verschiedenen Effloreszenzen zur Kennzeichnung von Hauterscheinungen, anhand deren wichtige diagnostische und therapeutische Beschlüsse gefaßt werden können. Wir unterscheiden sog. Primäreffloreszenzen, d. h. Hautveränderun-gen, die ohne vorhergehende Krankheitserscheinungen an der Haut auftreten und sekundäre Effloreszenzen, d. h. Hautveränderungen, die aus den Primäreffloreszenzen bzw. auf deren Boden entstehen.

Primäreffloreszenzen		*Sekundäreffloreszenzen*	
Fleck	= Macula	Schuppe	= Squama
Quaddel	= Urtica	Kruste	= Crusta
Knötchen	= Papula	Erosion	= Erosio
Knoten	= Tuber	Geschwür	= Ulcus
Bläschen	= Vesicula	Narbe	= Cicatrix
Pustel	= Pustula	Atrophie	= Atrophia
Blase	= Bulla		
Zyste	= Cystis		

Fleck (Macula)

Veränderungen von verschiedener Größe, Farbe, scharfer oder un-scharfer Begrenzung, im Niveau der Haut gelegen.
Ursachen: verstärkte Durchblutung (Erythem), Farbstoffeinlagerung (Blutfarbstoff, Melanin u. a.), Fremdkörper, Farbstoffeinsprengungen.

Quaddel (Urtica)

Ausschwitzung von Gewebsflüssigkeit in der Leder- und Oberhaut; kurze Bestandsdauer von einigen Stunden. Farbe: weiß—gelb—rot.

Knötchen (Papula)

Gewebsverdickung in verschiedener Tiefe der Haut, sowohl tief kutan als auch epidermal möglich. Hervorgerufen durch Zellansammlung (Infiltrat), vermehrte Durchblutung, aber auch Fremdkörpereinlage-rung. Größe: stecknadelkopf- bis etwa linsengroß.

Knoten (Tuber)

Überlinsengroße oberflächliche Knoten, welche bis zu faustgroß werden können, nennt man Tubera, tiefer gelegene Nodi.

Bläschen (Vesicula)

Bläschen sind flüssigkeitsgefüllte Hohlräume, die etwa die Größe einer Papel haben können. Der Inhalt besteht aus Gewebsflüssigkeit und zum Teil aus Zellen.

Pustel (Pustula)

Ein mit Eiter gefülltes Bläschen.

Blase (Bulla)

Ein größerer, mit Flüssigkeit gefüllter Hohlraum wird als Blase bezeichnet.

Zyste (Cystis)

Meist mit bindegewebiger Wand versehener Hohlraum, in dem z. B. Schweiß, Talg, Hornmaterial und andere Inhaltstoffe enthalten sein können.

Schuppe (Squama)

Als Schuppe bezeichnet man die Abschilferung der Hornschicht der Oberhaut. Normalerweise ist die Schuppe kernlos (Orthokeratose). Bei krankhafter Abschuppung bleiben die Kerne erhalten (Parakeratose). Ist die Stachelzellschicht der Oberhaut krankhaft verdickt, nennt man das Akanthose, bei krankhafter Veränderung der Verhornung in der Hornschicht spricht man von einer Dyskeratose.

Kruste (Crusta)

Bei der Kruste handelt es sich um eingetrocknetes Sekret oder Fremdmaterial, z. B. Blut, Eiter, Gewebsflüssigkeit, Puder, Pasten- oder Salbenreste.

Erosion (Erosio)

Die Erosion ist ein oberflächlicher Substanzdefekt der Oberhaut, wobei der sog. Papillarkörper der Lederhaut nur „angeritzt" ist.

Geschwür (Ulcus)

Beim Geschwür handelt es sich um einen Substanzdefekt der Haut, der bis in die Lederhaut geht und daher immer mit einer Narbe abheilt. Die Rhagade ist ein tiefer, breiter, die Fissur ein feinerer strichförmiger Substanzdefekt der Haut.

Narbe (Cicatrix)

Substanzdefekte, die in die Lederhaut oder Unterhaut reichen, heilen immer mit einer Narbe ab. Es handelt sich hier um einen Reparationsvorgang, bei dem jedoch ein nicht vollwertiges Gewebe entsteht, welches vorwiegend aus Bindegewebe besteht. In der Narbe sind meist keine Haare, Schweiß- und Talgdrüsen vorhanden.

Atrophie (Gewebsschwund, Atrophia)

Bei der Atrophie kommt es zu einer Verdünnung der verschiedenen Hautschichten, teils auf dem Boden von Erkrankungen, teils auch als Alterungsvorgang. Bei der Sklerose handelt es sich um eine Atrophie der Oberhaut, während in der Lederhaut eine Zunahme von Bindegewebe zu verzeichnen ist.

Durch Eitererreger hervorgerufene Hautkrankheiten (Pyodermien)

Schon auf der gesunden Haut finden sich die verschiedensten Keime, wie Bakterien, Hefe- und Schimmelpilze. Man unterscheidet sog. Anflugkeime, die aus der Luft, dem Wasser oder der Erde auf die Haut gelangen, von Haftkeimen, die auf der Haut leben, ohne dem Wirt zu schaden, und schließlich sog. Invasionskeime, die zu Erkrankungen führen. Haftkeime können unter bestimmten Bedingungen, z. B. durch Verletzung oder Herabsetzung der allgemeinen Widerstandsfähigkeit, zu Invasionskeimen werden. Die häufigsten Erreger sind Staphylokokken und Streptokokken. Diese, aber auch der sog. Pyozyaneus (Pseudomonas aeruginosa), die Bakterien der Koligruppe und Proteus können zu Hautkrankheiten führen.

Für Pyodermien kommen auslösend in Frage:

— Infektion von außen bei geschlossener Hautdecke (z. B. Impetigo),
— Infektion über Gewebsdefekte wie Verletzungen, Verwundungen, Verbrennungen (Wundrose = Erysipel) sowie herabgesetzte Widerstandsfähigkeit bei Allgemeinerkrankungen, wie z. B. Diabetes mellitus, oder bei schweren konsumierenden Krankheiten.

Die wichtigsten Pyodermien sind folgende:

Durch Staphylokokken hervorgerufen

Schweißdrüsenabszeß
Periporitis
Follikulitis
Furunkel
Karbunkel
Impetigo contagiosa
Acne conglobata
Pemphigoid der Neugeborenen
Ritter v. Rittershainsche Krankheit
Abszesse und Phlegmonen

Durch Streptokokken hervorgerufen
Impetigo contagiosa
Ekthyma
Bulla rodens
Panaritium
Paronychie
Erysipel
Abszesse und Phlegmonen

Durch Staphylokokken und Streptokokken können schließlich auch bestimmte, relativ seltene, sog. chronische Pyodermien bedingt sein.

Schweißdrüsenabszeß (Hidradenitis suppurativa)

Siehe bei Schweißdrüsenerkrankungen, S. 136.

Periporitis

Eine durch Staphylokokken hervorgerufene eitrige Entzündung der ekkrinen Schweißdrüsen an der Körperhaut des Säuglings, meist bei vorgeschädigten Kindern auftretend (Abb. 18). Ernste Erkrankung!

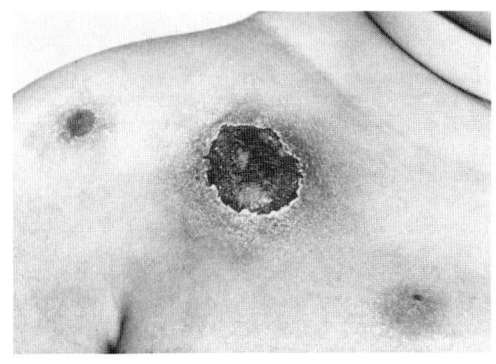

Abb. 18. Periporitis

Behandlung: Klinikeinweisung; Behandlung mit Antibiotika; lokal: Kaliumpermanganatbäder, Pusteleröffnung, Antibiotikasprays und fettarme Cremes.

Follikulitis

In und um den Haarfollikel, sowohl oberflächlich als auch tiefergehend, kann es zu entzündlichen Veränderungen durch Staphylokokken kommen. Während die oberflächliche Follikulitis meist eine Sekundärerscheinung bei anderen Erkrankungen, bedingt durch die Superinfektion, darstellt (Krätze, endogenes Ekzem oder sonstige jukkende Hautkrankheiten), handelt es sich bei der tiefen Follikulitis oder bakteriellen Bartflechte um eine charakteristische Erkrankung des Mannes im Bartbereich mit Knoten, Pusteln und Abszessen. Da keine Spontanheilung eintritt, ist eine frühzeitige intensive Behandlung erforderlich.

Behandlung: Bei der oberflächlichen Follikulitis genügt es meist, die Pusteln zu eröffnen und lokal mit antibiotischen Lotionen oder Cremes zu behandeln. Bei der tiefen Bartflechte ist das Rasieren mit Messer, Wasser und Seife zu unterlassen, statt dessen Kurzschneiden der Haare mit der Schere oder evtl. elektrisches Rasieren. Desinfektion des Rasierapparates. Eröffnen der Pusteln, desinfizierende und antibiotische alkoholische Lösungen, Antibiotikasprays oder Cremes. Evtl. sind auch vom Arzt Antibiotika innerlich zu verabreichen.

Furunkel

Es handelt sich hierbei um eine tiefe Entzündung im Bereich des Haarfollikels und des umgebenden perifollikulären Gewebes. Klinisch zeichnet sich der Furunkel dadurch aus, daß es erst zu einer Schwellung mit Rötung, Schmerzen und Hitzeentwicklung kommt. Durch Zugrundegehen des Gewebes im Zentrum der Entzündung kommt es zu einer eitrigen Pfropfbildung (Reifung des Furunkels), welche sich dann abstößt oder entfernt werden kann. Wir unterscheiden Einzelfurunkel (Solitärfurunkel), multiple Furunkel, d. h. Auftreten von mehreren Furunkeln, und schließlich die sog. Furunkulose, bei der immer wieder in Schüben an verschiedenen Körperstellen Furunkel auftreten. Beim letzteren Erscheinungsbild liegen meist Allgemeinerkrankungen, z. B. Diabetes mellitus, Fettleibigkeit, Gicht, Magen-Darm-Störungen u. a., vor. Bei jeder Erkrankung an multiplen Furunkeln oder einer Furunkulose ist daher die Suche nach einem Diabetes mellitus angezeigt. Die Urinprobe genügt meist nicht, sondern es muß eine Blutzuckeruntersuchung durchgeführt werden. Furunkel können an allen Körperstellen auftreten, besonders gefährlich sind sie aber im Bereich der Nase, der Wangen und der Lippen, da hier ein Einbruch in die vorhandenen Blutgefäße, ein Weitertransport des Eitermaterials ins Gehirn und eine sog. Sinusthrombose auftreten können.

Behandlung: Ruhigstellung der befallenen Körperstelle, d. h. bei Befall im Gesicht auch Bettruhe, Sprechverbot und Vermeidung jeglicher mechanischer Malträtierung. Ist der Furunkel noch nicht reif, d. h. hat sich noch kein zentraler Pfropf gebildet, so kann die Reifung durch folgende Maßnahmen gefördert werden: Bestrahlung mit Rotlicht, Ultrakurzwellen oder — nur vom Arzt — gelegentlich auch mit Röntgenstrahlen (sog. Entzündungsbestrahlung). Lokal: Auftragen von Ichthyol pur, danach Auflegen eines kleinen Wattebausches. Vermeidung von fetten Salben, die nur zu einer Aufquellung des Gewebes und zu einer Verschlechterung des Zustandes führen. In schweren Fällen und bei ungünstiger Lage des Furunkels werden Antibiotikagaben erforderlich. An einem Furunkel darf nicht gedrückt werden; hat sich bereits ein Pfropf gebildet, so kann dieser mit einer spitzen, sog. Splitterpinzette herausgezogen werden. In die vorhandene Wundhöhle können Medikamente z. B. Leukasekegel, mit einer Pinzette eingeführt werden, danach wird noch für einige Tage ein steriler Gazestreifen zum Abfluß des Sekrets und Eiters eingeführt. Darüber wird ein Schutzverband angelegt.

Karbunkel

Hierbei handelt es sich praktisch um mehrere nebeneinanderstehende Furunkel mit entsprechend flächiger, starker Entzündung, vornehmlich am Nacken von älteren Männern (Abb. 19). Die Behandlung ist grundsätzlich die gleiche wie beim Furunkel.

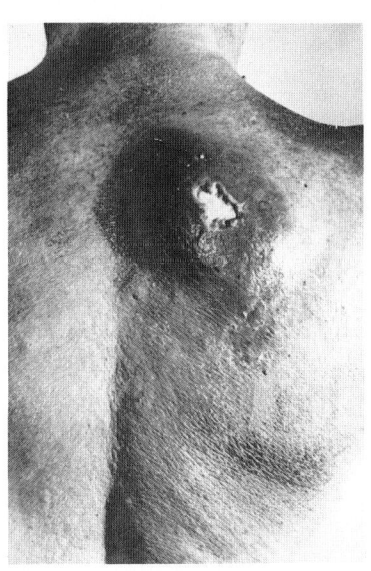

Abb. 19. Karbunkel am Rücken

Impetigo contagiosa

Bei Kindern, seltener bei jugendlichen Erwachsenen kommt es durch Streptokokken oder Staphylokokken zum Auftreten von Pusteln, vornehmlich im Gesichtsbereich, aber auch an anderen Körperstellen, die mehr oder weniger rasch platzen, wobei der Eiter zu gelben Krusten eintrocknet (Abb. 20). Die Erkrankung ist für Kinder sehr infektiös und kann in Kindergärten und Schulen zu Epidemien führen.

Behandlung: Bei Erkrankung durch Streptokokken besteht die Möglichkeit einer Nierenentzündung, so daß bei Impetigo der Urin immer auf Eiweiß bzw. auf Leukozyten und Zylinder im Sediment untersucht werden muß. Die Impetigo selbst ist heute sehr rasch abzuheilen; nachdem in einem Rei- oder Kaliumpermanganatbad die Krusten mechanisch abgelöst wurden, werden die befallenen Stellen mit einer antibiotischen Salbe, z. B. Aureomycinsalbe, Refobacincreme, Fucidine-Salbe, eingerieben.

Acne conglobata

Diese Erkrankung hat klinisch Ähnlichkeit mit der Acne vulgaris, kommt jedoch im etwas späteren Lebensalter, meist nur bei Männern, etwa ab dem 20. Lebensjahr, vor und befällt, im Gegensatz zur Akne vulgaris, auch den Rücken unterhalb der Gürtellinie, den Nakken und die Genital- und Analgegend. Diese Erkrankung verläuft unter Beteiligung der Talgdrüsen mit schweren Entzündungen (Fistelbildungen, intertriginöse Abszesse, schwere Follikulitiden), wobei die Narben groß und entstellend wirken können (Narbenkeloide).

Behandlung: meist sehr langwierig; innerlich werden ärztlicherseits Antibiotika verabreicht. Lokalbehandlung wie bei der Acne vulgaris (S. 137); zusätzlich wir u. U. eine chirurgische Behandlung erforderlich.

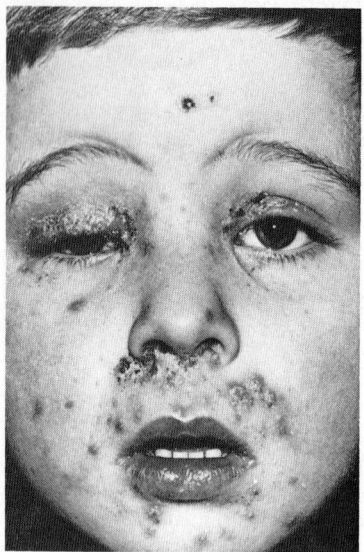

Abb. 20. Impetigo contagiosa

Pemphigoid der Neugeborenen

Bei Neugeborenen vom 4. Lebenstag bis etwa zur 3. Lebenswoche kommt es am Körper und an den Extremitäten, mit Ausnahme der Handinnenflächen und Fußsohlen, zum Auftreten von Blasen auf zumeist geröteter Haut. In diesen Blasen sind Staphylokokken nachweisbar.

Behandlung: Lokal und innerlich Antibiotika; Eröffnung der Blasen; Kaliumpermanganatbäder, Isolierung.

Ritter v. Rittershainsche Krankheit

Es handelt sich hierbei praktisch um eine schwere Form des Pemphigoids der Neugeborenen, wobei es zu großflächigen, blasigen Abhebungen der Oberhaut kommt (Abb. 21). Es entstehen dadurch großflächige gerötete Wundflächen. Immer ein sehr ernstes Krankheitsbild.

Behandlung: Antibiotika innerlich und äußerlich; Kaliumpermanganatbäder; Lagerung auf Dekubitusmatratze bzw. nicht haftendem Verbandstoff (Metalline, Solvaline).

Ekthyma

Unter schlechten sozialen Verhältnissen (Kriegsgefangenschaft), bei Unterernährung oder bei einer Kachexie kommt es an den unteren

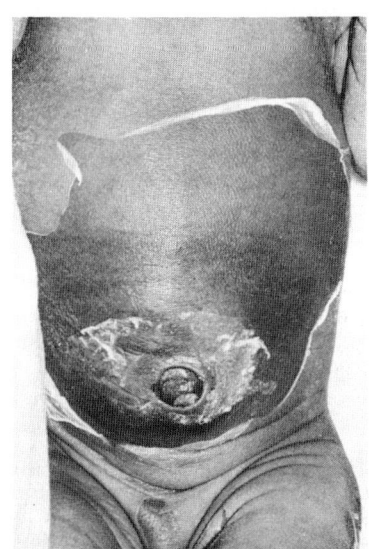

Abb. 21. Ritter von Rittershainsche
Krankheit

Extremitäten zu Blasen, Pusteln und schließlich zu Bildung von kleinen Geschwüren mit schlechter Heilungstendenz (Abb. 22). Ursache sind Infektionen mit Streptokokken.

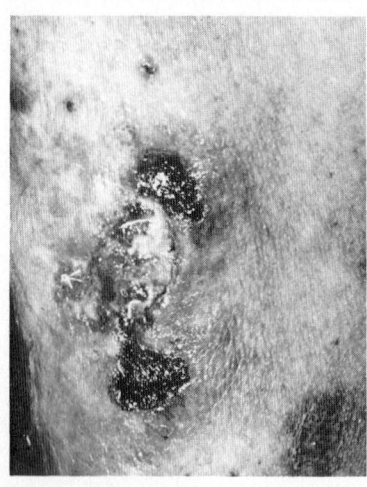

Abb. 22. Ekthyma

Behandlung: Desinfizierende Maßnahmen wie Umschläge mit Kaliumpermanganat, Rivanollösung und Antibiotika lokal.

Umlauf (Bulla rodens)

Durch Streptokokken hervorgerufene oberflächliche Pustelbildung, meist an der Fingerspitze (Abb. 23).
Behandlung: Eröffnung der Pusteln, antibiotische Behandlung.

Panaritium (Fingerentzündung)

Eitrige Entzündungen im Bereich der Finger in verschiedenen Tiefen: Panaritium der Haut (cutaneum), der Unterhaut (subcutaneum), der Sehne (tendinosum) oder des Knochens (ossale) (Abb. 24).
Behandlung: Bei oberflächlicher Form antibiotische Behandlung und Eröffnung der Pusteln, bei tieferer Form chirurgische Behandlung.

Paronychie (Nagelwallentzündung)

Eitrige Erkrankung im Bereich des Nagelfalzes und des Nagelwalls, meist sehr hartnäckig und rezidivierend. Ursachen: Bakterien, Pilze,

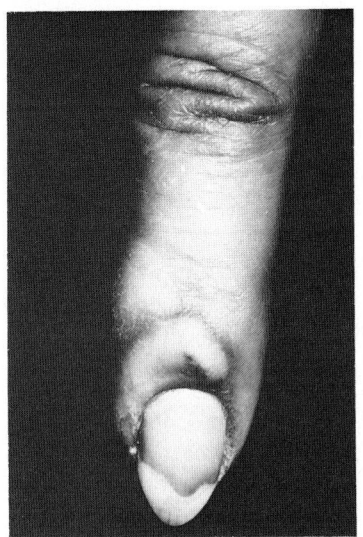

Abb. 23. Umlauf

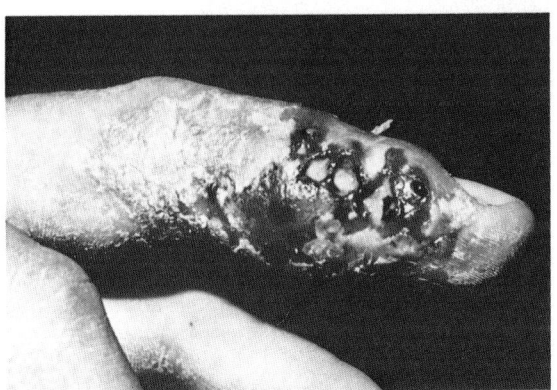

Abb. 24.
Panaritium

insbesondere Soorpilz; mechanische Schädigung durch Berufsausübung oder durch Kosmetik.

Behandlung: Je nach Ursache antibakteriell, antimykotisch. Lokal ist
manchmal Ichthyol pur aussichtsreich.

Erysipel (Wundrose)

Charakteristisches, durch Streptokokken hervorgerufenes Krankheitsbild, wobei es zu flammender, nach peripher weiterwandernder Rötung an bestimmten Hautstellen kommt (Abb. 25). Beginn der Erkran-

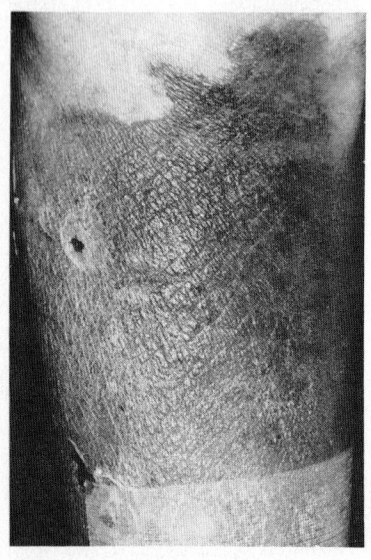

Abb. 25. Wundrose

kung mit Schüttelfrost, d. h. schnellem Fieberanstieg. Rezidivneigung.
Durch Verschluß der oberflächlichen Lymphbahnen in der Haut kommt
es zur Ausbildung der sog. Elephantiasis. Eintrittspforten für die Erreger sind: Schußwunden, Unfallwunden, Operationswunden, kleine
Einrisse in die Haut, z. B. bei Pilzerkrankungen, im Bereich der Nase
nach Schnupfen. Schwere Formen des Erysipels verlaufen manchmal
mit starker Gewebszerstörung (Nekrose oder Gangrän). Bei Beteiligung der Schleimhäute im Bereich des Mundes und des Rachens können lebensbedrohliche Zustände auftreten.

Pflege: Der Patient hat in der Regel hohes Fieber, so daß dieses ge-
senkt werden muß. Ausreichende Flüssigkeitszufuhr, gegebenenfalls
Wadenwickel, häufiges Wäschewechseln usw. sind hier neben der
angeordneten Antibiose selbstverständlich.
Der betroffene Körperteil muß ruhiggestellt werden (Schiene). Dabei
sollte auch auf eine eventuelle Dekubitusgefahr des Körperteiles geachtet werden, da dieser häufig bewegungseingeschränkt ist. Bei einem Erysipel im Gesicht sollte der Patient nicht so viel sprechen und
nach Möglichkeit flüssige bzw. gemahlene Kost zu sich nehmen. Es

wird somit die Kau- und Gesichtsmuskulatur nicht unnötig bean-
sprucht.
Da das Erysipel druckempfindlich und schmerzhaft ist sollen die
Verbände locker sitzen.
Behandlung: Sofortiger Beginn einer intensiven Penicillinbehandlung
oder andere Antibiotika durch den Arzt mit Injektionen oder auch
oral. Genügend lange Fortführung. Behandlung der Eintrittspforte,
um Rezidive zu vermeiden. Das Erysipel selber kann lokal mit einer
antibiotischen Creme, Spray oder Lotio therapiert werden.

Abszesse und Phlegmonen

Es handelt sich hier um Infektionen durch Staphylokokken und Streptokokken, die ohne Bindung an bestimmte Gewebsstrukturen und
ohne deren Schonung auftreten können. Während es bei den Abszessen schließlich zu mehr lokalisierten Gewebsuntergängen mit Eiter-
bildung in der Tiefe kommt, handelt es sich bei den Phlegmonen um
flächenhafte, alle Gewebe zerstörende Krankheitsprozesse. Abszesse
und Phlegmonen treten meist sekundär nach Verletzungen, Verwundungen oder Operationen auf.

Behandlung: Abszesse in der Tiefe der Leder- oder Unterhaut müssen
eröffnet werden, damit der Eiter abfließen kann. Einlage von Anti-
biotikakegeln, Gaze- oder Gummistreifen. Antibiotikabehandlung,
möglichst trockene Behandlung zur Vermeidung der feuchten Gangrän.

Milzbrand (Anthrax)

Durch Infektion mit dem grampositiven Bacillus anthracis kommt es
nach einer Inkubationszeit von 2–3 Tagen an der Haut zu einer Pustel, die zentral schwärzlich nekrotisch wird und in deren Umgebung
eine ödematöse Schwellung nachweisbar ist (Abb. 26). Neben der re-

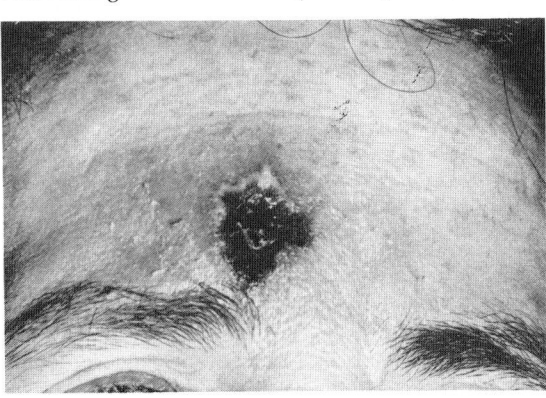

Abb. 26
Milzbrand

lativ harmlosen reinen Hautform gibt es jedoch auch eine Ausbreitung im Organismus mit Befall innerer Organe und septischen Erscheinungen, die lebensbedrohlich sind. Die Infektionsmöglichkeit besteht durch bakterienhaltige Häute, Felle und Borsten, vor allem von Schweinen.

Behandlung: Das Mittel der Wahl ist Penicillin, auch andere Antibiotika sind anwendbar. Lokal möglichst trockene antibiotische Behandlung. Es besteht eine gesetzliche Meldepflicht der Verdachts-, Erkrankungs- und Todesfälle. Isolierung des Patienten.

Schweinerotlauf (Erysipeloid)

Nach einer Inkubationszeit von 1—2 Tagen kommt es, bedingt durch Verletzungen der Haut, z. B. durch Hantieren mit Wild oder Schweinen, zu einer Erkrankung mit dem Erreger Erysipelothrix insidiosa. Klinisch zeigen sich an den verletzten Stellen peripherwärts wandernde rot-violette Erytheme mit geringer Schwellung. Gleichzeitig auch Schwellung der regionären Lymphknoten.

Behandlung: Penicillin.

Erythrasma

Das Erythrasma wird durch das Bakterium Corynebacterium minutissimum hervorgerufen. In der Genital-Oberschenkel-Gegend, aber auch in der Axillargegend finden sich scharf begrenzte rot-bräunliche Herde, die eine geringe Schuppung aufweisen, jedoch keinen erhabenen Randwall, wie beim Eccema marginatum, einer Hautpilzerkrankung.

Behandlung: wirksam ist sowohl die Anwendung lokaler Antibiotika als auch von Antimykotika vom Imidazoltyp. Als austrocknende Maßnahmen können Puder und Lotionen angewandt werden.

Hauttuberkulosen

Die Hauttuberkulosen werden durch das Tuberkelbakterium (Mycobacterium tuberculosis) hervorgerufen, dessen drei wichtigsten Stämme der Typus humanus (Mensch), der Typus bovinus (Rind) und der Typus avium (Vogel) sind. Die verschiedenen Erscheinungsbilder der Hauttuberkulose gehen meist von einer Innenorgantuberkulose aus mit Ausnahmen von einigen Formen, die durch äußere direkte Ansteckung der Haut hervorgerufen werden, so die verruköse Hauttuberkulose, die ulzeröse Hauttuberkulose und die Schleimhauttuberkulose sowie schließlich der sog. tuberkulöse Primärkomplex der Haut. Die Hauttuberkulosen als solche sind praktisch nicht ansteckungsfähig bis auf die ulzeröse Tuberkulose der Haut und Schleimhäute. Eine Isolierung ist daher nicht erforderlich, soweit nicht eine ansteckungsfähige Innenorgantuberkulose vorliegt. Es besteht Meldepflicht bei jeder Erkrankung an einer Hauttuberkulose.

An diagnostischen Maßnahmen bei Verdacht auf Hauttuberkulose müssen immer durchgeführt werden: Blutsenkung, Blutbild, Röntgenaufnahme der Lunge, Untersuchung des Sputums auf Tuberkelbakterien, evtl. Suche nach Organtuberkulosen im Bereich des Auges, der Nieren und anderer Organe. Aus dem histologischen Bild eines exzidierten Hautstückchens aus dem fraglichen Herd läßt sich in Zweifelsfällen die Diagnose bestätigen. Von Bedeutung sind schließlich die sog. Hauttests auf Hauttuberkulose, die Spätreaktionen darstellen, d. h. sie sind nach etwa 24 Stunden abzulesen. Es handelt sich hier um die Anwendung des Tuberkulins (Aufschwemmung von Leibessubstanzen der Tuberkelbakterien) in verschiedenen Formen. Beim Kind wird eine Moro-Probe angewandt, d. h. es wird eine tuberkulinhaltige Salbe in die Brusthaut eingerieben. Beim Erwachsenen gelangt die Probe nach Mendel-Mantoux zur Anwendung, wobei mit einer sog. Tuberkulinspritze verschiedene Konzentrationen des gereinigten Tuberkulins (GT) in die Haut (i. c. = intrakutan) injiziert werden. Je stärker die Reaktionsfähigkeit des Organismus gegenüber dem Tuberkulin ist, desto geringer können die Konzentrationen sein, die schon einen positiven Hauttest hervorrufen. Injektionsmodus: Beginn mit GT $^1/_{10}$, dann 1, dann 10, dann 100 oder 1000, jeweils 0,1 ml intrakutan. Da früher praktisch jeder in seinem Leben mit Tuberkelbakterien in Berührung kam, werden bei Menschen etwa ab 20 Jahren die Tests mit GT $^1/_{10}$ oder 1 positiv sein. Bei jüngeren Menschen ohne Primärkomplex in der Jugend sind positive Tests in diesem Bereich sehr verdächtig auf eine Erkrankung. Auch in Hautexzisionsstücken kann man, genauso wie im Sputum, die Tuberkelbakterien im gefärbten Präparat nach Ziehl-Neelsen, auf Spezialkulturen und im Tierversuch nachweisen.

Lupus vulgaris

Bei dieser häufigsten Hauttuberkulose finden sich in typischer Weise die sog. Lupusknötchen, d. h. stecknadelkopf- bis linsengroße braunrote, weiche Knoten, meist im Gesicht (Abb. 27), aber auch an anderen Körperstellen. Die klinische Diagnostik wird unterstützt durch zwei einfache Proben: 1. Diaskopie, d. h. das Aufdrücken eines Glasspatels, wobei nach Wegdrücken des Erythems ein apfelgeleeartiger Eigenfarbton des Herdes zu sehen ist; 2. Sondenproben bei der eine stumpfe Nadel durch leichten Druck auf das Knötchen in das morsche Gewebe einbricht. Unbehandelt breitet sich der Lupus vulgaris weiter aus und kann zu einer Zerstörung des Gewebes mit Verstümmelung führen.

Auch die Schleimhäute der Nase und des Mundes können befallen sein, hier kommt es auch zu Zerstörung von Knorpel und Knochen. Es besteht praktisch keine Infektiosität, die Eintrittspforte für die

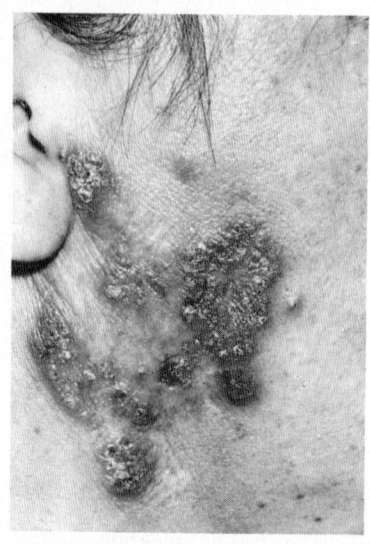

Abb. 27. Lupus vulgaris

Tuberkelbakterien sind Nasen-Rachen-Raum und Magen-Darm-Kanal. Früher kamen die meisten Infektionen durch tuberkelbakterienhaltige Milch zustande. Auf eine Innenorgantuberkulose ist bei Lupus vulgaris immer zu untersuchen. Beim Lupus vulgaris besteht Behandlungspflicht. Kostenträger ist die jeweilige LVA. Auf dem Boden des Lupus vulgaris kann es nach Jahren zur Entstehung eines Stachelzellkrebses kommen, besonders wenn Röntgenbestrahlung erfolgte. Daher ist diese Behandlungstherapie kontraindiziert.

Behandlung: Innerlich INH (Isonicotinsäurehydracid-Präparate) wie Neoteben, Rimifon. Heute wird INH nicht als alleiniges Mittel, sondern zur besseren Verträglichkeit und zur Vorbeugung von Resistenzbildungen der Erreger gleichzeitig mit anderen Tuberkulosemitteln wie Myambutol oder Rifampicin gegeben. Lokale Unterstützung durch Quarzlampenbestrahlung. Plastische Deckung von Defekten bzw Anfertigung von sog. Epithesen (künstliche Ohren, Nasen aus Kunststoff meist an eine Brille montiert.

Verruköse Hauttuberkulose (Tuberculosis cutis verrucosa)

Durch äußere Infektionen bei Tierärzten, Pathologen, Schlachtern, Abdeckern, kommt es an den Fingern und Händen zu warzenartigen Veränderungen auf gerötetem Untergrund (Abb. 28), die jedoch im Gegensatz zu vulgären Warzen weich sind und bei Druck nekrotische Gewebsteilchen austreten lassen.

Behandlung: INH und andere Tubekulostatika.

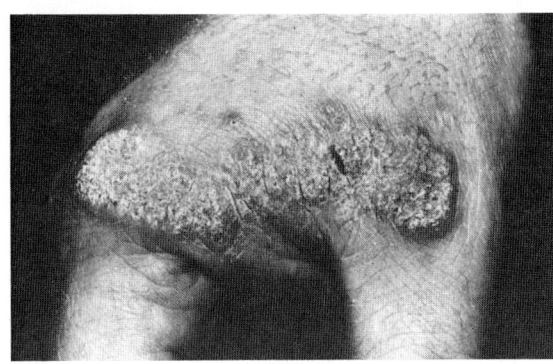

Abb. 28.
Verruköse
Haut-
tuberkulose

Skrofuloderm (Tuberculosis cutis colliquativa)

Ausgehend von einer verkäsenden Lymphknoten- oder Knochentuberkulose, meistens im seitlichen Halsbereich, kommt es zum Durchbruch der nekrotischen Massen und zu knotigen, dann ulzerösen Veränderungen (Abb. 29). Befallen sind vor allem Kinder und Jugendliche, während bei einer zweiten Form, die über den Blutweg (hämatogen) mehr den Rumpf befällt, vorwiegend Erwachsene betroffen sind.

Behandlung: INH und andere Tuberkulostatika, zusätzlich chirurgische Behandlung der tuberkulösen Abszesse. Allgemeine roborierende Maßnahmen zur Unterstützung der Behandlung wie kalorienreiche Ernährung, Vitamine und Klimakuren.

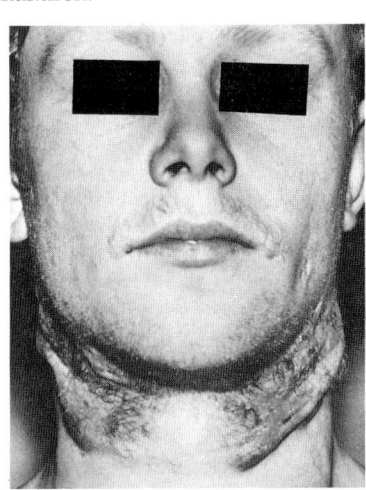

Abb. 29. Skrofuloderm

Tuberkulide

Unter Tuberkuliden verstehen wir eine Gruppe von Hauttuberkulo-
seerkrankungen, die auf dem Blutwege entstanden sind. Hierzu gehören die Tuberculosis cutis lichenoides mit kleinen blaßgelben bis
bräunlich-roten Knötchen an der Haut, vornehmlich bei Kindern, das
papulonekrotische Tuberkulid mit bis erbsgroßen zentralen nekrotischen Knoten, vornehmlich an Streckseiten der unteren Extremitäten
(Abb. 30), und ein Teil der Fälle von Erythema induratum Bazin mit
knotigen, dann zerfallenden und Geschwüre bildenden Veränderungen an den Unterschenkelbeugeseiten. Auch hier liegen – wenn auch
meist milde – Innenorgantuberkulosen vor.
Behandlung: INH und andere Tuberkulostatika.

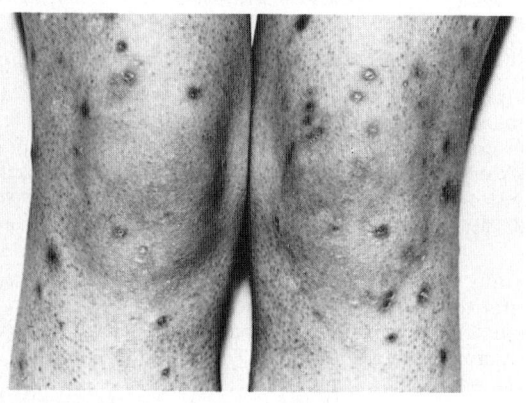

Abb. 30.
Papulo-
nekrotisches
Tuberkulid

Ulzeröse Tuberkulose der Haut und der Schleimhäute

Bei offener Lungentuberkulose bzw. Darmtuberkulose kommt es als
sog. Abseuchung (Selbstansteckung) an den Austrittstellen des Sekrets im Mund bzw. am After zu sehr schmerzhaften, weichen Geschwüren, die sehr infektiös sind. Insgesamt handelt es sich um ein
Krankheitsbild, welches im schweren Endzustand der Organtuberkulose auftritt, wobei das Schicksal des Kranken von der Organtuberkulose abhängt.

Behandlung: Behandlung der Organtuberkulose; INH und andere
Tuberkulostatika. Isolierung des Patienten. Lokal: im Munde Spülungen mit Hexoral oder Kamillenextrakt, am After Kaliumpermanganat
oder Rivanolumschläge; antibiotische Salben.

Sarkoidose (Morbus Boeck)

Es handelt sich hier um eine chronisch verlaufende Erkrankung, deren Beginn wohl meist im Bereich der Lunge liegt und die in einem großen Prozentsatz der Fälle auch die Haut befällt. Das histologische Bild ähnelt dem einer Tuberkulose, wobei jedoch keine Tuberkelbakterien und keine Verkäsung nachweisbar sind, dagegen eine starke Tendenz zur Bindegewebsbildung. Die Ursache der Erkrankung ist nicht sicher bekannt. Möglicherweise handelt es sich um besondere Mykobakterien, d. h. Verwandte des Tuberkelbakteriums. Es steht jedoch außer Zweifel, daß auch bestimmte Substanzen, wie z. B. Beryllium, Quarzstaub oder Kieferpollen sarkoidartige Hautveränderungen hervorrufen können. Die Hautmanifestationen äußern sich in kleinen Knötchen, mittleren und großknotigen Veränderungen oder flächenhaften Herden. Im Gegensatz zum Lupus vulgaris zeigt sich beim Sondenversuch kein Einbrechen, bei der Diaskopie mit dem Glasspatel ist ein mehr fleckig gelb-brauner Farbton zu sehen. Eine häufige Hautform der Sarkoidose wird als Lupus pernio bezeichnet, da sich hier im Bereich der Nase violettrote knotige Veränderungen finden, die Frostbeulen ähneln (Abb. 31). Von den inneren Organen sind besonders beteiligt die Lunge, wobei es leicht zu einer Verwechslung mit der Tuberkulose kommen kann, daneben auch die Augen, das zentrale Nervensystem und die Lymphknoten.

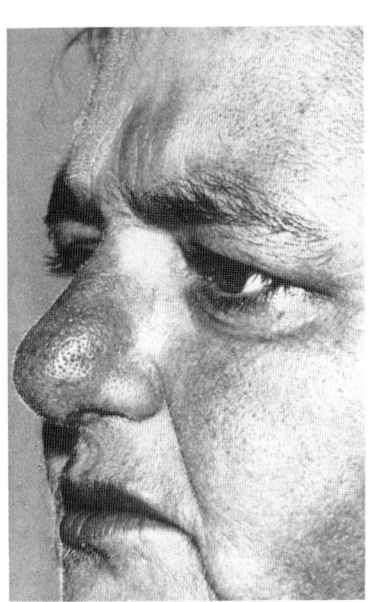

Abb. 31. Sarkoidose

Behandlung: Innerlich Kortikoide und lokal Antibiotika. Beachtung der Möglichkeit einer gleichzeitigen Tuberkulose oder des Übergangs in eine Tuberkulose. Die Prognose hängt im wesentlichen von der Beteiligung innerer Organe ab.

Hautpilzerkrankungen (Mykosen)

Die Erreger der Hautpilzerkrankungen sind pflanzlicher Herkunft, besitzen jedoch keine Blätter, kein Chlorophyll und keine Wurzeln. Von der großen Zahl verschiedener Pilze, die in der Natur vorkommen, verursacht nur ein Teil beim Menschen Krankheiten. Hiervon wiederum gibt es verschiedene Arten, die man in vereinfachter Weise in Dermatophytien (Fadenpilze), Hefemykosen (Sproßpilze), Strahlenpilzerkrankungen, Schimmelmykosen und schließlich sog. Systemmykosen, d. h. Pilzerkrankungen, die vor allem innere Organe befallen, einteilt.

Besteht der Verdacht auf eine Hautpilzerkrankung, so können die folgenden diagnostischen Maßnahmen durchgeführt werden:

1. Gewinnung von Material: Da sich die Pilze vor allem in der Hornschicht bzw. in oder an den Haaren finden, muß es von diesen Stellen genommen werden. Zuerst wird die Entnahmestelle mit Alkohol oder Äther entfettet. Die Hornschicht im befallenen Gebiet wird mit einem Skalpell abgekratzt und das Geschabsel auf einen Objektträger oder eine Kulturplatte gebracht. Haare werden mit einer Epilationspinzette herausgezogen. Für jeden Patienten und jede Körperstelle wird selbstverständlich ein eigenes Entnahmeskalpell benutzt.

2. Nativpräparat: Die Hornschuppen oder ein Haar werden auf den Objektträger aufgebracht und mit 20 %iger Kalilauge überschichtet. Nach $^{1}/_{2}$–$^{3}/_{4}$ Stunde ist das gesamte Material bis auf die Pilzfäden oder Sporen zerstört und kann dann unter dem Mikroskop angesehen werden.

3. Gefärbtes Präparat: Es gibt verschiedene Möglichkeiten, die auf dem Objektträger befindlichen Gewebepartikel bzw. die Pilze zu färben. Dazu muß zuerst das Material auf dem Glase fixiert werden. Hierfür benutzt man z. B. eine eisessighaltige Lösung wie Carnoy I. Danach wird der Farbstoff, entweder Carnoy II oder auch Parker-Tinte, aufgetragen und damit die Pilzfäden gefärbt.

4. Pilzkultur: Hierzu wird das Geschabsel von der Haut oder den Haaren auf besondere Pilzplatten, meistens in Petrischalen, aber auch in Gläschen gebracht. Nach etwa 8–30 Tagen kann das Pilzwachstum beobachtet werden. Dieses wird dann in besonderen Laboratorien weiter differenziert.

5. Empfindlichkeitsprüfung auf Antimykotika: Da die verschiedenen Pilze unterschiedlich empfindlich gegenüber pilzabtötenden Medikamenten sind, kann man die Wirkung prüfen, indem man auf die

Kulturen mit dem Antimykotikum getränkte Blättchen aufbringt. Wird der Pilz von dem Mittel angegriffen, so kommt es zu einer Abtötung des Pilzes rings um dieses Blättchen.

Fadenpilzerkrankungen (Dermatophytien)

Die häufigsten Hautpilzerkrankungen werden durch die botanischen Arten Trichophyton (Abb. 32) und Epidermophyton hervorgerufen. Der gleiche Pilz kann Hautveränderungen verschiedener Ausprägung und verschiedener Lokalisation hervorrufen.

Mykose der Hände und Füße

Zwischen den Zehen, vor allem zwischen der 4. und 5. Zehe, an den Fußsohlen und auch an den Handinnenflächen (s. Farbtafel, Abb. 1) können Pilzerkrankungen auftreten, die teilweise nur Rötung und Juckreiz, z. T. aber auch Schuppenbildung oder Bläschenbildung aufweisen. Die Blasen können platzen und dabei zu nässenden, schmerzenden Flächen mit Einrissen führen. Auf dem Blutwege kann es zu Hauterscheinungen an weiter entfernt gelegenen Hautstellen kommen (Mykide). Hier lassen sich keine Pilze nachweisen, es handelt sich um allergische oder toxische Erscheinungen. Bei trockener, meist geringer Schuppung an Handinnenflächen oder Fußsohlen spricht man von einer Dyshidrosis lamellosa sicca, während man unter einer Dyshidrose das Auftreten von kleinen Bläschen meist nur an den

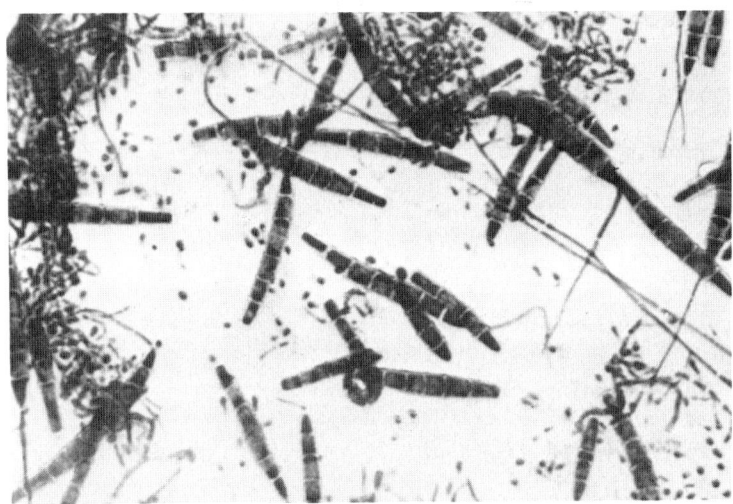

Abb. 32. Kulturell gewachsener Fadenpilz (Trichophyton rubrum)

seitlichen Anteilen der Finger oder Zehen versteht. Die Dyshidrose kann aber auch bakterieller Herkunft sein oder zum Krankheitsbild eines Ekzems gehören.

Pilze halten sich gern im feuchten, warmen Milieu auf und dort kann auch die Infektion des Menschen erfolgen: Schwimmbäder, Baderoste, Badematten, Bergwerke, Schulen, Sportplatz usw.

Vorbeugung: Desinfektion der Baderäume. Vermeidung von Materialien, auf denen sich Pilze gern ausbreiten, wie Holzroste oder überhaupt poröses Material. Desinfektion der Schuhe durch Einlage eines Wattebausches mit Formalinlösung. Strümpfe täglich wechseln; sie sollen nur aus Baumwolle sein, die ausgekocht werden kann.

Behandlung: Es gibt zahlreiche Mittel gegen Pilzinfektionen, sog. Antimykotika. Viele sind in alkoholischer Lösung, als Spray, als Creme oder Salbe käuflich zu erhalten. Bei der Interdigitalmykose oder Pilzerkrankungen in den großen Körperfalten werden Mullstreifen oder Leinenläppchen so gelegt, daß angrenzende Hautstellen nicht aneinanderreiben können (Abb. 33).

Eccema marginatum (Tinea inguinalis)

Bei Befall der Leisten-Oberschenkel-Hodensack-Gegend (Abb. 34), aber auch der Axillen, der Brustumschlagsfalten sowie im Bereich des Gesäßes und der Analgegend durch die verschiedenen Trichophyton- und Epidermophytonarten findet sich ein charakteristisches Hauterscheinungsbild mit flächenhaften, scharf begrenzten Rötungen, die randwärts einen etwas erhabenen Randsaum aufweisen und mit Schuppen bedeckt sind.

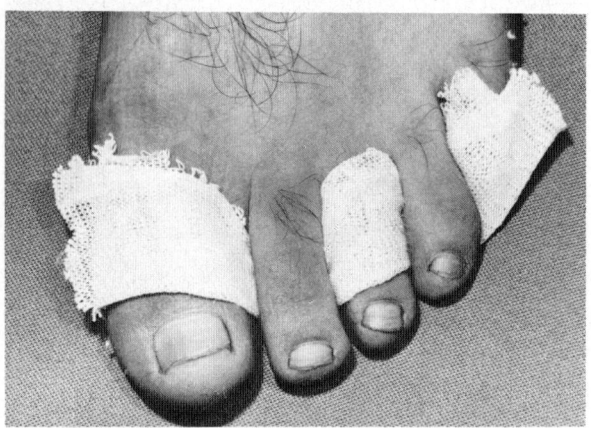

Abb. 33. Einlegen eines Mullstreifens zur Vermeidung des Aneinanderreibens der Zehen

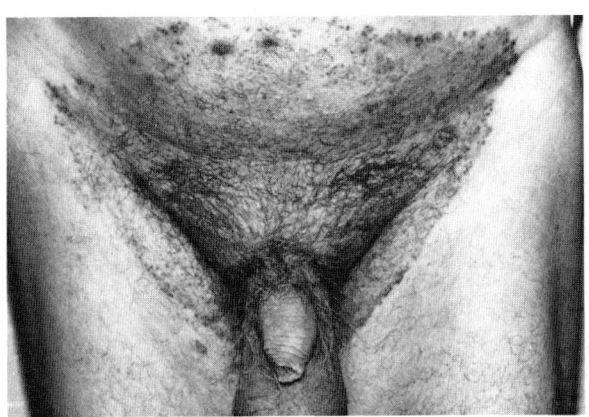

Abb. 34. Eccema marginatum

Hautpilzerkrankungen des Kopfes und des Stammes

Diese sind meist durch Pilze der Gattung Trichophyton hervorgerufen (Trichophyton mentagrophytes, Trichophyton rubrum, Trichophyton tonsurans, Trichophyton violaceum, Trichophyton verrucosum [Kälberflechte]). Oft findet die Infektion durch Übertragung von Haustieren statt.

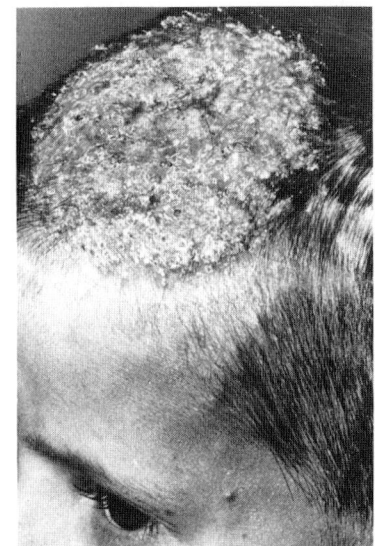

Abb. 35. Tiefe Trichophytie des behaarten Kopfes bei einem Kind

Bei Kindern kann der Kopf befallen sein, einmal in Form der oberflächlichen Trichophytie (Herpes tonsurans), wobei sich kreisrunde Herde mit kleieförmiger Schuppung finden, zum anderen in Form der tiefen Trichophytie mit entzündlichen Knoten und Eiteraustritt (Abb. 35) (Kerion Celsi-wabenartige Struktur). Beim erwachsenen Mann kommt es bei Infektion im Bereich der Barthaare zur tiefen Trichophytie des Bartbereiches (Abb. 36) (Bartflechte, Sykosis parasita-

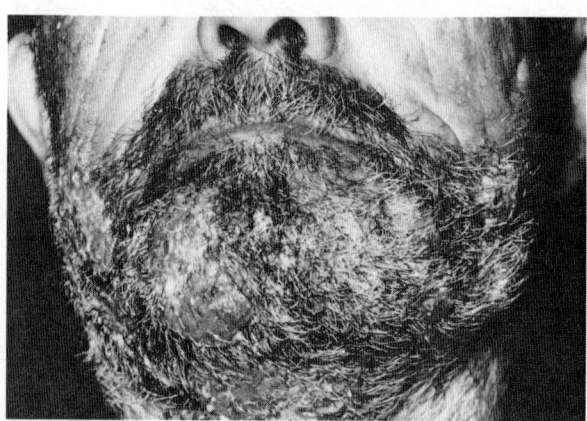

Abb. 36.
Bartflechte

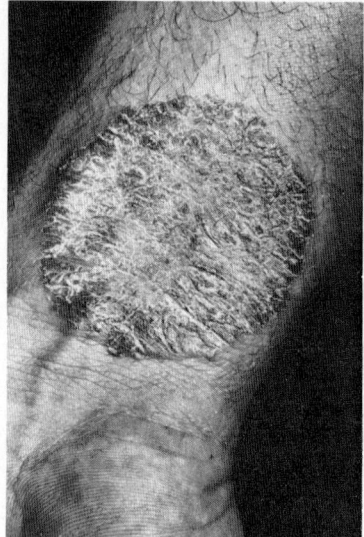

Abb. 37. Trichophytie am Arm

ria), wobei entzündliche Knoten, Pusteln und Abszesse auftreten, die Haare leicht ausfallen und eine weiße Umscheidung zeigen.

Auch an der behaarten Körperhaut, vor allem im Bereich der Arme, können oberflächliche und tiefe Trichophytien auftreten (Abb. 37), die meist scharf begrenzte runde, oft kokardenartige Herde zeigen, in denen die Haare eine weiße Umscheidung aufweisen.

Behandlung: Gleichzeitige Behandlung des erkrankten Tieres ist erforderlich. Bei kleinen und oberflächlichen Herden kann man durch antimykotische Lösungen und Salben meist eine Abheilung erreichen. Bei tieferer, schwerer Erkrankung ist die innerliche Gabe von antimykotischen Antibiotika erforderlich (Griseofulvin). Lokal: Anwendung von Solutio Castellani, einem roten Farbstoff. Entfernung der Haare im erkrankten Bereich mit der Epilationspinzette. Recht günstig ist auch die alte Behandlung von Pilzherden mit der sog. Brookschen Paste, mit der eine künstliche Entzündung erzeugt wird.

Pilzerkrankung des Nagels (Nagelmykosen)

Der Nagel kann nicht selten auch durch Pilze der verschiedensten Gattungen, sowohl der Faden- als auch der Hefepilze befallen sein. Gleichzeitig ist auch meistens der Nagelwall entzündlich verändert. Der Nagel selbst wird trübe, die Oberfläche uneben, unterhalb des Nagels bilden sich hornige Wucherungen, der Nagel ist aufgesplittert und brüchig (Abb. 38). Eine Untersuchung des Geschabsels aus dem Nagelbereich im Nativpräparat und in der Pilzkultur ist erforderlich, letztere zur Feststellung der Art des Erregers, da sich danach die Behandlung richtet.

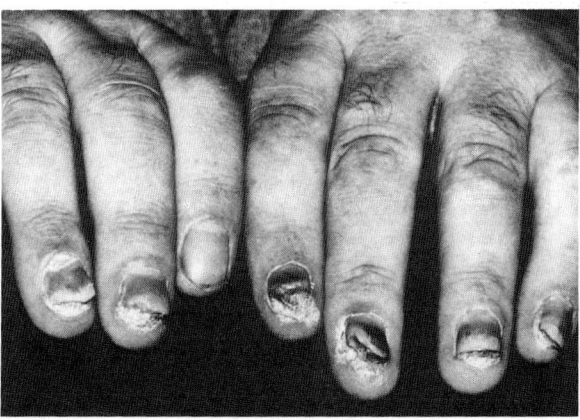

Abb. 38. Pilzerkrankung der Fingernägel

Behandlung: Bei Trichophyton- und Epidermophytonarten evtl. innerlich Griseofulvin, bei Hefepilzerkrankungen (Soormykose) äußerlich Nystatin (Moronal), Pimarizin (Pimafucin), Amphotericin B (Ampho-moronal). Bei allen Nagelmykosen Breitbandantimykotika wie Clotrimazol (Canesten), Miconazol (Daktar), Haloprogin (Mycanden), und Econazol-Nitrat (Epi-Pevaryl), Ketokonazol (Nizoral). Eine blutige Nagelentfernung ist nur selten angezeigt, da einmal die Nägel etwa 4–5 Monate und noch länger zum Nachwachsen brauchen und zum anderen ein Erfolg nicht garantiert werden kann. Eine recht elegante Methode, bei der nur der erkrankte Nagelanteil entfernt wird, besteht in 6tägiger Auftragung einer 20%igen Harnstoff-Creme (Onychomal) auf den Nagel unter Abdeckung der Haut mit Zinkpaste und anschließender leichter Entfernung des so erweichten Nagelanteils mit einer Schere. Der Grund wird mit einem scharfen Löffel aufgerauht und anschließend über längere Zeit mit lokalem Antimykotikum behandelt. Lokalbehandlung mit Antimykotika, wobei vor jeder Behandlung der Nagel mit einer Feile aufgerauht werden muß, da durch die unversehrte Nagelpalette keine Medikamente in die Tiefe gelangen können. Meist sehr langwierige Therapie. Antimykotische Nagellackbehandlung kann manchmal zu einem Erfolg führen.

Favus (Erbgrind)

Diese durch den Erreger Trichophyton Schoenleini hervorgerufene Erkrankung ist in Mitteleuropa nicht heimisch, kann aber aus dem südlichen Ausland eingeschleppt werden. Sie kommt meist im Kindesalter vor, befällt die behaarte Kopfhaut und führt hier zu schwefelgelben, schüsselförmigen Hautbelägen, die einen Geruch nach Mäuse-

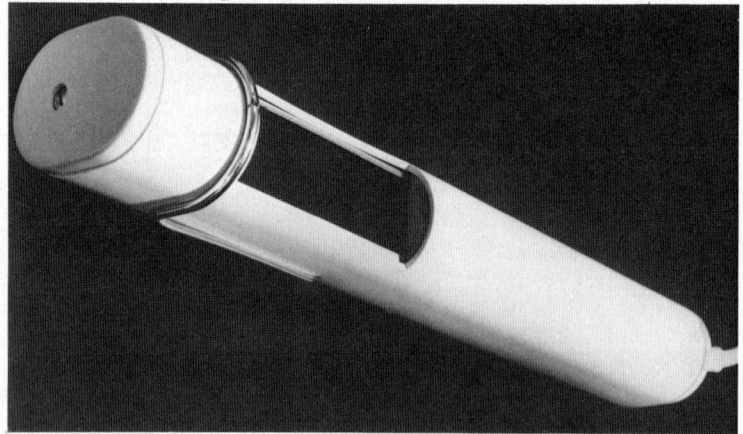

Abb. 39. UV-Lampe zur Untersuchung auf Fluoreszenz bei Mikrosporie

harn haben. Es kommt zu einem narbigen, nicht mehr reversiblen Haarausfall.

Behandlung: Innerlich Griseofulvin und äußerlich Antimykotika.

Mikrosporie

Bei Kindern auftretende, sehr infektiöse Pilzerkrankung, hervorgerufen durch Microsporum Audouini, Microsporum ferrugineum oder Microsporum canis; Infektion von Hunden oder Katzen. Klinisch ist charakteristisch das Abbrechen der Haare im Kopfbereich und eine mehlartige weißliche Bestäubung derselben. Diagnostik durch Pilzkultur bzw. durch grünliche Fluoreszens unter dem sog. Wood-Licht (ein besonderes Filter, welches einer UV-Lampe vorgeschaltet wird) (Abb. 39).

Behandlung: Innerlich Griseofulvin und äußerlich Antimykotika.

Hefepilzerkrankung (Soormykose)

Durch Hefe- oder Sproßpilze, hauptsächlich der Art Candida albicans, wird diese Hautpilzerkrankung hervorgerufen. Sie ist offensichtlich in den letzten Jahren in Zunahme begriffen, zum Teil wohl infolge einer Störung des natürlichen Gleichgewichts von Bakterien und Pilzen durch die Anwendung stark wirksamer Antibiotika. So sieht man die Soormykose auch als Folge einer langdauernden Antibiotikatherapie mit Penicillin oder Tetrazyklinen, aber auch nach Gaben von Kortikosteroiden. Förderlich für das Angehen sind ferner Stoffwechselerkrankungen, wie Zuckerkrankheit, eine Schwangerschaft oder eine Kachexie. Befallen werden Haut und Schleimhäute sowie auch im Rahmen einer systemischen Erkrankung fast alle inneren Organe. Der typische Hautsoor zeigt kleinfleckige, aber auch flächenhafte Erytheme mit oft peripherer festhaftender und nach innen zu krausenartiger freier Schuppung von weißlicher Farbe (s. Farbtafel, Abb. 2). An den Schleimhäuten des Mundes, aber auch des Genitales finden sich weiße Belege, die nach Abkratzen meist eine leicht blutende wunde Schleimhaut aufweisen. Durch eine Soorerkrankung werden oft unerkannt gebliebene Zuckerkrankheitsfälle entdeckt, z. B. beim Mann bei einer Soorbalanitis (Vorhautentzündung).

Behandlung: An der Haut Solutio Castellani, Salben oder Puder mit Nystatin, Pimarizin, Amphotericin B, Clotrimazol oder Micorazol. An der Mundschleimhaut Spülungen mit Nystatinemulsion (Moronal). Behandlung des Grundleidens. Griseofulvin ist bei Soormykose unwirksam, während Ketoconazol eine gute Wirkung zeigt. Bei Vaginalsoor zusätzlich Nystatin Ovula, bei Genital- und Analsoor ist die Sanierung des Darmes mit oralen Nystatingaben erforderlich.

Kleienflechte (Pityriasis versicolor)

Diese harmlose oberflächliche Pilzerkrankung, hervorgerufen durch den Erreger Microsporum furfur steht den Hefepilzen nahe und zeigt an der Haut des Stammes bei meist stark schwitzenden Personen weißlich bis bräunliche Flecke, die auch zusammenfließen können und eine feine weißliche Schuppung aufweisen (Abb. 40).

Behandlung: Entfernung des oberflächlich in der Hornschicht wuchernden Erregers durch Waschen mit Wasser und Seife, Abreiben mit salizylhaltigem Spiritus oder Antimykotikalösungen.

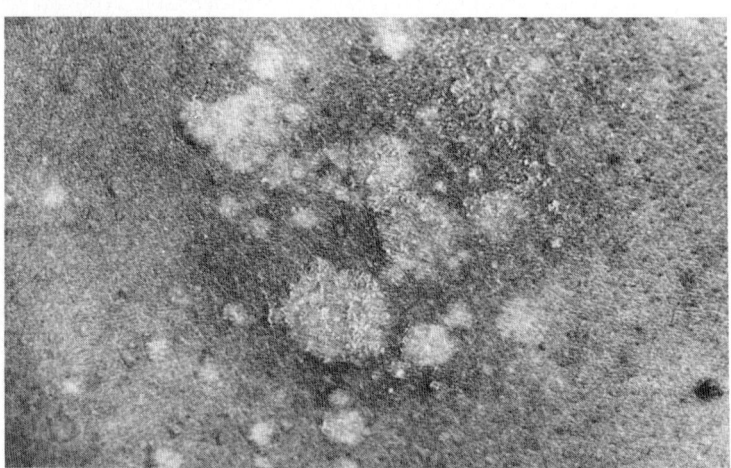

Abb. 40. Kleienflechte

Strahlenpilzerkrankung (Aktinomykose)

Der Erreger dieser seltenen Erkrankung ist anaerob, d. h. er braucht keinen Sauerstoff für sein Wachstum. Daher ist die frühere Annahme nicht stichhaltig, daß die Pilze durch Kauen von Gräsern übertragen werden und zur Erkrankung führen. Man nimmt heute an, daß unter bestimmten Umständen, wie z. B. bei kariösen Zähnen, nach operativen Maßnahmen im Kieferbereich oder nach Verletzungen dort normalerweise vorkommende Pilze pathogen werden und zu knotigen Infiltraten führen, die bretthart sind und nach außen durchbrechen. Die Diagnose wird gestellt durch den Nachweis der sog. Pilzdrusen, das sind strahlenförmig angeordnete Pilzfäden in Gewebsbröckeln.

Behandlung: Meist kombinierte Behandlung: chirurgische Maßnahmen und Breitbandantibiotika, aber auch Penicillin oder Sulfonamide.

Viruserkrankungen der Haut

Die Einteilung der Viruserkrankungen der Haut zeigt Tab. 3.

Tabelle 3. Viruserkrankungen der Haut

Virusgruppe	Erreger	Krankheit
Herpes	Herpes hominis	Herpes simplex, Stomatitis aphthosa
		Aphthoid Pospischill-Feyrter
	Zoster-Varizellen-Virus	Gürtelrose (Zoster)
		Windpocken (Varizellen)
Papova	Papilloma	plane juvenile Warzen
		vulgäre Warzen
		Feigwarzen (spitze Kondylome Condylomata acuminata)
Pocken Virusgruppe	Variola	Pocken
	Vaccine	Impfpocken
	Paravaccine	Melkerknoten
	Erreger des Molluscum contagiosum	Molluscum contagiosum

Herpes simplex

Es finden sich einzelne oder gruppierte, von einem roten Hof umgebene Bläschen bei juckenden oder brennenden Sensationen an den Lippen (Abb. 41), and den Geschlechtsteilen von Männern (Abb. 42) und Frauen, aber auch an anderen Körperstellen, wie z. B. den Wangen. Der gleiche Erreger ist verantwortlich für die Stomatitis aphthosa und das Aphthoid Pospischill-Feyrter (s. bei Mundschleimhautveränderungen).

Es ist wichtig zu wissen, daß Patienten mit endogenem Ekzem (Neurodermitis) besonders empfänglich für diesen Erreger sind und durch den Kontakt mit so Erkrankten schwere Hautveränderungen auftreten können. Es handelt sich um das Eccema herpeticatum, das stets eine lebensbedrohliche Krankheit darstellt.

Konsequenz: Engen Kontakt eines Ekzematikers mit einem an Herpes simplex oder überhaupt an einer Viruserkrankung Leidenden vermeiden. Nicht ins gleiche Krankenzimmer legen!

Die Herpeserkrankung kann rezidivieren und dann auch, z. B. an der Lippe, zu einer sog. Elephantiasis, d. h. einer chronischen, mit der Zeit bindegewebig strukturierten Veränderung (Verdichtung) führen, bei der Gewebsflüssigkeit nicht mehr abgeleitet wird.

Behandlung: Eine ursächliche Behandlung ist heute leider noch nicht möglich. Manchmal läßt sich beim ersten Auftreten von Erscheinungen subjektiver Art wie Brennen oder Jucken durch Auftragen einer Kortikoidcreme evtl. die weitere Entwicklung der Hautveränderung unterbrechen. Abkürzung der Krankheitsdauer und Abschwächung

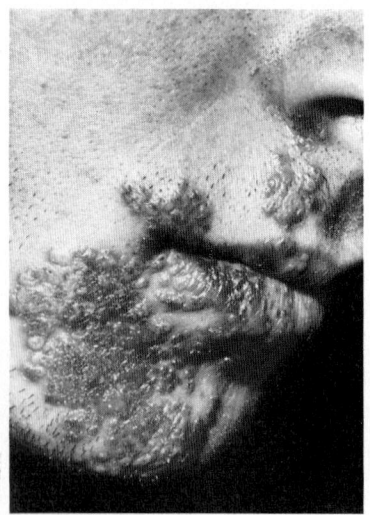

der Krankheitserscheinungen werden durch die orale Gabe von delimmun gefördert. In schweren Fällen ist die systematische Gabe von Aciclovir als i.v.-Infusion evtl. lebensrettend.

Lokal: Austrocknende Maßnahmen wie Schüttelmixturen, Pasten (Locacorten-Vioform-Paste), Zinkpaste mit Phenolzusatz (Labiosan), aber auch Virustatica wie Idoxuridin (Virunguent).

Beim Eccema herpeticatum ist in schweren Fällen mit großflächigem Befall zu rechnen, wobei Kreislaufschwäche und überhaupt Erscheinungen wie bei großflächigen Verbrennungen auftreten. Hier sind dann intensivpflegerische Maßnahmen erforderlich.

Abb. 41. Herpes simplex im Gesichtsbereich

Lokal: Antibiotische Sprays zur Vermeidung einer bakteriellen Sekundärinfektion, keine Salben, Lagerung auf einer Dekubitusmatratze oder einem sog. Wendebett, wobei als Unterlagen nicht verklebende Stoffe benutzt werden sollten, z. B. Metalline. Ärztlicherseits werden Kreislaufmittel, Infusionen, Antibiotika appliziert. Auch hier können Infusionen von Aciclovir lebensrettend wirken.

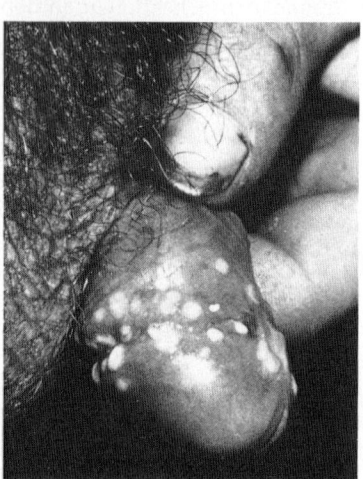

Abb. 42. Herpes simplex am Genitale

Herpes zoster (Gürtelrose)

Der Erreger der Gürtelrose (Zoster) ist identisch mit dem Erreger der Windpocken; Infektionen mit dem Erreger treten klinisch bei Kindern meist als Windpocken, bei Erwachsenen meist als Zoster in Erscheinung, es gibt jedoch auch das umgekehrte Vorkommen. Während Windpocken sehr infektiös sind, wird der Zoster höchst selten von Mensch zu Mensch übertragen. Trotzdem sollte man als Vorsichtsmaßnahme Patienten mit Zoster nicht mit Schwangeren oder Patienten mit endogenem Ekzem sowie mit in ihrer Widerstandsfähigkeit herabgesetzten Personen (zytostatische Behandlung) zusammenlegen. Bei der Gürtelrose kommt es in typischer Weise zum halbseitigen Aufschießen von kleinen gruppierten Bläschen auf geröteter, entzündlich geschwollener Haut, die meist bandförmig dem Verlauf der sog. Dermatome folgen (Abb. 43). Es handelt sich um eine primäre Erkrankung des Nervensystems im Bereich der sympathischen Ganglien, durch die dann sekundär die Haut erkrankt. Den Hauteruptionen vorausgehen können Brennen und Schmerzen im Hinterkopfbereich, im Bereich des Halses oder der Wirbelsäule. Zoster ist oft eine sekundäre Erkrankung und ein Hinweis auf schwere maligne Erkrankungen, wie Karzinome, Leukämie, Lymphogranulomatose. Daher sollte immer darauf geachtet und entsprechend untersucht werden. Die Bläschen trocknen nach einiger Zeit ein und heilen unter Narbenbildung ab. Bei schweren Verlaufsformen kann es zu Blutungen in die Hautherde kommen (Zoster haemorrhagicus). Bei Leukämie, Lymphogranulomatose oder unter Behandlung mit Cortison kann es zu einer Ausbreitung auf die gesamte Körperoberfläche kommen (Zoster generalisatus). Ein schweres Krankheitsbild ist der sog. Zoster ophthalmicus im Augenbereich mit Gefährdung des Sehvermögens.

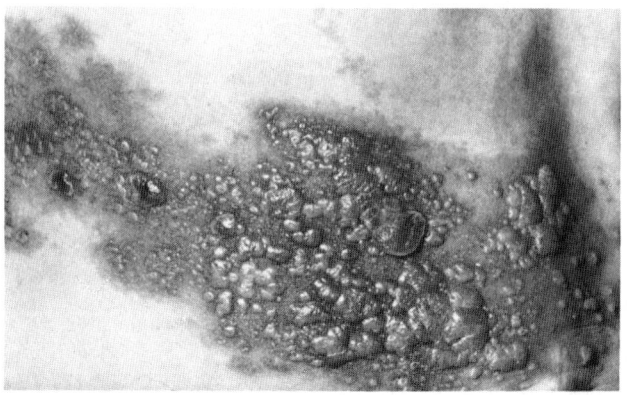

Abb. 43. Gürtelrose

Pflege: Je nach Lokalisation der Gürtelrose sind auch unterschiedliche pflegerische Tätigkeiten zu beachten. Gerade beim Herpes zoster im Gesicht (bzw. Auge) muß auf regelmäßige (angeordnete) Augentropfen- und -salbengabe geachtet werden, um nicht das Augenlicht des Patienten zu gefährden. Da das Augenlid meist stark geschwollen und verkrustet ist, muß auch eine regelmäßige Augenpflege mit in 0,9%iger NaCl-Lösung getränkten Kompressen vorgenommen werden.

Herpes-zoster-Befall im Bereich des Thorax kann aufgrund der starken Schmerzen zu einer Schonatmung führen. Deshalb ist eine Pneumonieprophylaxe z. B. in Form von Atemgymnastik wichtig. Die Schmerzen eines Herpes-zoster-Patienten können unerträglich sein, deshalb sollte auf die regelmäßige Gabe von Schmerzmitteln geachtet werden.

Die betroffenen Hautareale dürfen erst dann wieder gewaschen werden, wenn die Blasen ausgetrocknet und die Krusten abgefallen sind. Auf keinen Fall sollten die Krusten mechanisch abgetragen werden (Gefahr der verstärkten Narbenbildung).

Behandlung: Körperliche Ruhe, Arbeitsunfähigkeit, bei schweren Fällen auch Bettruhe, Schutz vor Zug und Kälte; vom Arzt werden zum Infektionsschutz gegen Superinfektion Antibiotika gegeben. Kortisonderivate sind im akuten Eruptionsstadium kontraindiziert (Gefahr der Ausbreitung)! Wegen der starken Schmerzen sind meist Schmerzmittel erforderlich sowie Vitamin B_1, B_6 und B_{12}, bei schweren Krankheitsfällen (Gefahr der Zosterenzephalitis) Gabe von Aciclovir (Zovirax) als i. v.-Infusion.

Lokal: keine fetten Salben, möglichst austrocknende Behandlung. Schüttelmixturen, Pudersprays mit Antibiotika, Idoxuridin (Zostrum, Virunguent) Zovirax-Creme.

Warzen

Flache jugendliche Warzen (plane juvenile Warzen)

Bei Kindern, Jugendlichen und jugendlichen Erwachsenen kommt es im Gesicht, aber auch an den Handrücken zum Auftreten von flachen, hautfarbenen oder leicht rötlichen, isoliert stehenden, zum Teil auch etwas konfluierenden bis stecknadelkopfgroßen Knötchen. Die Veränderungen können von selbst verschwinden, können jedoch auch jahrelang bestehen bleiben.

Behandlung: Resorzin-Zink-Paste. Evtl. wird der Arzt eine sog. Grenzstrahlenbehandlung durchführen.

Gewöhnliche Warzen (vulgäre Warzen)

Warzen können in jedem Lebensalter und an jeder Haut- und Schleimhautstelle auftreten. Es handelt sich um teils flache, teils halbkugelige, teils mit einer zerklüfteten und verhornten Oberfläche versehene knotige Gebilde (Abb. 44). An den Fußsohlen müssen sie von den Schwielen abgetrennt werden. Schwielen bilden sich an den Druckstellen und zeigen bei mechanischem Druck keinen ausgesprochenen Punktschmerz und auch keine Pfropfbildung. Die Warzen weisen bei der Palpation einen in die Tiefe gehenden Pfropf auf und sind schmerzhaft.

Behandlung: Die Behandlung ist sehr mühevoll, da immer wieder Rezidive auftreten können. Infektionen des behandelnden Arztes sowie des Pflegepersonals sind bei Kontakt mit der Haut oder mit dem Blut des Patienten bei der Entfernung der Warzen möglich.

Die früher oft geübte „Besprechung" der Warzen konnte durch entsprechende exakte Untersuchungen in ihrer Wirksamkeit nicht bestätigt werden. Es gibt durchaus eine nach kürzerer oder längerer Zeit eintretende Spontanabheilung. Die aktive Behandlung der Warzen kann chemisch oder chirurgisch erfolgen. Die chemische Behandlung erfolgt entweder durch käufliche Warzenmittel, die meist sehr stark ätzend wirken, wobei die Umgebung dann am besten mit Zinkpaste abgedeckt wird, oder durch die sog. Linsersche Warzensalbe bzw. durch Lokalbehandlung mit flüssiger Luft, flüssigem Stickstoff oder hochkonzentriertem Wasserstoffsuperoxid. Die chirurgische Behandlung sollte eigentlich nur in Benutzung des scharfen Löffels bestehen, während das Herausschneiden mit dem Skalpell oder auch die kaltkaustische Entfernung keine schonende Behandlung darstellt und ebenfalls mit einer hohen Versagerquote behaftet ist.

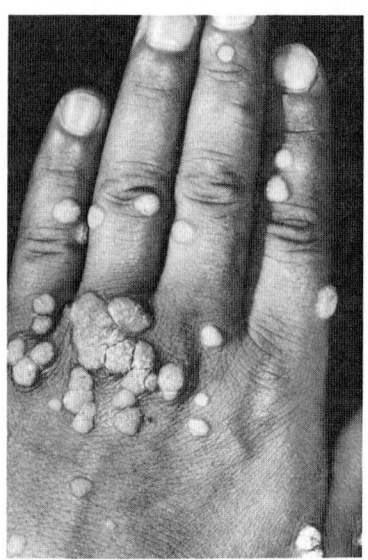

Abb. 44. Gewöhnliche Warzen

Technik der Warzenentfernung mit dem scharfen Löffel (s. Abb. 45):

Ausführung: Aus einer Entfernung von 10—20 cm wird die Warze mit Chloraethyl angesprayt, sie friert dabei ein, wird weiß und hart, was die Entfernung mit dem scharfen Löffel durch den Arzt erleichtert. Heute wird meist, da für den Patienten angenehmer und bis auf den Einstich schmerzfrei, die vorherige Betäubung mit einem Lokalanästhetikum vorgezogen. Über die Warze selbst wird bei dieser Prozedur ein Mulläppchen gelegt, in welches ein zentrales Loch geschnitten wurde, um so zu gewährleisten, daß die umgebende Haut nicht mitvereist wird. Lokale Desinfektion. Anschließend an die Entfernung der Warze Blutstillung mit dem mit Eisenchlorid getränkten Wattestäbchen, danach Schutzverband für etwa 4—5 Tage, bis die Wunde vollständig abgeheilt ist. Es darf nicht gewaschen werden, da es sonst zu einer Entzündung und evtl. Vereiterung der behandelten Stelle kommt.

Technik der Warzenentfernung mit flüssiger Luft: Abdecken der gesunden Umgebung mit einer Schablone, Vereisen im offenen oder geschlossenen System. Schutzverband. Es bildet sich eine Blase aus, die im Idealfall das Hautstück mit der Warze hochhebt. Nach 24 Std. wird diese mit steriler Schere und Pinzette entfernt. Trockener, steriler Verband.

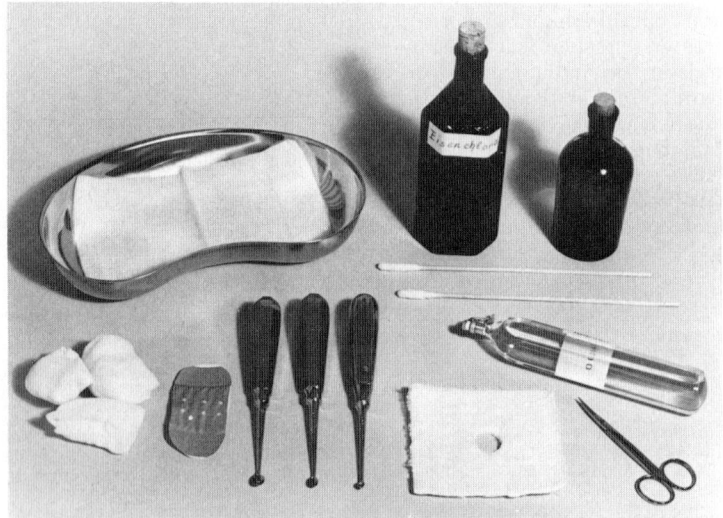

Abb. 45. Besteck zum Warzenentfernen. Benötigt werden: Nierenschale, Eisenchloridlösung zur Blutstillung, Hautdesinfektionslösung (z. B. Diozol farblos), Wattestäbchen, sterile Tupfer, Heftpflaster mit Mull, Satz scharfer Löffel in verschiedenen Größen (steril), Chloräthylen, sterile Hautschere, sterile Mullkompresse mit zentraler Öffnung, sterile Binden.

Da vulgäre Warzen oft auf schlecht durchbluteten, feuchten, kühlen Extremitäten (Hände, Füße) vorkommen, sind als Nachbehandlung und zur Prophylaxe Wechselbäder angezeigt.

Ausführung: Eintauchen der Hände 3 Min. in warmes Wasser, 20 Sek. in kaltes Wasser, im Wechsel 10 Min. lang. Täglich einmal durchführen.

Feigwarzen (spitze Kondylome, Condylomata acuminata)

Im Bereich der männlichen und weiblichen Geschlechtsteile und des Afters kommt es – bedingt durch das Warzenvirus – zu rötlichen, feinwarzigen Wucherungen (Abb. 46). Diese werden gefördert durch ein feuchtes Milieu, wobei Urethralausfluß oder Sekretion aus dem After förderlich sind (bei spezifischer Urethritis). Nach neueren Untersuchungen haben einige humane Papillomviren (HPV) eine maligne Potenz und führen bei befallenen Personen zu Karzinomen im Genitalbereich.

Behandlung: Austrocknende Maßnahmen wie Bepudern mit Sabinapuder (Sumitatis sabinae), Behandlung durch den Arzt mit einer sehr scharfen, 10%igen Podophyllinlösung. Entfernung mit dem scharfen Löffel, kalkaustisch oder chirurgische Exzision (in schweren Fällen) durch den Arzt unter Narkose, u. U. nur bei stationärer Behandlung möglich. Versuche mit α- und β-Interferon.

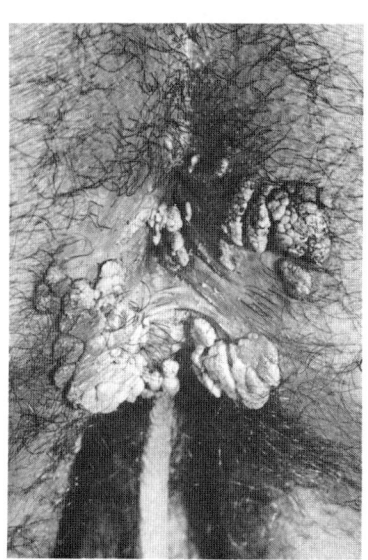

Abb. 46. Feigwarzen

Pocken (Variola vera)

Die echten Pocken gehören in das Gebiet der Infektionskrankheiten und der inneren Medizin und werden daher hier nicht abgehandelt.

Im übrigen ist die Welt nach einer Erklärung der WHO pockenfrei. Pockenschutzimpfungen werden nicht mehr verlangt und nicht mehr durchgeführt, so daß sich eine Besprechung der Impfschäden und Impffolgen erübrigt.

Melkerknoten (Paravakzineinfektion)

Durch Infektion von Landwirten, besonders Melkern, mit den sog. Euterpocken kommt es zu knotigen zentral nekrotischen Gebilden an Händen und Fingern.

Behandlung: Infektionsprophylaxe. Spontane Abheilung.

Molluscum contagiosum (Dellwarze)

Eine bei Kindern und Jugendlichen und sehr selten bei Erwachsenen auftretende Virusinfektion, wobei an verschiedenen Körperstellen, meist jedoch im Bereich von Gesicht und Brust kleine glasige, gelbrote runde Knötchen mit zentraler Delle von derber Konsistenz auftreten (Abb. 47). Ansteckend.

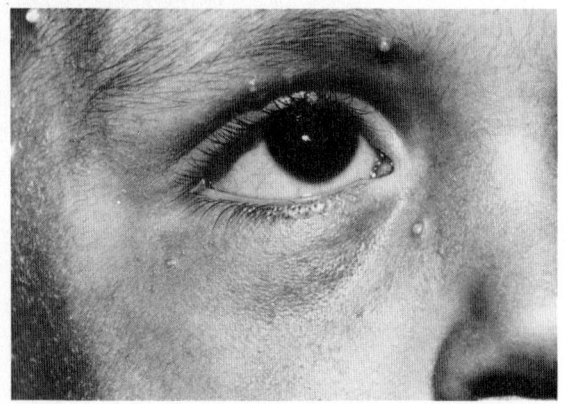

Abb. 47.
Dellwarzen

Behandlung: Benötigte Gegenstände sind ein sog. Starmesserchen, Desinfektionslösung, Wattestäbchen, Eisenchloridlösung Chloräthylspray, scharfer Löffel.

Die Entfernung ist auf zwei Wegen möglich: Entweder Vereisung mit Chloräthyl und danach Entfernung mit dem scharfen Löffel mit nachfolgender Applikation von Eisenchloridlösung auf die Stelle. Die andere Methode besteht darin, daß man mit dem Starmesserchen in das Knötchen einsticht und dabei den virusenthaltenden weißlich-krümeligen Inhalt entfernt, danach ebenfalls Anwendung von Eisenchloridlösung.

AIDS

Die erworbene Immunschwäche (Acquired immune deficiency syndrome) wird durch das HIV-Virus (menschliches Immundefizitvirus = HTLV III = LAV Virus) hervorgerufen. Es befällt hauptsächlich die für die Immunabwehr wichtigen T-Lymphozyten, aber auch andere Zellen. Gefährdet sind in erster Linie Homo- und Bisexuelle, Drogenabhängige, Bluter, aber auch Empfänger von Bluttransfusionen, heterosexuelle Partner obiger Personen und Kinder kranker Mütter. Serologische Diagnostik: alle Blutspender müssen, alle Verdächtige, insbesondere Prostituierte, Drogensüchtige sollten dem sog. HIV-Test unterzogen werden, bei dem Antikörper gegen das Virus nachgewiesen werden. Eine positive Reaktion muß durch eine andere Reaktion bestätigt werden (z. B. Western Blot Test). Ein positiver Test bedeutet, daß die untersuchte Person mit dem Virus in Berührung gekommen ist. Ob nur ein Teil oder alle HIV-positiven Menschen manifest erkranken ist strittig. Menschen mit positivem Test sind als Blut-, Sperma- und Organspender absolut ungeeignet.

Klinik: Die *Inkubationszeit* beträgt Monate bis Jahre. Eine *akute Infektion* kann ohne klinische Erscheinungen oder mit Unwohlsein und einem flüchtigen mononukleoseähnlichen Exanthem verlaufen, die Tage bis Wochen dauern kann.

Nach einer Monate bis Jahre dauernden Latenzperiode ohne klinische Erscheinungen erkrankt ein Teil der Infizierten mit *generalisierter Lymphknotenschwellung* und Allgemeinsymptomen, wie Fieber, Nachtschweiß, Gewichtsverlust, Leistungsschwäche, Müdigkeit, Durchfällen und Hautinfektionen (Warzen, Pyodermien, Akne). Dieses Stadium kann über Jahre andauern. Entweder gleich oder über das Lymphadenopathiestadium entwickelt sich das *Vollbild von AIDS*. Es ist gekennzeichnet durch ein buntes Bild verschiedenartiger Infektionen innerer Organe und/oder der Haut und führt immer zum Tode. Es treten hier rezidivierende Infekte mit sog. opportunistischen Erregern auf:

Pilze (z. B. Candida, Aspergillus, Cryptococcus neoformans)
Bakterien (z. B. atypische Mykobakterien, Mycobacterium tuberculosis, Nocardia, Listeria)

Protozoen (z. B. Pneumocystis carinii, Toxoplasma gondii)
Viren (z. B. Herpesviren, Zytomegalie-Viren, Epstein-Barr-Virus)
Würmer (Strongyloides)

Auch maligne Tumoren sind häufig: Kaposi-Sarkom, verschiedene maligne Lymphome. An der Haut finden sich neben den oben erwähnten Infektionen auch seborrhoide Veränderungen. Schwere neurologische und psychopathologische Störungen neben einer Retinopathie werden häufig beobachtet.

Laboruntersuchungen: neben dem positiven HIV-Test findet man eine starke Herabsetzung der Helfer-T-Lymphozyten, eine fehlende Hautreaktion auf sog. Recall-Antigene (u. a. Tuberkulin, Candida), Leukopenie, Anämie, gelegentlich Thrombopenie.

Therapie: eine Heilung ist z. Z. nicht möglich, nur Pflege, gesunde Lebensweise, Vermeiden starker Sonneneinstrahlung, symptomatische Behandlung der verschiedenen Infektionen. Durch die antiviralen Mittel Zidovudin (AZT) und Didanosin (ddl, Videx) werden der Immunstatus verbessert, das Auftreten von neuen Symptomen reduziert und offenbar die Überlebenszeit verlängert.

Prophylaxe: Geschlechtsverkehr mit gesunden, bekannten Partnern; Benutzen von Kondomen; Vermeiden der besonders gefährlichen Sexualpraktiken, wie Oral- und Analverkehr. Für das Pflegepersonal Benutzen von Handschuhen und Mundschutz bei der Pflege AIDS-Kranker und Hantieren mit Körperausscheidungen derselben; Vorsicht vor Verletzung durch Nadeln, Skalpelle. Regeln entsprechen denen beim Umgang mit Hepatitis-B. Desinfektionsmaßnahmen.

Gesetzliche Bestimmungen: während in der Bundesrepublik Deutschland z. Z. nur eine freiwillige nichtnamentliche Meldung erkrankter Personen an das BGA erwünscht ist, besteht in Österreich eine Meldepflicht bei manifesten Erkrankungen und Todesfällen schriftlich an die Bezirksverwaltungsbehörde mit Initialen, Geburtsdatum und Geschlechtsangabe (Bundesgesetz v. 16.3.86). In der Schweiz, Österreich und der Bundesrepublik Deutschland müssen das Blut von Blutspendern und alle Blutkonserven auf das Vorhandensein von HIV-Antikörpern untersucht werden.

Hauterkrankung durch tierische Parasiten

Läuse (Pediculi)

Wir unterscheiden die Kopflaus (Pediculus capitis), die die Kopfhaare befällt und hier ihre Eier (Nissen) ablegt. Durch mangelnde Pflege kommt es zu einer starken Verfilzung der Haare und zu sekundären bakteriellen Entzündungen (Weichselzopf). Die Kleider-

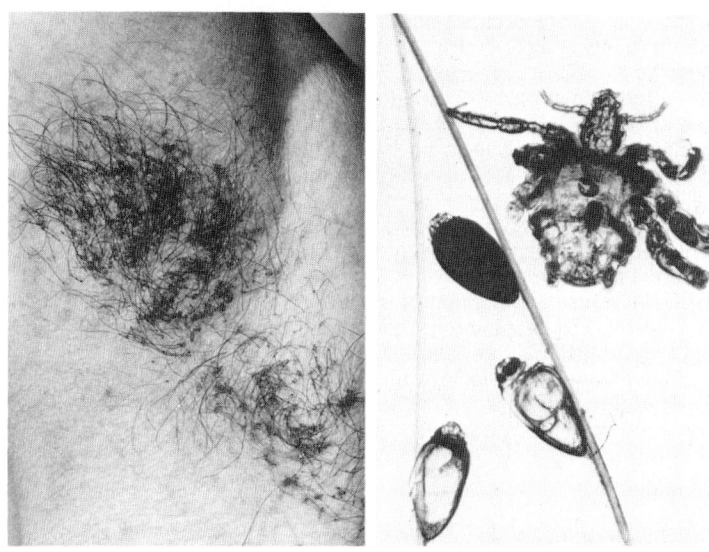

Abb. 48.
a) Befall der Achselhöhlen durch Filzläuse;
b) Filzlaus mit Nissen

laus dagegen (Pediculus vestimentorum) hält sich in den Falten und Nähten der Kleider auf. Durch ihre Stiche wird u. a. auch Flecktyphus übertragen. Die Filzlaus (Pediculus pubis) krallt sich in der Haut im Bereich des Genitales, der Achselhöhlen und der Augenwimpern fest (Abb. 48). Durch ihren Stich in die Haut kommt es zu einer Umwandlung des roten Blutfarbstoffs in blauen Farbstoff (blaue Flecke = Taches bleues).

Nach § 45,1 und § 48,1 des Bundesseuchengesetzes sind alle Personen, bei denen Verlausung festgestellt wurde, vom Besuch der Schule, des Kindergartens oder ähnlicher Einrichtungen so lange ausgeschlossen, bis nach Urteil des behandelnden Arztes oder des Gesundheitsamtes eine Weiterverbreitung der Läuse nicht mehr zu befürchten ist.

Lehrer, Kindergärtnerinnen, Heimleiter müssen das Gesundheitsamt benachrichtigen, wenn ein Kind Läuse hat.

Behandlung: Zum Eigenschutz des Personals sollten Schutzkittel und Handschuhe getragen werden.
Anwendung von γ-Hexachlorcyclohexan (Jacutin) oder Benzylbenzoat (Jacutin N) als Emulsion oder Gel. Die Haare werden vorher ge-

waschen und angetrocknet und dann an 3 aufeinanderfolgenden Tagen mit Jacutin-Gel (15 g für kurze und 25 g und mehr für lange Haare) in die Kopfhaut eingerieben.

Da die Eier meist durch eine Behandlung nicht abgetötet werden, ist nach etwa 1 Woche eine zweite Behandlung erforderlich. Besonders hartnäckig sind die Nissen im Bereich der Kopfhaut; hier Haarewaschen mit warmer, ca. 6%iger Essiglösung und Auskämmen mit dem sog. Läusekamm.

Bei Filzläusen evtl. Rasur der Scham- und Achselhaare. Schleimhäute nicht behandeln. Bettwäsche und Kleidung der Wäsche und Desinfektion zuführen.

Bei Kleiderläusen vor allem Nähte der Unterkleidung und Kragen des Oberhemdes inspizieren. Der Kranke wird 3 Tage hintereinander mit obigen Mitteln eingerieben, täglich Vollbad.

Bei Schwangeren darf Jacutin nicht angewandt werden, bei Kindern nur stundenweise nach Vorschrift. Pyrethrum-Extrakt (Goldgeist) kann angewandt werden.

Wanzen

Wanzen rufen an der Haut des Menschen urtikarielle Reaktionen an den nachts unbekleideten Körperpartien hervor.

Behandlung: Lokal juckreizstillende Mittel wie z. B. Antihistamingel. Desinfektion der Räume.

Flöhe (Pulices)

Flöhe rufen an der Haut sehr stark juckende urtikarielle Reaktionen hervor, bei denen im Zentrum eine kleine Stichreaktion nachweisbar ist.

Behandlung: Lokale Juckreizstillung mit Antihistamingelees, Desinfektion der Räume.

Mücken (Culices)

Durch Mückenstiche kommt es zu sehr stark juckenden kleinen urtikariellen Veränderungen an der Haut.

Behandlung: Kühlen mit Antihistamingelees, Kortikoidcreme. Prophylaxe durch Mückenstifte (Repellents).

Krätze (Skabies)

Durch die Milbe Sarcoptes hominis wird die Haut an bestimmten Stellen, wie zwischen den Fingern, an der Beugeseite der Handgelenke, an den Streckseiten der Ellbogengelenke, in der vorderen Achselfalte, am Gliedschaft, bevorzugt befallen (Abb. 49). Es finden sich hier in der Oberhaut kleine Gänge, an deren Ende die Milbe sitzt. Starker Juckreiz. Durch Kratzen of Sekundärinfektion mit Bakterien und dadurch ein buntes Bild der Haut mit zerkratzten Stellen, Pusteln, Knötchen, De- und Hyperpigmentierung.

Nachweis der Milbe: Da die Milbe flache, parallel zur Hautoberfläche liegende Gänge in die Hornschicht bohrt, an deren Ende sie sich befindet, muß man mit einer feinen, sterilen Nadel in die Gänge flach eingehen, die obere Schicht abheben, sie auf einen Objektträger bringen, mit einem Deckgläschen bedecken und unter dem Mikroskop bei geringer Vergrößerung betrachten. Empfohlen wird auch das Auftragen eines Tropfens von sterilem Mineralöl auf ein unzerkratztes Knötchen, kräftiges, sechs- bis siebenmaliges Kratzen mit dem Skalpell, so daß das Oberteil der Papel entfernt wird, Auftragen auf einen Objektträger, Bedeckung mit Deckgläschen und Betrachtung unter dem Mikroskop.

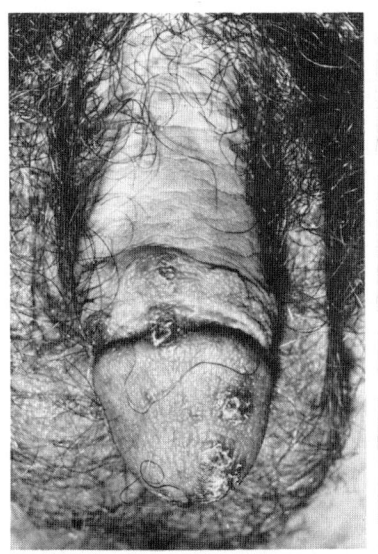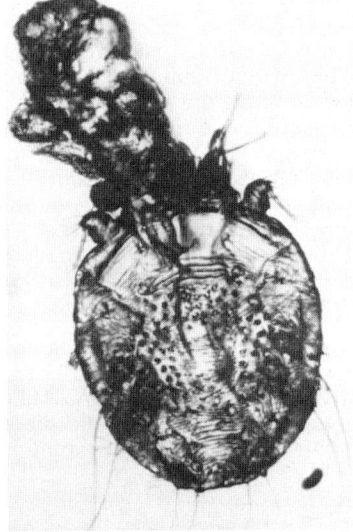

Abb. 49.
a) Veränderungen am Penis bei Krätze;
b) Krätzmilbe

Behandlung: Nach Möglichkeit soll der Patient für die ersten 24 Std. ein Einzelzimmer haben; zumindest sollte der Patient vor Betreten des Zimmers behandelt werden. Auch sollte er sich nicht auf fremde Betten setzen (besonders bei Kindern ist darauf zu achten).

Nach einem Reinigungsbad wird der gesamte Körper bei sorgfältiger Berücksichtigung aller Hautfalten an 3 aufeinanderfolgenden Tagen mit Jacutinemulsion oder Mitigal eingerieben, danach erneutes Bad. Lüften und Reinigen des Bettes, Kleidung und Bettwäsche täglich wechseln und desinfizieren. Vorsicht bei Säuglingen und Kleinkindern! Hier dürfen nur hintereinander kleine Hautflächen behandelt werden, dadurch ist die Behandlung insgesamt protrahierter. Schwangere dürfen nicht mit Jacutin behandelt werden. Als Alternative bietet sich das Benzylbenzoat (Antiscabiosum Mago) an. Eventuell wird bei einer Krätze eine zweite Behandlung erforderlich. Die Sekundärerscheinungen müssen entsprechend den unter Pyodermien bzw. Ekzemen genannten Behandlungsmethoden therapiert werden.

Zum Eigenschutz des Pflegepersonals sollten Schutzkittel und Handschuhe getragen werden.

Zecken

Am bekanntesten ist hier die Zecke Ixodes ricinus, welche sich im Walde an der unbekleideten Haut festklammern kann. Möglichkeit der Übertragung von Infektionskrankheiten, wie Enzephalitis, Erythema migrans oder Akrodermatitis chronica atrophicans.

Es besteht die Möglichkeit der Infektion mit einem Virus, die zu einer Meningoenzephalitis führt. Hier kann man mit einer Schutzimpfung vorbeugen. Desweiteren kann eine Infektion mit der Borrelia burgdorferi stattfinden. Diese führt zu einer Allgemeininfektion (Lyme-Krankheit) mit Arthralgie, Nervenbeteiligung und auch zu Hautveränderungen wie Erythema migrans, Acrodermatitis chronica atrophicans und Lympadenosis cutis benigna.

Behandlung: Die festhaftende Zecke darf nicht abgerissen werden, da sonst Teile der Beine in der Haut stecken bleiben und zu sekundären Eiterungen führen können. Auflegen eines mit Äther oder Öl getränkten Wattebausches auf die Zecke für einige Minuten, die dann ihren Griff lockert und leicht mit einer Pinzette entfernt werden kann.

Auszug aus dem Gesetz zur Verhütung und Bekämpfung übertragbarer Krankheiten beim Menschen (Bundesseuchengesetz), soweit sie Hautkrankheiten oder mit Hauterscheinungen einhergehende Erkrankungen betreffen.

Es besteht Meldepflicht in jedem Fall einer Erkrankung, des Verdachts einer Erkrankung und des Todes an Aussatz (Lepra), Milzbrand, Pest, Pocken, Tuberkulose der Haut. Meldepflichtig ist jeder Fall einer Erkrankung und des Todes an Bangscher Krankheit, Scharlach, Toxoplasmose, Trichinose.

Meldepflichtig ist jeder Todesfall an Masern. Eine Meldepflicht in besonderen Fällen besteht bei Erysipel, Masern, Mumps, Röteln oder Windpocken in Krankenanstalten oder Entbindungsheimen, wenn diese Erkrankung nicht nur vereinzelt auftritt.

Die Meldung hier ist nicht erforderlich, wenn die Erkrankten schon vor der Aufnahme in ein Krankenhaus an diesen Krankheiten erkrankt oder dessen verdächtig waren.

Die Meldungen nach dem Bundesseuchengesetz müssen an das zuständige Gesundheitsamt erfolgen.

Geschlechtskrankheiten

Als Geschlechtskrankheiten bezeichnet man die Syphilis (Lues), den Tripper (Gonorrhö), den weichen Schanker (Ulcus molle) und das Lymphogranuloma inguinale. Die Bezeichnung Geschlechtskrankheiten sagt aus, daß diese Erkrankungen hauptsächlich durch den Geschlechtsverkehr erworben werden, jedoch nicht ausschließlich. Andere Erkrankungen, wie z. B. Herpers genitalis oder Trichomoniasis, können ebenfalls durch den Geschlechtsverkehr erworben werden, zählen aber nicht zu dieser Gruppe.

Gonorrhö (Tripper)

Die Gonorrhö wird hauptsächlich durch den Geschlechtsverkehr aber auch durch Schmierinfektion übertragen. Die Inkubationszeit, d. h. die Zeit von der Infektion bis zum Auftreten der ersten Krankheitserscheinungen, beträgt in der Regel 2—3 Tage, kann sich jedoch auch auf 8—10 Tage belaufen. Der Erreger, Neisseria gonorrhoeae (Gonokokkus) befällt die Schleimhäute, das Zylinder- und das Übergangsepithel. Der Nachweis des Erregers erfolgt im eitrigen Sekret, welches mit einer Platinöse auf einem Objektträger ausgestrichen wird und dann mit Methylenblau oder nach Gram gefärbt wird. Die Gonokokken stellen semmelförmige Diplokokken dar, die zu Beginn der Erkrankung in Haufen zwischen den Leukozyten und Epithelzellen liegen und nach einigen Tagen in den Leukozyten selbst zu liegen kommen. Bei der Gram-Färbung sind sie negativ, d. h. sie färben sich rot an. Lediglich beim Manne kann mit ziemlicher Sicherheit aus dem gefärbten Ausstrichpräparat die Diagnose einer Gonorrhoe gestellt werden. Bei der Frau und in allen Zweifelsfällen muß eine Gonokokkenkultur durchgeführt werden, da auch andere, verwandte Erreger gramnegativ sind und mikroskopisch von den Gonokokken nicht unterschieden werden können. Die Kultur wird auf besondern Nährböden durchgeführt und ist technisch schwierig, da die Erreger nur in der Wärme und unter Luftabschluß wachsen. Diese Methode ist daher zur Zeit noch Speziallaboratorien mit entsprechender Einrichtung vorbehalten. Die serologische Untersuchung mit einer Komplementbindungsreaktion im Serum hat für die Diagnostik einer akuten Gonorrhö keine Bedeutung, lediglich bei einer Gelenkbeteiligung (Arthritis gonorrhoica) zeigt sie durch 100 %ige Positivität das Vorliegen dieser spezifischen Erkrankung an. Das Überstehen einer Gonorrhö hinterläßt keine Immunität, so daß beliebig viele Infektionen im Laufe eines Lebens auftreten können.

Gonorrhö des Mannes

Beim Mann kommt es unter Brennen und Schmerzen zu einem eitrigen Ausfluß aus der Harnröhre. Unspezifische Komplikationen sind dabei eine entzündliche Vorhautschwellung (Phimose), eine Entzündung der Eichel (Balanitis) oder eine Paraphimose.

Bei Befall lediglich der vorderen Harnröhre können als spezifische Komplikationen eine Tysonitis (Entzündung der Tysonschen Drüsen beiderseits vom Bändchen), Entzündungen der Cowperschen Drüsen beiderseits in der Tiefe des Dammes und eine Kavernitis, d. h. eine Entzündung des Schwellkörpers der Harnröhre, auftreten. Durch die früher oft geübte Behandlung mit Höllensteinätzungen bzw. Spülungen mit Höllensteinlösung kam es zu sekundären Entzündungen und Verengungen der Harnröhre (Strikturen).

Durch die Zwei-Gläser-Probe (S. 122) kann – grob klinisch – eine vordere von einer hinteren Harnröhrenentzündung unterschieden werden.

Wird eine Gonorrhö des Mannes nicht behandelt, kann es nach 2—3 Wochen zu einem Aufsteigen der Gonorrhö in die hintere Harnröhre kommen, was sich subjektiv durch schlechtes Allgemeinbefinden, schmerzhafte Gliedsteifen, Samenergüsse und Blutaustritt aus der Harnröhre äußern kann. Im weiteren Verlauf kommt es zu einer gonorrhoischen Vorsteherdrüsenentzündung (Prostatitis), einer Entzündung der Samenblasen (Spermatozystitis), einer Entzündung der Samenstränge (Deferentitis) und schließlich einer Nebenhodenentzündung (Epididymitis). Bei der Prostatitis sind bei rektaler Untersuchung ein oder beide Prostatalappen schmerzhaft. Bei sehr starker Entzündung kann es auch zu einer eitrigen Zerstörung der Prostata mit

Abszeßbildung und evtl. sogar Durchbruch nach innen in die Bauchhöhle kommen. Die Samenblasen sind normalerweise nicht tastbar; werden sie aber tastbar, dann handelt es sich um eine Entzündung derselben. Die Nebenhodenentzündung tritt akut auf, ist sehr schmerzhaft, führt zu Fieber und vor allem zu einer narbigen Abheilung, deren Folge eine Zeugungsunfähigkeit des Mannes ist.

Bei Nichtbehandlung kann eine Gonorrhö sowohl des Mannes als auch der Frau chronisch werden. Sie stellt wegen der geringeren Beschwerden eine gefährliche Infektionsquelle dar.

Gonorrhö der Frau

Bei der erwachsenen Frau ist die Scheidenschleimhaut nicht befallen, die Gonorrhö findet sich im Bereich der Harnröhre (Urethra) und/oder des Muttermundes (Zervix) (zur Diagnostik s. S. 124).

Die gonorrhoische Urethritis der Frau macht oft kaum Beschwerden. Komplikationen sind die Entzündung der Bartholinischen Drüsen, die sich in den großen Schamlippen befinden und zu einer starken Schwellung und Pseudoabszeßbildung führen. Bei der gonorrhoischen Entzündung des Muttermundes (Zervizitis) kann es zu einem Aufsteigen und zu einer Beteiligung der weiblichen Adnexe mit einer gonorrhoischen Adnexitis kommen.

Beim noch nicht geschlechtsreifen Mädchen ist die Schleimhaut in der Scheide zart, flach, nur wenige Zellschichten dick, so daß es auch hier zur Infektion mit den Erregern der Gonorrhö kommen kann (Vulvovaginitis infantum).

Gonorrhö des Auges

Bei beiden Geschlechtern kann es zu einer Gonorrhö der Augen kommen mit Gefahr der Erblindung, falls nicht rechtzeitig behandelt wird. Seit 1884 ist wegen der Gefahr der Infektion der Neugeborenen während des Geburtsakts durch die kranke Mutter gleich nach der Geburt die sog. Credesche Prophylaxe mit je einem Tropfen einer 1%igen Höllensteinlösung (Argentum-nitricum-Lösung) in jeden Augenbindehautsack vorgeschrieben.

Gonorrhoische Erkrankung der Mund- und Rachenschleimhaut

In den letzten Jahren haben, bedingt durch besondere Sexualpraktiken, spezifisch-gonorrhoische Infektionen im Bereich der Mund- und Rachenschleimhaut zugenommen.

Gonorrhö des Enddarms

Bei beiden Geschlechtern kann es zu einer Gonorrhö kommen, wobei bei der Frau diese Miterkrankung durch die Nähe des Genitales zum

Rektum gefördert wird, während beim Manne meistens eine Infektion durch Analverkehr zustande kommt.

Gonorrhoische Gelenkentzündung (gonorrhoische Arthritis)

Diese seltene Lokalisation der Gonorrhö befällt einzelne große Gelenke wie Knie-, Hand- oder Fußgelenke. Die Erkrankung ist sehr schmerzhaft und kann bei fehlerhafter Behandlung, d. h. Stillegung, zu einer Versteifung führen. Daher ist schon neben der spezifischen Behandlung frühzeitig eine Bewegungstherapie angebracht.

Gonorrhoische Blutvergiftung (gonorrhoische Sepsis)

Sehr seltene Erkrankung, z. B. nach Durchbruch eines gonorrhoischen Prostataabszesses in die Bauchhöhle.

Behandlung

Die früheren Mittel der Wahl Penicillin und die Tetrazykline werden heute, wegen zunehmender Resistenzentwicklung der Erreger, nicht mehr angewandt.

Die Therapie erfolgt mit den Cephalosporinen Ceftriaxon, Ciprofloxacin und mit Spectinomycin bei per oraler oder parenteraler Gabe.

Prophylaxe

Die Gonorrhö kann durch Schmierinfektion, z. B. durch mit Sekret verunreinigte Wäsche oder Finger, übertragen werden. Nach verdächtigem Geschlechtsverkehr kann heute wegen der Ungiftigkeit des Pencillins eine vorsorgliche Behandlung durchaus angezeigt erscheinen.

Syphilis (Lues)

Die Syphilis ist eine Allgemeinerkrankung, hervorgerufen durch den Erreger Treponema pallidum (Spirochaeta pallida). Die Erkrankung ist ansteckend. Durch kleinste Verletzungen der Haut oder der Schleimhäute kann der Erreger eindringen. Die Infektion erfolgt durch den Geschlechtsverkehr, kann aber auch beispielsweise durch einen Kuß, durch infizierte Wäsche oder Eßgeräte übertragen werden. Daneben ist eine Infektion mittels Bluttransfusion von Syphiliskranken oder bei der Schwangerschaft einer syphilitischen Mutter möglich. Besonders ansteckend sind der Primäraffekt und die breiten Kondylome der Lues II.

Der Erreger der Syphilis ist ein Gewebsparasit und muß daher aus dem Gewebe zum Nachweis hervorgeholt werden. Dazu dient die Gewinnung des sog. Reizserums. Untersuchung auf Spirochäten durch die Dunkelfeldmethode (Abb. 50). Erreger können hiermit im

Reizserum des Primäreffektes, in den Lymphknoten, die punktiert werden, und schließlich auch in breiten Kondylomen der Lues im 2. Stadium nachgewiesen werden.

Im Blut und in der Rückenmarkflüssigkeit (Liquor) kann durch bestimmte serologische Methoden der Nachweis von Antikörpern durchgeführt werden. Die verschiedenen Reaktionen haben eine unterschiedliche Empfindlichkeit und unterschiedliche Spezifität. Als sog. Suchtest wendet man den *TPHA* (Treponema pallidum Hämagglutinationstest) an, der 3–4 Wochen nach der Infektion reaktiv wird. Auch der *FTA*-ABS-Test (Immunfluoreszenztest), bei dem Antikörper gegen Treponemen im Serum oder Liquor nachgewiesen werden, wird nach 4 Wochen reaktiv. Um den Therapieerfolg serologisch zu kontrollieren, kommt die *Cardiolipin-KBR* zur Anwendung. Die Titer gehen im Laufe der erfolgreichen Therapie zurück. In unklaren Fällen, zum Nachweis einer angeborenen Lues oder einer behandlungsbedürftigen Lues latens wird der *19 S IgM-FTA*-ABS-Test angestellt. Er ist bereits 14 Tage nach Infektion reaktiv.

Klinik

Wir können im Verlauf der Syphiliserkrankung drei Stadien unterscheiden; dabei kann die Erkrankung diesen typischen Verlauf nehmen, sie muß es aber nicht in allen Fällen.

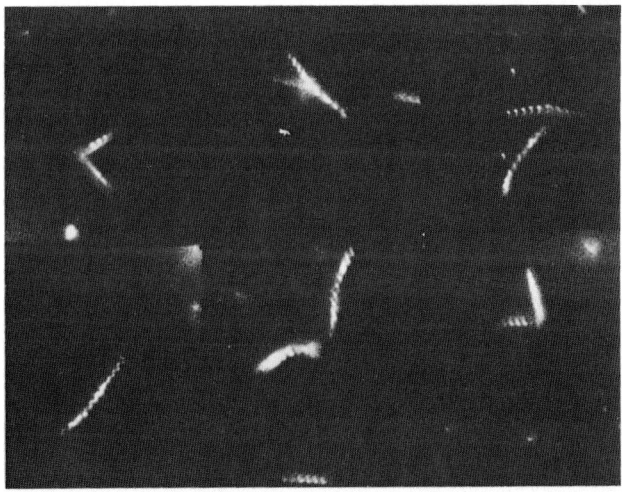

Abb. 50. Spirochäten im Dunkelfeld

Lues I

3 Wochen nach der Ansteckung kommt es zu den ersten Hauterscheinungen an der Eintrittstelle des Erregers, dem sog. Primäraffekt oder harten Schanker (Ulcus durum). Es bildet sich zuerst eine kleine Verhärtung, die dann erodiert oder ulzeriert, eine derbe Konsistenz aufweist und nicht schmerzhaft ist. Hauptsitze sind beim Mann die Kranzfurche (s. Farbtafel, Abb. 3), die Gegend neben dem Bändchen, das innere Vorhautblatt; bei der Frau die hintere Kommissur, die Innenseite der großen Schamlippen, aber auch z. B. der Muttermund.

4–6 Wochen nach der Ansteckung schwellen auch die regionären Lymphknoten an, sind jedoch nicht schmerzhaft. Der TPHA wird nach 3–4, der FTA-ABS nach 4 Wochen reaktiv. Während die Syphilis zuerst eine rein lokale Erkrankung ist, kommt es dann in der Folgezeit über den Blutweg (hämatogen) zu einer Ausbreitung des Erregers in alle Organe und Hautbezirke, wobei WaR, Nelson-Test und Flokkungsreaktionen positiv werden. Es treten Allgemeinerscheinungen wie Kopfschmerzen, Fieber, entzündliche Schwellungen der Knochenhaut (Dolores osteocopi) und eine allgemeine Schwellung der Lymphknoten (Polyskleradenitis) auf. 7–8 Wochen nach der Ansteckung kommt es zu Allgemeinerscheinungen und syphilitischen Exanthemen.

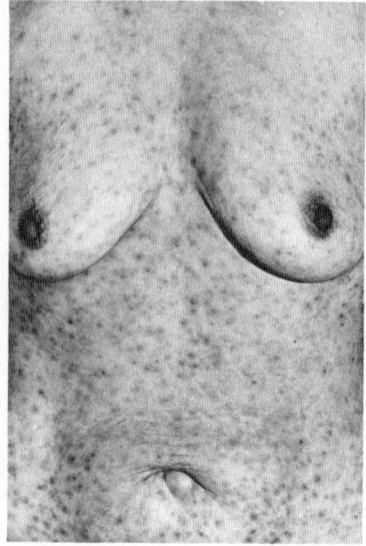

Abb. 51. Makulopapulöses Syphilid

Lues II

Das zweite Stadium dauert etwa 4–5 Jahre, wobei alle Seroreaktionen reaktiv sind. In diesem Stadium treten syphilitische Hautausschläge (Exantheme, Syphilide) auf. Das Syphilid kann einmalig auftreten und nach einigen Tagen bis Wochen wieder verschwinden. Es kann jedoch zu erneuten Exanthemen, den Rezidivexanthemen, kommen. Je nach dem Erscheinungsbild der vorherrschenden Hauteffloreszenz unterscheidet man makulöse Syphilide (Roseolen), papulöse Syphilide bzw, makulopapulöse (Abb. 51), papulosquamöse, psoriasiforme und lichenoide Syphilide. Die Roseolen sind oft nur diskret vorhanden und können z. B. durch Anstrengung, wie Kniebeugen, verstärkt bzw. provoziert werden. Der Befall der Handinnenflächen und Fußsohlen ist ebenfalls ein recht typisches Zeichen. Unter den papulösen, d. h. knötchenförmigen Syphiliden sind wegen ihrer hohen Infektiosität die breiten Kondylome (Condylomata lata) von Bedeutung. Es handelt sich hier um große wuchernde nässende Papeln in der Genital- und Analgegend (Abb. 52). Sie werden im Bereich des Afters manchmal als Hämorrhoiden mißdeutet.

Papulöse Syphilide haben oft einen rotbraunen Farbton, sie zeigen bei Befall der Handinnenflächen und Fußsohlen vereinzelt auch eine starke hyperkeratotische Note, so daß man von Clavi syphilitici (syphilitische Schwielen) spricht. Papeln im Bereich der Stirn-Haar-Grenze beim

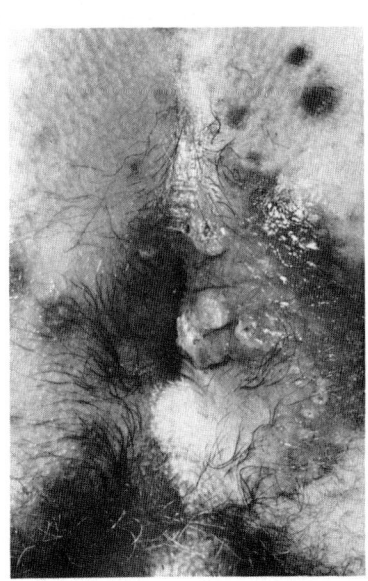

Abb. 52. Breite Kondylome

Seborrhoiker bieten oft den Anblick eines Stirnbandes (Corona veneris).

Im Verlauf der Lues II können weitere Hautveränderungen, wie De- und Hyperpigmentierung, auftreten sowie schließlich auch ein sehr charakteristischer kleinfleckiger diffuser Haarausfall (Alopecia specifica).

Ebenso wie die Haut sind auch die Schleimhäute am Krankheitsprozeß beteiligt. Auch hier treten Erytheme und Papeln auf, die jedoch bedingt durch die örtliche Schleimhautstruktur einen anderen Aspekt bieten: Plaques opalines (Erytheme), Plaques muqueuses (Papeln), geschwürig zerfallene Papeln, Angina specifica (spezifische Halsentzündung mit Heiserkeit, ohne Fieber, welche gegenüber einer gewöhnlichen Angina abgegrenzt werden muß).

Auch im Stadium der Lues II können innere Organe wie Leber, Augen, Gehirn, wenn auch meist mehr oder weniger unerkannt, am Krankheitsprozeß beteiligt sein.

Pustulöses Syphilid. Bei körperlich heruntergekommenen Personen kann es zu fieberhaften Syphiliden unter dem Bilde von Papeln und Pusteln kommen.

Syphilis maligna. Es handelt sich hier um eine mit Allgemeinerscheinungen und ulzerösen Haut- und Schleimhautveränderungen einhergehende Syphilis, bei der die Lymphknoten meist nicht vergrößert sind und die WaR negativ sein kann. Die Hautveränderungen bieten das Bild von austerschalenartigen Krusten, die unter Narbenbildung abheilen. Im Gegensatz zur pustulösen Syphilis handelt es sich hier meist um körperlich kräftige Personen, bei denen eine übersteigerte Reaktion und gute Abwehr bei Kontakt mit dem Erreger stattfindet.

Lues III

Die Syphilis des 3. Stadiums ist im allgemeinen an der Haut nur schwach ausgeprägt und auf einzelne Stellen beschränkt, PHA, FTA-ABS, Cardiolipin-KBR und der Nelson-Test sind positiv, eine Anstekkungsgefahr ist praktisch nicht gegeben.

Wir unterscheiden zwei Haupttypen: einmal die knotige Syphilis (Syphilis tuberosa) und zum zweiten die mit zerfallenden Knoten einhergehende Syphilis (Syphilis gummosa).

Die *Syphilis tuberosa* weist gruppierte Knoten in relativ geringer Zahl an umschriebener Stelle auf. Diese Knoten können geschwürig zerfallen (tuberoulzeröse Syphilome, Abb. 53) oder auch halbkreisförmige Herde bilden (tuberoserpiginöse Syphilome). Die Abheilung erfolgt mit Narbenbildung. Die Farbe der Veränderungen ist braun-rot, die Konsistenz derb.

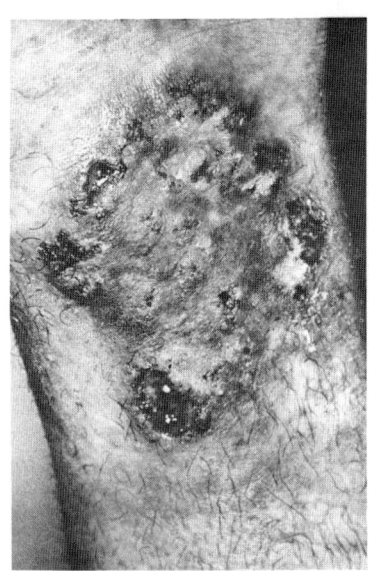

Abb. 53. Tuberoulzeröse
Syphilome

Gummen. Unter Gumma verstehen wir eine aus der Tiefe der Haut, der Muskeln oder der Knochen nach oben aufsteigende Verdichtung des Gewebes, die erweicht und dann unter Entleerung des nekrotischen Gewebes ein Geschwür bildet. Dieses heilt dann mit Narbenbildung ab. Gummen treten meistens in der Einzahl auf und können zu schweren Zerstörungen im Bereich von Haut, Schleimhaut, Knochen oder auch inneren Organen (Gehirn, Lunge u. a.) führen. Muskelgummen finden sich mit Vorliebe im Bereich des großen Halsmuskels, des Bizeps oder der Zunge, Knochengummen im Bereich des Schädeldachs, der Schlüsselbeine, des harten Gaumens. Im Bereich der Mundschleimhaut sind Lippen, Wangen, Zahnfleisch und Zunge bei der Lues III beteiligt. Auch die Zunge kann tiefe und oberflächliche gummöse Entzündungen aufweisen. Diese können den Boden für die Entstehung eines späteren Stachelzellkrebses bilden.

Bei der Erkrankung innerer Organe im Rahmen der Lues III ist von besonderer Wichtigkeit die Mesaortitis luica mit einer Verbreiterung des Aortenbandes und einem Aneurysma. Gleichzeitig besteht eine Aorteninsuffizienz. Hier kann es durch Platzen des Aneurysmas zu plötzlichen Todesfällen kommen.

Etwa 10–20 Jahre nach der Infektion kann es bei fehlender oder unzureichender Behandlung zu Erscheinungen von seiten des zentralen Nervensystems im Sinne einer Tabes oder einer progressiven Paralyse kommen.

Lues latens

Es handelt sich hier um eine erscheinungsfreie Infektion, die meist zufällig bei einer Blutuntersuchung (Schwangerschaft, Krankenhausaufnahme, Blutspende) entdeckt wird. TPHA, FTA und Cardiolipin fallen positiv aus.

Lues congenita

Ab 5. Monat der Schwangerschaft kann eine Syphilis von der Mutter auf die Leibesfrucht übertragen werden. Bei der schwersten Form der Erkrankung kommt es zum Absterben des Fetus und einer Totgeburt. Bei einem kranken Kind ist naturgemäß die Mutter ebenfalls syphiliskrank und kann ihr Kind stillen. Wird das Kind gesund geboren, so soll die Mutter das Kind nicht stillen, wenn die Infektion in den letzten 8 Wochen vor der Geburt erfolgt ist.

Bei der fetalen Form der Lues congenita, d. h. der Erkrankung im Mutterleib, kommt es weniger zu Hauterscheinungen als zu Erkrankungen sämtlicher innerer Organe, z. B. von Leber, Milz, Pankreas und Lunge sowie der Knochen und Knorpel (Feuersteinleber, weiße Pneumonie usw.). Die postnatale Form liegt vor, wenn die Kinder syphilitisch krank geboren werden. Oft findet man hier ein runzeliges

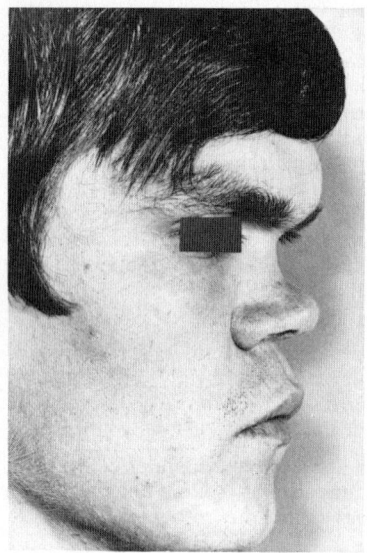

Abb. 54. Sattelnase bei angeborener Syphilis

greisenhaftes Aussehen bei Untergewicht und Anämie. Auch hier können Leber, Milz, Niere und Knochen am Krankheitsprozeß beteiligt sein. An der Haut – hauptsächlich an den Handtellern und Fußsohlen – finden wir bullöse Syphilide (syphilitisches Pemphigoid), ferner vorwiegend periorale flächenhafte Infiltrate. Beim Schreien kommt es zu Einrissen, die dann als Parrotsche Furchen als syphilitisches Zeichen ein Leben lang bestehen bleiben. Auch andere Syphilide makulöser, papulöser und pustulöser Natur können vorkommen. Recht typisch ist der syphilitische Schnupfen (Coryza syphilitica), welcher sich in einem eigentümlichen Schnüffeln der Kinder unter eitriger Absonderung aus der Nase äußert. Bei der syphilitischen Erkrankung der Knochen und Knorpel kommt es an der Nase zum Einbruch mit Bildung der sog. Sattelnase (Abb. 54). Ferner erkranken die Knorpel-Knochen-Grenzen (Osteochondritis syphilitica), wobei es im Bereich der Arme durch Epiphysenlösung zu einer Pseudolähmung (Parrotsche Pseudoparalyse) kommen kann. Am Schädelknochen finden wir die Schädelform eines Wasserkopfes (Hydrozephalus) oder ein Vorspringen der Stirnhöcker im Sinne einer Olympierstirn, am Schienbein die Form der Säbelscheidentibia, die sich durch eine Konvexität nach vorne auszeichnet.

Lues congenita tarda. Im Alter von 6–20 Jahren kann es zur sog. Hutchinsonschen Trias kommen, die aus einer Hornhautentzündung des Auges (Keratitis parenchymatosa), einer Innenohrschwerhörigkeit und besonders geformten oval-tonnenförmigen mittleren oberen Schneidezähnen (Abb. 55) besteht. Menschen mit einer kongenitalen Syphilis können schon im Alter von 8–15 Jahren an einer sog. juvenilen Paralyse erkranken.

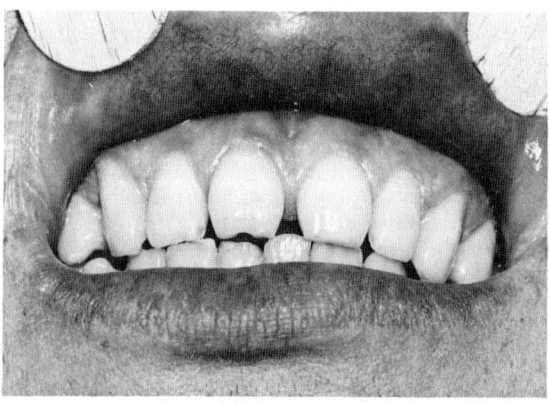

Abb. 55. Sog. Hutchinsonsche Zähne bei angeborener Syphilis

Behandlung

Die Behandlung der Syphilis sollte sofort nach Diagnosestellung durchgeführt werden. Das Mittel der Wahl ist heute Penicillin, welches in einer genügend hohen Konzentration über eine gewisse Zeit gegeben werden muß. Es erfolgen i. m. Injektionen mit täglichen Dosen von 1 Mill. E in der Zeit von 14—21 Tagen. Lediglich bei einer Penicillinallergie muß auf andere Antibiotika, z. B. Erythromycin 2 g täglich, 3 Wochen lang oder Tetracycline, zurückgegriffen werden. Die Seroreaktionen, wie Cardiolipin-KBR sowie TPHA, TPI und FTA, werden bei der Behandlung der Lues I meistens vollständig negativ, bei der Lues II und III und bei der Lues congenita können „Serumnarben", d. h. positive Reaktionen zurückbleiben, die jedoch nur noch Zeichen einer überstandenen Infektion darstellen. Die Höhe der Penicillingabe, 14–21 Mill. E, richtet sich nach dem Stadium, d. h. je länger die Lues besteht, um so höhere Dosen müssen gegeben werden. Die höchsten Dosen werden bei der Lues congenita und bei der Lues des Zentralnervensystems verabfolgt.

Jarisch-Herxheimersche Reaktion: Da das Penicillin ein sehr starkes treponemizides Mittel ist, kommt es nach der ersten Injektion zu einer raschen Zerstörung der Erreger und manchmal zu toxischen Reaktionen mit hohem Fieber und Kreislauferscheinungen. Um diese zu vermeiden, vor allem wenn Herz- und Kreislaufschwäche, hohes Alter oder Schwangerschaft vorliegen, gibt man einige Tage vor der Behandlung Kortisonpräparate i. m. oder i. v.

Eine in der Schwangerschaft erworbene Syphilis muß sofort behandelt werden. Bestand die Erkrankung bereits vor der Schwangerschaft, ohne daß dieses ausreichend therapiert wurde, so muß ebenfalls eine Penicillinbehandlung durchgeführt werden.

Die Syphilis des zentralen Nervensystems und der Aorta wird zur Vermeidung von starken Reaktionen einer Vorbehandlung mit Kortikoiden oder mit Jodkali unterzogen.

Eine Infektiosität der Syphilis ist bereits nach 1 oder 2 Mill. E Penicillin nicht mehr gegeben. Solange eine Lues I oder II nicht behandelt wurde, muß auf getrenntes Schlafen und eigene Toilette Wert gelegt werden. Geschlechtsverkehr darf erst nach einer vollständig durchgeführten Behandlung erlaubt werden. Wer an einer Geschlechtskrankheit gelitten hat, bedarf nach dem Gesetz eines Eheunbedenklichkeitszeugnisses.

Ulcus molle (Weicher Schanker)

Das Ulcus molle oder der weiche Schanker ist eine relativ seltene Geschlechtskrankheit, die lediglich das Genitale und die Lymphknoten befällt. Der gramnegative Erreger Haemophilus Ducreyi ist ein Ver-

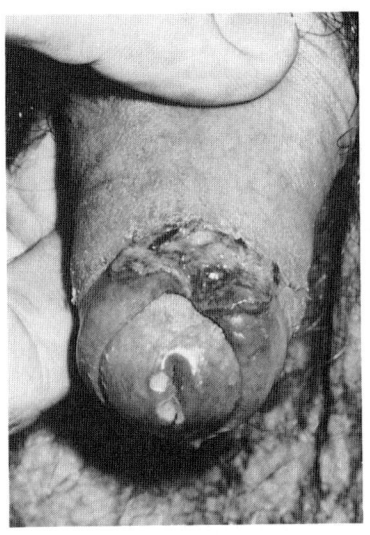

Abb. 56. Weicher Schanker

wandter des Erregers des Keuchhustens. Der Nachweis erfolgt in Gewebsbröckeln, als Spezialfärbung wird Methylgrün-Pyronin angewandt. Die Inkubationszeit beträgt 24–36 Stunden. Befallen werden die männlichen und weiblichen Geschlechtsorgane. Es kommt hier erst zu einem kleinen Knötchen, welches dann aufbricht und ein schmerzhaftes rundes bis ovales Geschwür bildet (Abb. 56). Das Geschwür kann in der Einzahl, jedoch meist zu mehreren auftreten und ist von weicher Konsistenz. Die Abheilung erfolgt unter Narbenbildung. Gleichzeitig sind die Lymphknoten in der Leistengegend in einem gewissen Prozentsatz der Fälle befallen, sie sind weich, schmerzhaft, teigig verbacken und auf der Unterlage nicht verschieblich (Bubo inguinalis dolens). In seltenen Fällen kann es auch unter Fieber zur Einschmelzung der Knoten und zum sog. schankrösen Bubo kommen.

Behandlung: Die Behandlung erfolgt mit Antibiotika wie Tetracyclin, Sulfonamide. Penicillin ist wirkungslos. Zu achten ist darauf, daß gleichzeitig eine Infektion mit dem Erreger der Syphilis stattgefunden haben kann. Es ist daher nach 5–6 Wochen auf eine derartige Erkrankung zu untersuchen (TPHA, FTA).

Lymphogranuloma inguinale

Das Lymphogranuloma inguinale oder die Nicolas-Favre-Krankheit ist in Deutschland außerordentlich selten und wird meist aus dem nichteuropäischen Ausland eingeschleppt. Der Erreger, die Chlamydia trachomatis (Serotyp L1–L3) ist mit dem Erreger der ägyptischen Augenkrankheit (Trachom) verwandt.

Der Nachweis erfolgt mit der KBR gegen Ornithose (Psittakose oder Papageienkrankheit), da sich hier eine Antigenverwandtschaft findet, sowie dem Mikroimmunfluoreszenztest.

Die Inkubationszeit dieser Krankheit beträgt 3 Tage bis 3 Wochen. Die ersten Erscheinungen, der sog. lymphomatöse Primäraffekt, sind diskret, so daß sie meistens nicht beachtet werden. Es kommt dann zu schmerzlosen Schwellungen der Lymphknoten, meistens im Bereich der Leistengegend, die verbacken sind und nach außen durchbrechen können unter Bildung von Fistelgängen und Geschwüren. Gleichzeitig können auch tiefe Lymphknoten im Bereich der Beckenschaufel erkranken, hier kommt es jedoch zu keinem Durchbruch. Als Spätfolgen der Erkrankung zeigen sich Wucherungen, Gewebsverdichtungen, Schrumpfungen und schließlich Narbenbildung im Bereich des Afters und des unteren Anteils des Enddarms (Elephantiasis anorectalis oder Esthioméne).

Behandlung: Im Frühstadium kann man mit Antibiotika wie Tetracyclinen, Erythromycin oder mit Sulfonamiden eine gute Abheilung erreichen. Bei den Spätformen mit Narbenbildung und Gewebsverdichtung ist eine kombinierte chirurgisch-antibiotische Behandlung erforderlich.

Gesetzliche Bestimmungen

In der Bundesrepublik Deutschland gilt das Gesetz zur Bekämpfung der Geschlechtskrankheiten vom 23. 7. 1953 mit den Verordnungen zur Durchführung dieses Gesetzes und den ändernden Vorschriften.

Auszug aus dem Gesetz zur Bekämpfung der Geschlechtskrankheiten

§ 1

Geschlechtskrankheiten im Sinne dieses Gesetzes sind:
1. Syphilis (Lues),
2. Tripper (Gonorrhö),
3. weicher Schanker (Ulcus molle),
4. venerische Lymphknotenentzündung
   (Lymphogranulomatosis inguinalis Nicolas-Favre),
ohne Rücksicht darauf, an welchen Körperteilen die Krankheitserscheinungen auftreten.

§ 2

Mit der Durchführung der Maßnahmen zur Bekämpfung der Geschlechtskrankheiten werden die Gesundheitsämter betraut.

§ 3

1. Wer an einer Geschlechtskrankheit leidet und dies weiß oder den Umständen nach annehmen muß, ist verpflichtet:

(1) sich unverzüglich von einem in Deutschland bestallten oder zugelassenen Arzt untersuchen und bis zur Beseitigung der Ansteckungsgefahr behandeln zu lassen sowie sich den notwendigen Nachuntersuchungen zu unterziehen;

(2) sich in ein geeignetes Krankenhaus zu begeben, wenn das Gesundheitsamt dies anordnet, weil er sich der ordnungsmäßigen Durchführung der Behandlung entzogen hat oder die Einweisung zur Verhütung der Ansteckung erforderlich ist.

2. Eltern, Erziehungsberechtigte oder der gesetzliche Vertreter sind verpflichtet, für die ärztliche Untersuchung und Behandlung ihrer Pflegebefohlenen zu sorgen und ihre fürsorgerische Betreuung zu unterstützen, falls sie wissen oder annehmen müssen, daß diese geschlechtskrank sind.

§ 4

1. Geschlechtskranke sowie solche Personen, die dringend verdächtig sind, geschlechtskrank zu sein und Geschlechtskrankheiten weiterzuverbreiten, haben dem Gesundheitsamt auf Verlangen, ggf. wiederholt, ein Zeugnis eines in Deutschland bestallten oder zugelassenen Arztes über ihren Gesundheitszustand vorzulegen.

2. Das Gesundheitsamt kann in begründeten Fällen die Untersuchung in der Beratungsstelle oder bei bestimmten Ärzten anordnen. Bei unklarem Untersuchungsbefund oder Gefahr der Verschleierung kann Beobachtung in einem geeigneten Krankenhaus befristet angeordnet werden.

3. Das Gesundheitsamt erhält in jedem Falle einen Befundbericht.

§ 5

1. Geschlechtskranken, die wegen der Art ihrer Beschäftigung eine erhöhte Ansteckungsgefahr bilden und die der ärztlichen Anordnung, ihren Beruf bis zur Behebung der Ansteckungsgefahr nicht auszuüben, keine Folge leisten, kann die zuständige Verwaltungsbehörde auf Vorschlag des Gesundheitsamtes die Ausübung des Berufes während dieser Zeit untersagen.

2. Die Landesregierung kann bei Vorliegen besonderer Verhältnisse anordnen, daß Personen, deren Lebensumstände eine erhöhte Ansteckungsgefahr für sie sind und andere mit sich bringen, auf syphilitische Serumreaktionen ihres Blutes zu untersuchen sind. Die Anordnung ist hinsichtlich des betroffenen Personenkreises und des Zeitraumes der Durchführung genau zu begrenzen. Die Kosten werden aus öffentlichen Mitteln getragen. Die von der Anordnung betroffenen Personen können den geforderten Nachweis auch durch Vorlage einer entsprechenden ärztlichen Bescheinigung erbringen.

§ 6

1. Wer an einer Geschlechtskrankheit leidet, hat sich des Geschlechtsverkehrs zu enthalten. Dies gilt nicht, wenn die Krankheit nach dem Urteil des behandelnden Arztes nicht mehr übertragbar ist.

2. Wer geschlechtskrank ist oder jemals war, braucht vor Bestellung des Aufgebotes zur Eheschließung ein Eheunbedenklichkeitszeugnis.

§ 7

4. Wer an einer Geschlechtskrankheit leidet oder zu irgendeiner Zeit an Syphilis gelitten hat, darf kein Blut spenden.

§ 9

1. Die Untersuchung auf Geschlechtskrankheiten und Krankheiten oder Leiden der Geschlechtsorgane sowie ihrer Behandlung ist nur den in Deutschland bestallten oder zugelassenen Ärzten gestattet. Verboten ist jede Fernbehandlung, Ratschläge zur Selbstbehandlung.

§ 10

1. Jeder Arzt, der die Untersuchung oder Behandlung eines Geschlechtskranken oder eines einer Geschlechtskrankheit Verdächtigen übernimmt, hat die Untersuchung oder Behandlung nach den Grundsätzen der wissenschaftlichen Erkenntnis durchzuführen. Er muß über diese Behandlung genaue Aufzeichnungen machen.

2. Lehnt der Arzt eine Übernahme der Untersuchung oder Behandlung ab, so hat er den Geschlechtskranken oder Krankheitsverdächtigen unverzüglich einem anderen Arzt zu überweisen. Der Kranke ist verpflichtet, dem überweisenden Arzt den Nachweis zu erbringen, daß er sich in Behandlung befindet. Ist der Nachweis binnen einer Woche nicht erbracht, so hat der überweisende Arzt Meldung nach § 12 zu erstatten.

§ 11

1. Ergibt die Untersuchung einer Person das Vorliegen einer Geschlechtskrankheit oder den begründeten Verdacht einer solchen, so hat der Arzt den Kranken über die Art seiner Krankheit, die Übertragungsgefahr, die dem Kranken auferlegten Pflichten und die Folgen ihrer Nichterfüllung durch Aushändigung und Erläuterung eines amtlichen Merkblattes zu unterrichten. Der Kranke muß den Empfang des Merkblattes und die erfolgte Belehrung schriftlich bestätigen.

2. Bei Minderjährigen und Entmündigten soll der behandelnde Arzt außerdem die Eltern oder Erziehungsberechtigten oder den gesetzlichen Vertreter von dem Krankheitsfall unterrichten und über dessen Ausheilung belehren, wenn dies zur Inanspruchnahme oder Fortsetzung der ärztlichen Behandlung notwendig erscheint und dieser Unterrichtung keine anderen schwerwiegenden Gründe nach ärztlichen pflichtgemäßem Ermessen entgegenstehen.

§ 12

1. Ein Geschlechtskranker ist von dem behandelnden Arzt namentlich dem Gesundheitsamt zu melden, wenn der Kranke

   (1) sich weigert, die vom Arzt verordnete Behandlung zu beginnen oder fortzusetzen, sie ohne triftigen Grund unterbricht oder sich den vom Arzt verordneten Nachuntersuchungen entzieht;

   (2) nach der Überzeugung des Arztes durch seine Lebensweise oder seine allgemeinen Lebensumstände eine ernste Gefahr der Übertragung auf andere bildet;

   (3) offensichtlich falsche Angaben über die Ansteckungsquelle oder über die durch ihn gefährdeten Personen macht;

(4) das 18. Lebensjahr noch nicht vollendet hat und sittlich gefährdet erscheint, es sei denn, daß der Arzt nach Beratung mit den Eltern, Erziehungsberechtigten oder dem gesetzlichen Vertreter die Überzeugung gewonnen hat, daß diese die Gewähr für eine ordnungsgemäße Behandlung und Betreuung des Jugendlichen übernehmen.

§ 13

1. Ein Arzt, der eine Geschlechtskrankheit feststellt, ist verpflichtet, mit den ihm zur Verfügung stehenden und zumutbaren Mitteln zu versuchen, die mutmaßliche Ansteckungsquelle und die Personen zu ermitteln, auf die der Kranke die Geschlechtskrankheit übertragen haben könnte. Der Kranke hat den Arzt bei dieser Aufgabe zu unterstützen und die notwendigen Angaben wahrheitsgetreu und vollständig zu machen. Der Arzt hat darauf hinzuwirken, daß die ihm als mutmaßliche Ansteckungsquelle oder als gefährdet bekanntgegebenen Personen sich sofort freiwillig in ärztliche Beobachtung und, wenn nötig, in ärztliche Behandlung begeben. Falls diese Personen nicht erreichbar sind oder der Aufforderung nicht nachweisbar nachkommen, hat sie der Arzt unverzüglich dem zuständigen Gesundheitsamt zu melden, wenn die Gefahr besteht, daß die Krankheit weiterverbreitet oder eine notwendige Behandlung unterlassen wird.

2. Wird als Ansteckungsquelle eine Person angegeben, bei welcher der dringende Verdacht auf Geschlechtsverkehr mit häufig wechselnden Partnern besteht, so hat der Arzt diese Person an das Gesundheitsamt zu melden. Bedarf das Gesundheitsamt in diesem Falle zur Nachforschung nähere Angaben des angesteckten Geschlechtskranken, so kann es den behandelnden Arzt ersuchen, diese von dem Kranken einzuholen.

§ 15

Die Gesundheitsämter sind zuständig für die Einrichtung von Beratungsstellen zur Feststellung, Untersuchung und Beratung geschlechtskranker Personen sowie zur Sicherung der Behandlung, ferner auch für die Aufklärung und Belehrung der Bevölkerung.

§ 16

1. Wer unbefugt ein fremdes Geheimnis offenbart, das ihm durch seine berufliche oder ehrenamtliche Tätigkeit bei der Durchführung dieses Gesetzes bekanntgeworden ist, kann mit Gefängnis bis zu sechs Monaten und mit Geldstrafe bestraft werden.

4. Ein Fall unbefugter Offenbarung liegt nicht vor, wenn sie von einem in dem Gesundheitsamt oder in der Beratungsstelle tätigen Arzt oder auf Weisung eines solchen Arztes an eine Person gemacht wird, die mit der Durchführung der aus diesem Gesetz erwachsenden Aufgaben betraut ist.

§ 17

2. Ärztliche Eingriffe, die mit erheblicher Gefahr für Leben oder Gesundheit verbunden sind, dürfen nur mit Einwilligung des Kranken vorgenommen werden.

§ 18

1. Das Gesundheitsamt kann durch die zuständige Verwaltungsbehörde vorführen lassen:

(1) einen Geschlechtskranken, der sich weigert, sich untersuchen oder behandeln zu lassen oder sich auf Anordnung des Gesundheitsamtes in ein Krankenhaus zu begeben (§ 3, Abs. 1);

(3) eine Person, die dringend verdächtig ist, geschlechtskrank zu sein und Geschlechtskrankheiten weiterzuverbreiten, wenn sie sich weigert, ein Zeugnis über ihren Gesundheitszustand vorzulegen oder sich zur Beobachtung in ein Krankenhaus zu begeben (§ 4, Abs. 1 und 2), oder wenn sie keinen festen Wohnsitz hat.

2. Ergibt die sofort vorzunehmende Untersuchung keinen Krankheitsbefund und keinen Verdacht auf Geschlechtskrankheit, so ist die Person unverzüglich in Freiheit zu setzen. Ergibt sich die Notwendigkeit einer Behandlung oder Beobachtung, so hat das Gesundheitsamt den Geschlechtskranken oder Krankheitsverdächtigen aufzufordern, sich in einem Krankenhaus aufnehmen zu lassen. Weigert er sich, dieser Anordnung Folge zu leisten, so ist er sofort, spätestens am Tag nach der Festnahme, dem Amtsgericht mit dem Antrag auf zwangsweise Einweisung in ein Krankenhaus vorzuführen.

3. Wer zur Beobachtung oder Behandlung in ein Krankenhaus zwangsweise eingewiesen ist und dieses, sei es auch auf kurze Zeit, ohne Erlaubnis des leitenden Arztes verläßt, wird mit Gefängnis bis zu 1 Jahr und mit Geldstrafe oder mit einer dieser Strafen bestraft. Die Strafverfolgung tritt nur auf Antrag des Gesundheitsamtes oder des leitenden Arztes ein.

§ 22

Die Kosten der Unterbringung einer Person, die glaubt, an einer Geschlechtskrankheit zu leiden, sowie die Kosten der notwendigen Krankenpflege Geschlechtskranker werden getragen:

— von den Krankenversicherungsträgern,
— von den Rentenversicherungsträgern oder
— aus öffentlichen Mitteln, falls die Person die Kosten nicht selbst tragen kann.

Laut Änderung des Gesetzes zur Bekämpfung der Geschlechtskrankheiten vom 25. 8. 1969 wird folgendes bestimmt:

Jeder Fall einer ansteckungsfähigen Erkrankung an einer Geschlechtskrankheit ist von dem behandelnden oder sonst hinzugezogenen Arzt unverzüglich, ohne Nennung des Namens und der Anschrift des Erkrankten dem Gesundheitsamt zu melden, in dessen Bezirk der Arzt seine ärztliche Tätigkeit ausübt.

Schweiz

Gestützt auf das Epidemiegesetz vom 18. 12. 1970 trat in der Schweiz eine neue Vollziehungsverordnung zur Bekämpfung der Geschlechtskrankheiten in Kraft (17. 6. 1974). Letztere wird z. Z. einer Totalrevision unterzogen.

Art. 5

(1) Die Krankheiten der Gruppe E sind: Syphilis, Gonorrhoe, Ulcus molle, Lymphogranuloma inguinale.

(2) Jeder Kranke und verdächtige Kranke ist dem Kantonsarzt zu melden, wenn er sich nicht untersuchen oder behandeln läßt oder die Behand-

lung vorzeitig abbricht. Ebenfalls zu melden ist eine Kontaktperson oder auf Kontakt verdächtige Person, die sich nicht untersuchen läßt oder aus einem anderen Grunde nicht untersucht werden kann.

Art. 15

(1) Personen, die eine übertragende Krankheit weiterverbreiten können, sind unter ärztliche Überwachung zu stellen, wenn die Verhütung der Weiterverbreitung dies erfordert.

Art. 16

Wenn die ärztliche Überwachung nicht genügt, sind die in Artikel 15 Absatz 2 genannten Personen abzusondern. Sie können zu diesem Zweck wenn nötig in eine geeignete Anstalt eingewiesen werden.

Art. 17

Die in Artikel 15 Absatz 2 genannten Personen können verpflichtet werden, Untersuchungen und Entnahmen von Untersuchungsmaterial an sich vornehmen zu lassen, sofern dies zur Verhütung der Weiterverbreitung einer übertragbaren Krankheit nötig ist.

Österreich

In Österreich gilt das Gesetz über die Verhütung und die Bekämpfung übertragbarer Geschlechtskrankheiten (Geschlechtskrankheitengesetz) vom 22. 8. 1945 in der Fassung des BG vom 1. 2. 1946 (Geschlechtskrankheitennovelle). Auszug aus dem Gesetz:

§ 1

Übertragene Geschlechtskrankheiten im Sinne dieses Gesetzes sind:

1. Tripper,
2. Syphilis,
3. Weicher Schanker,
4. Lymphogranuloma inguinale,
   ohne Rücksicht auf den Sitz der Krankheitserscheinungen.

§ 2

(1) Jeder Geschlechtskranke ist verpflichtet, sich während der Dauer der Übertragbarkeit der Krankheit einer Behandlung durch einen in Österreich zur Berufsausübung berechtigten Arzt zu unterziehen. Bei Pflegebefohlenen hat jene Person für die ärztliche Behandlung des Kranken zu sorgen, welche die Aufsicht über den Pflegebefohlenen führt.

(2) Der Kranke (die über denselben aufsichtsführende Person) hat der Sanitätsbehörde auf Verlangen den Nachweis der ärztlichen Behandlung zu erbringen.

§ 3

(1) Personen, von denen mit Grund angenommen werden kann, daß die geschlechtskrank sind und nicht in ärztlicher Behandlung stehen, können von der Sanitätsbehörde verhalten werden, ein ärztliches Zeugnis zu erbringen und sich erforderlichenfalls einer Untersuchung zu unterziehen.

(2) Anzeigen, deren Urheber nicht feststellbar ist, sind durch die Sanitätsbehörde nicht weiter zu verfolgen.

§ 4

(1) Jeder Arzt, der in Ausübung seines Berufes von einer Geschlechtskrankheit Kenntnis erhält, ist zur Meldung des Falles verpflichtet, wenn eine Weiterverbreitung der Krankheit zu befürchten ist oder sich der Kranke der ärztlichen Behandlung beziehungsweise Beobachtung entzieht.

(2) Die Meldung ist an die für den Wohnort des Erkrankten zuständige Sanitätsbehörde nach dem als Anlage A) abgedruckten Muster zu erstatten.

Nach § 8 muß jeder Arzt die Geschlechtskranken belehren und ihnen gegen Empfangsbestätigung ein Merkblatt aushändigen. Nach § 10 werden die Kosten einer Behandlung bei einem sozialversicherten Mitglied oder Angehörigen vom Träger der Sozialversicherung getragen, während sonst der örtlich zuständige Fürsorgeverband eintritt.

Der Erlaß des Bundesministeriums für soziale Verwaltung vom 24. 5. 1949 regelt die zwangsweise Vorführung bzw. Überstellung von Geschlechtskranken, die sich nicht freiwillig der Untersuchung und Behandlung oder einer angeordneten Überwachung unterziehen. Diese zwangsweise Vorführung wird durch die Bezirksverwaltungsbehörde als Sanitätsbehörde veranlaßt.

Die Verordnung des Bundesministeriums für Gesundheit und Umweltschutz vom 9. 5. 1974 besagt u. a., daß jede Person, die mit ihrem Körper gewerbsmäßig Unzucht treibt, sich vor Beginn ihrer Tätigkeit sowie regelmäßig im Abstand von einer Woche einer amtsärztlichen Untersuchung auf das Freisein von Geschlechtskrankheiten zu unterziehen hat.

STD

Unter STD (sexually transmitted diseases) versteht man heute alle auf sexuellem Wege übertragbaren Erkrankungen. Neben den klassischen Geschlechtskrankheiten Lues, Ulcus molle und Lymphogranuloma inguinale sind es u. a. AIDS, Herpes genitalis, genitaler Soor, Trichomonaden-Mykoplasma-, Chlamydien- und weitere bakterielle Genitalinfektionen. Auch spitze Kondylome, Skabies und Filzläuse gehören hierher. Näheres s. in den entsprechenden Kapiteln dieses Buches.

Nicht-venerische Genitalerkrankungen

Eichelentzündung (Balanitis), Eichel- und Vorhautentzündung (Balanoposthitis)

Die Vorhautschmiere (Smegma) des Mannes besteht aus abgestoßenen, verfetteten Oberhautbestandteilen der Eichel und des inneren Vorhautblattes zusammen mit verschiedenen mikrobiellen Keimen.

Findet keine ausreichende tägliche Säuberung mit Wasser und Seife statt, so kann es zu einer Entzündung durch Zersetzung dieser organischen Massen kommen. Dies zeigt sich in Rötung und Schwellung sowie einer starken Geruchsbildung (Balanitis simplex).

Eine *Balanitis simplex* kann ferner entstehen durch chemische oder mechanische Schädigung, bei Vorhautverengung (Phimose), bei Hautkrankheiten wie Pemphigus vulgaris, Erythema exsudativum multiforme, Arzneimittelexanthemen oder Geschlechtskrankheiten durch den Reiz der Exsudate. Besonders häufig ist eine Balanitis bei Diabetes mellitus.

Balanitis erosiva circinata: Bei dieser Balanitisform findet man runde bis ovale Erosionen, die zu landkartenähnlichen Herden zusammenfließen können (Abb. 57). Dabei kommt es zu Lymphknotenschwellungen, starken Schmerzen und Sekretion. Die Ursache sind manchmal besondere Bakterien, oft ist keine Ursache zu finden.

Balanitis erosiva gangraenosa: Seltener Zustand, bei dem es durch eine besondere Keimkombination (Spirillen und fusiforme Stäbchen) zu einer sehr starken, mit Nekrose einhergehenden Entzündung kommt.

Durch spezifische Infektionen, z. B. mit Herpes-hominis-Visrus, tritt ein *Herpes genitalis* oder durch den Hefepilz Candida albicans eine

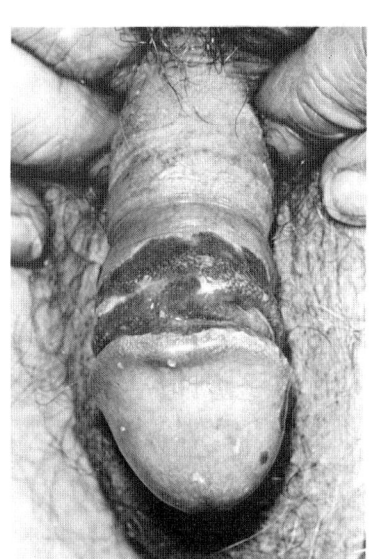

Abb. 57. Balanitis erosiva circinata

Candidabalanitis auf. Letztere zeigt weißliche Beläge, die abkratzbar sind und dann nässende Erosionen aufweisen.

Behandlung: Prophylaktische Maßnahmen sind tägliches Waschen mit Wasser und Seife. Bei zu großer und langer Vorhaut ist eine Beschneidungsoperation angezeigt, bei Phimose eine operative Beseitigung derselben. Ein Diabetes mellitus muß immer ausgeschlossen werden. Die Behandlung der Balanitis besteht in Bädern mit Kaliumpermanganat. Technische Durchführung: Wasserglas mit Wasser füllen und 1–2 Körnchen Kaliumpermanganat hineingeben, so daß die Lösung rosafarben wird, nicht blau oder violett. Die Kristallkörnchen müssen gut gelöst werden, da es sonst zu Nekrosen kommen kann. Baden des Gliedes in dieser Lösung. Danach Anwendung von kortikoidhaltigen oder antibiotikahaltigen Lotionen oder Cremes. Bei Candida-albicans-Infektion antimykotische Behandlung mit Nystatin, Amphotericin B, Pimaricin oder Clotrimazol.

Phimose (Vorhautverengung)

Bei neugeborenen Jungen ist physiologischerweise die Vorhaut mit der Eichel verklebt. Diese Verklebung löst sich etwa zum 2. bis 4. Lebensjahr. Erfolgt keine Lösung, muß diese stumpf durch den Arzt durchgeführt werden.

Angeborene Phimose

Die angeborene Phimose kann sowohl hypertrophisch, d. h. mit langer, rüsselförmiger Vorhaut als auch atrophisch, mit kurzer straffer Vorhaut sein.

Behandlung: Zur Operation der hypertrophischen Vorhaut können besondere Klemmen, wie z. B. die nach Winkelmann, benutzt werden. Diese Klemmen gibt es in 3 Größen.

Benötigte Instrumente: Winkelmann-Klemmen, Pinzette, Skalpell, Injektionsspritze mit Nadel zur Anaesthesie, Nadelhalter und Nadeln, Katgut, sterile elastische Binden (4 cm breit).

Erworbene Phimose

Aufgrund einer Entzündung (Balanitis) oder Erkrankung wie Ekzem, Kraurosis, Herpes genitalis oder Geschlechtskrankheiten kann es zu einer sekundären Phimosebildung kommen. Unter einer Phimose kann sich auch ein maligner Tumor verbergen. Als Folge einer langdauernden Phimose können Balanitis, Balanoposthitis, Präputialsteine oder Harnretentionen auftreten.

Behandlung: Nach entzündungshemmenden Maßnahmen operative Beseitigung der Phimose.

Peniskarzinom

Das Peniskarzinom tritt beim Mann nicht selten auf. Es entsteht häufig nach lange bestehender Phimose. Derbe Infiltrate, Wucherungen oder Ulcusbildung im Bereich des Penis sollten immer den Verdacht auf ein Karzinom erwecken (Abb. 58). Das absolute Alter ist nicht entscheidend, das Karzinom kommt auch in relativ jugendlichem Alter vor.

Behandlung: Sofortige operative und radiologische Behandlung.

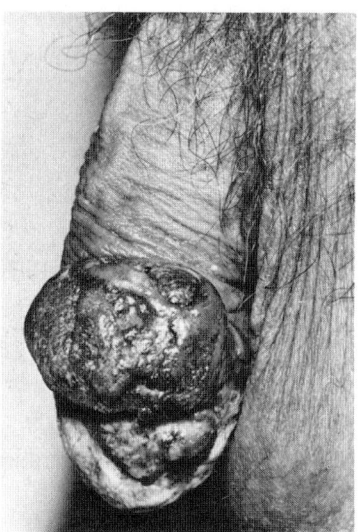

Abb. 58. Peniskarzinom

Paraphimose (Spanischer Kragen)

Kann die zurückgestreifte Vorhaut nicht mehr nach vorn gezogen werden, so kommt es zu einer Anschwellung mit kragenartigem Aspekt. Die Ursache können Balanoposthitis sowie Entzündungen sein.

Behandlung: Versuch der Reposition im warmen Bad mit beiden Händen. Hierbei werden die Daumen auf die Glansspitze aufgesetzt und mit dem Mittel- und Zeigefinger versucht, die Vorhaut wieder vorzustreifen. Die Reposition gelingt eventuell besser, wenn vorher Hyaluronidase (Kinetin) ins Ödem gespritzt und dann für 10—15 Minuten energisch mit elastischen Binden ausgewickelt wird. Gelingt das nicht, gibt man Entwässerungsmittel; letztlich muß die Phimose operativ gespalten werden. Dabei Infektionsschutz mit Antibiotika. Bei einer langandauernden Pharaphimose besteht die Gefahr einer Gewebsnekrose.

Kraurosis penis, Kraurosis vulvae

Befallen sind beim Mann die Eichel (Glans) und die Vorhautinnenseite, bei der Frau die Schamlippen (Labien) und der Eingang der Scheide. Es kommt hier zu fleckigen Rötungen, weiß- und gelblicher, sklerotischer Atrophie, De- und Hyperpigmentierung, verbunden meist mit Juckreiz. Auf dem Boden dieser Leukoplakien können Karzinome entstehen. Beim Manne besteht noch die Gefahr der Schrumpfung des Gewebes mit Einengung der Harnröhrenöffnung, so daß bei der Rückstauung des Urins Urinretention eintreten kann mit nachfolgender Schädigung von Blase und Niere.

Behandlung: Fetten der befallenen Gebiete, Beseitigung der Phimose, Beobachtung auf Karzinomentwicklung. Bei der Frau Behandlung mit hormonhaltigen (Testosteron) Salben und juckreizstillenden Mitteln.

Induratio penis plastica

Es handelt sich hier um eine bindegewebige, plattenartige, derbe Schwielenbildung im Schwellkörper des Penis, so daß bei erigiertem Glied Abknickung und starke Schmerzen auftreten. Die Ursache dieses Leidens ist unbekannt. Es kommt oft gleichzeitig mit einer Verhärtung und Verschwielung der Palmaraponeurose (bindegewebige Schicht in den Handinnenflächen, Dupuytrensche Kontraktur) vor.

Behandlung: Eine Heilung ist meist nicht zu erreichen. Behandlungsversuche mit Vitamin E und vorsichtiger, niedrigdosierter Röntgenbestrahlung.

Harnröhrenentzündung (Urethritis)

Unspezifische Urethritis

Unter unspezifischer Urethritis versteht man alle Entzündungen der Harnröhre, außer der durch Gonokokken bedingten. Sie machen einen großen Teil der Urethritiden aus, die zu Behandlung kommen, u. a. auch die sog. postgonorrhoische Urethritis nach einer Gonorrhö. Klinisch zeigt sich eine Urethritis beim Manne durch einen schleimigen bis eitrigen Ausfluß aus der Harnröhre, Brennen beim Wasserlassen, Rötung der Harnröhrenumgebung und evtl. eine Balanitis und Phimose. Die Ursache können einerseits Bakterien verschiedener Art, so z. B. *Mykoplasmen* und *Chlamydien,* ferner auch Viren sein, andererseits Reizung durch chemische Stoffe oder Infektionen mit Trichomonaden. Am häufigsten ist heute die *Chlamydieninfektion,* wobei der Erreger sowohl mit der Immunfluoreszenztechnik direkt im Abstrich als auch durch Antikörperbestimmung im Blut nachgewiesen werden kann.

Behandlung: Sind Bakterien nachweisbar, so wird eine Resistenzprüfung durchgeführt und mit dem entsprechenden Antibiotikum behandelt. Bei chemischen Schädigungen Vermeidung der Noxe. Bei Chlumydienurethritiden Gabe von Tetrazyklinen.

Trichomonadenurethritis

Trichomonaden werden meist durch den Geschlechtsverkehr übertragen. Beim Menschen gibt es drei Arten (Trichomonas hominis, vaginalis und tenax), die zu Erkrankungserscheinungen führen. Es handelt sich um begeißelte Parasiten (Protozoen aus der Klasse der geißelntragenden Mikroorganismen). Der Nachweis gelingt im Urethralabstrich, Urinsediment, Prostatasekret oder bei der Frau aus dem Vaginalabstrich. Das Sekret wird mit einer Platinöse entnommen und in einem Tropfen physiologischer Kochsalzlösung aufgeschwemmt, sodann unter einem Deckgläschen mit 40facher Vergrößerung im Mikroskop betrachtet. Man kann dann die Erreger, die etwa die Größe von weißen Blutkörperchen haben, durch ihre Bewegungen erkennen; auch der Nachweis auf einem speziellen Kulturmedium ist möglich.
Behandlung: Die Behandlung muß bei Mann und Frau erfolgen und besteht heute in der Einnahme eines Imidazolpräparates (Clont). Beim Manne nur Tabletten, bei der Frau Tabletten innerlich und Vaginaltabletten.

Hydrozele (Wasserbruch)

Hydrozele oder Wasserbruch kommt durch das Eindringen von Gewebsflüssigkeit in die Schichten des Hodens oder des Samenstranges zustande.
Behandlung: Chirurgische Behandlung.

Varikozele

Krampfaderbildung der Venen im Hodensack. Diese kann zu Beschwerden vor allem beim Stehen führen. Ferner besteht die Möglichkeit der Schädigung der Samenbildung.
Behandlung: Symptomatische Behandlung durch Tragen eines Suspensoriums. Bei Fertilitätsstörung operative Beseitigung.

Spermatozele

Ansammlung von Samenflüssigkeit in kleinen Hohlräumen. Meist oberhalb des Nebenhodenkopfes.
Behandlung: Nicht erforderlich.

Nebenhodenentzündung (Epididymitis)

Nebenhodenentzündung äußert sich klinisch durch starke Schmerzen und Anschwellung der hinteren Seite des Hodensacks. Sie ist meistens isoliert, kann jedoch auch zusammen mit Hodenentzündung auftreten.

Ursachen: Bakterien, aber auch Tuberkulose und Gonorrhö. Ausschluß dieser Erkrankungen erforderlich. Bei Gonorrhö: Urethralabstrich. Bei Tuberkuloseverdacht: Urin und Vorsteherdrüsensekret auf Tuberkelbakterien untersuchen (Ziehl-Neelsen-Präparat, Tierversuch, Kultur), Blutsenkung, Lungenaufnahme, Sputumuntersuchung.

Behandlung: Bakteriennachweis, entsprechendes Antibiotikum. Bei Gonorrhö Penicillin. Bettruhe, Hochlagern des Hodensacks auf einem sog. Hodenbänkchen, einpacken des Hodensacks mit Ichthyol-Vaseline oder einer gerinnungshemmenden Salbe (heparinhaltig). Bei Tuberkulose Tuberkulostatika oder operative Entfernung des Nebenhodens.

Hodenentzündung (Orchitis)

Eine Orchitis oder Hodenentzündung kann durch Verletzung, durch banale Bakterien, aber auch bei Mumps oder Lues auftreten. Klinische Zeichen: starke Schwellung, Schmerzhaftigkeit des Hodens.

Behandlung: Hodenbänkchen, Bettruhe, Einreibung mit Ichthyol-Vaseline oder heparinhaltigen Salben. Bei Lues Pencillinbehandlung. Bei Mumps ist keine spezifische Behandlung möglich. Bei bakterieller Ursache entsprechendes Antibiotikum.

Vorsteherdrüsenentzündung (Prostatitis)

Auch eine Vorsteherdrüsenentzündung kann durch Bakterien hervorgerufen werden. Klinische Zeichen sind Schmerzhaftigkeit im After beim Stuhlgang, mitunter unwillkürlicher Samenabgang, Ausfluß aus der Harnröhre, evtl. Fieber.

Behandlung: Je nach Ursache Antibiotika. Unspezifische entzündungshemmende Mittel. Evtl. Kurzwellenbestrahlung der Prostata.

Diagnostische und therapeutische Maßnahmen am äußeren Genitale und der Analgegend

Kommt ein männlicher Patient wegen Ausfluß zum Arzt, so wird eine Reihe von Untersuchungen zur Klärung der Ursache durchgeführt; hierfür ist ein spezielles Instrumentarium erforderlich (Abb. 59).

1. *Abstrich aus der Harnröhre.* Benötigte Gegenstände: 2 Platinösen, am besten vor Gebrauch frisch in einer Spiritus- oder Gasflamme ausglühen, 3 saubere, entfettete Objektträger, 2 Deckgläschen, physiologische Kochsalzlösung (Abb. 60).

Ausführung: Entnahme von Sekret aus der Harnröhre mit der Platinöse; Ausstreichen auf einem Objektträger in dünner Schicht zur Methylenblaufärbung, auf einem zweiten zur Gram-Färbung; auf einem dritten Objektträger, auf den 1 Tropfen physiologischer Kochsalzlösung aufgetragen und mit 1 Tropfen des Urethralsekretes vermischt wird, kommt ein Deckgläschen. Letzteres dient zum

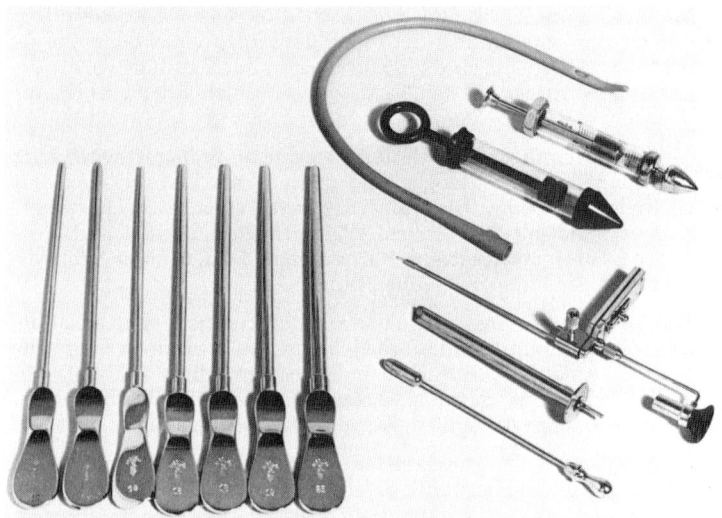

Abb. 59. Instrumente zur Behandlung und Diagnostik der männlichen Geschlechtsorgane: „Tripperspritze", Katheter, Urethroskop und Dittel-Stifte.

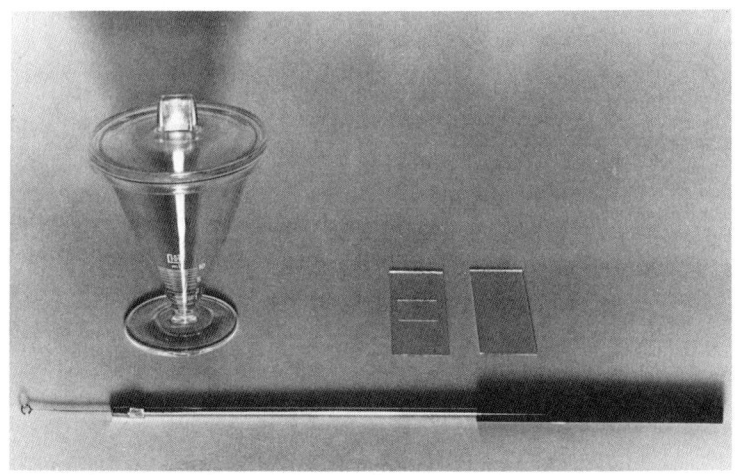

Abb. 60. Platinöse zur Entnahme von Sekret, Objektträger, Trichterglas, zur Gewinnung des Samens.

Nachweis von Trichomonaden. Evtl. sind noch Abstriche erforderlich zum Ausschluß einer Pilzerkrankung, wobei dann ein direkter Aufstrich auf eine Pilzkulturplatte durchgeführt wird. Ferner auch Abstriche für den Nachweis von Chlamydien und Mykoplasmen.

2. *Methylenblaufärbung.* Das luftgetrocknete Präparat wird kurz durch eine Flamme gezogen und dann in ein Färbegläschen mit Methylenblaulösung für einige Sekunden eingebracht, herausgenommen und mit destilliertem Wasser abgespült, schließlich zwischen 2 Filterpapierblättern getrocknet und dann unter dem Mikroskop mit Ölimmersion untersucht.

3. *Gram-Färbung.* Ausstrichpräparate lufttrocknen, Hitzefixation, $2^1/_2$ Min. in Gram-Lösung färben, abkippen, $1^1/_2$ Min. in Lugolsche Lösung, Abkippen, Entfärben in 96 %igem reinen Alkohol, Abspülen mit Aqua dest., Nachfärben 20 Sek. mit Carbolfuchsin 1 : 10, Abkippen, Abspülen, Abtrocknen zwischen Filterpapier.

4. *Zwei-Gläser-Probe* zur Feststellung, ob die vordere oder auch schon die hintere Harnröhre befallen ist.

   Benötigt werden 2 Uringläser. Ausführung: Der Patient wird angehalten, eine größere Portion Urin in das 1. Uringlas und eine zweite kleinere Portion in das 2. Uringlas zu lassen. Bei Befall lediglich der vorderen Harnröhre finden sich Fäden und Trübungen nur im 1. Glas; ist die hintere Harnröhre mitbefallen, sind auch im 2. Glas Trübungen, Flockungen und Fäden nachweisbar.

5. *Rektale Untersuchung* zur Feststellung einer Erkrankung der Vorsteherdrüse und der Samenblasen.

   Benötigte Geräte: 1 Gummihandschuh oder 1 Fingerling, wobei zum Schutz der übrigen Finger der Fingerling durch Zellstoff gesteckt wird; Einfetten des Handschuhs oder Fingerlings mit Vaseline oder Gleitmittel.

6. *Ausdrücken der Prostata (Prostataexprimat-Gewinnung).* Benötigte Gegenstände: 1 Gummihandschuh, Vaseline, sterile Petrischalen.

   Ausführung: Durch den Arzt wird nach Einführung des Zeigefingers in den After die Vorsteherdrüse massiert, durch die Hilfskraft oder den Patienten wird die Petrischale unter die Harnröhrenöffnung gehalten und das herausfließende Sekret aufgefangen. Dieses Sekret wird dann weiter mikroskopisch oder bakteriologisch untersucht.

7. *Katheterisierung der männlichen Harnröhre.* Diese ist erforderlich, um z. B. Urin zu bakteriellen Untersuchungen zu gewinnen, da beim normalen Wasserlassen äußere Verunreinigungen auftreten.

Benötigte Gegenstände: Gleitmasse (Katheterpurin), steriler Katheter in einer Schale (z. B. Tiemann-Katheter), Desinfektionslösung, Handschuhe, Pinzette.

Katheterisierung der weiblichen Harnröhre: Nierenschale, Glaskatheter (steril), Desinfektionslösung.

8. *Hodenbiopsie.* Benötigte Gegenstände (Abb. 61): Skalpelle, Gefäßklemmen, anatomische Pinzetten, Flasche mit Bouinscher Lösung, Hakenpinzetten, stumpfe, gebogene Präparierschere, Nadelhalter und Nadeln, Hauthaken, Katgut und Seide.

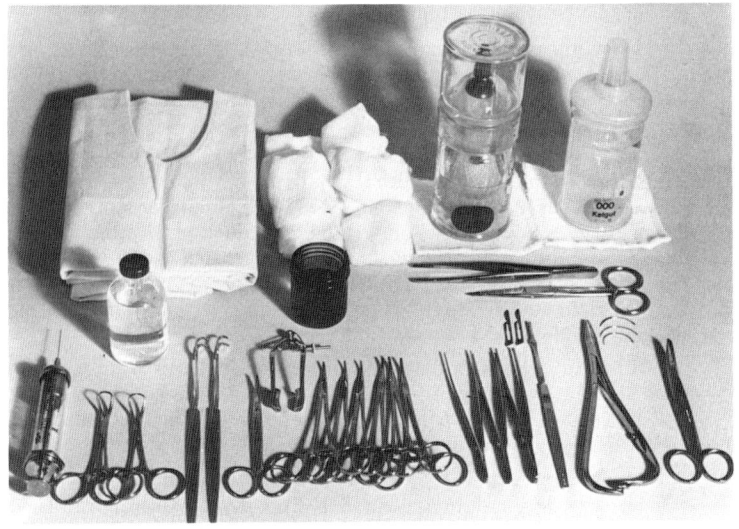

Abb. 61. Instrumente und sonstige benötigte Gegenstände für die Hodenbiopsie

9. *Untersuchung auf Syphiliserreger im Reizserum und Dunkelfeld.* Benötigte Gegenstände: Gummihandschuh, Objektträger, Deckgläschen, Mulltupfer, Flasche mit Kochsalzlösung und Flasche mit Äther, Dunkelfeldmikroskop, Immersionsöl.

Ausführung: Durch vorsichtiges Reiben des syphilitischen Primäraffektes wird ein sog. Reizserum gewonnen, welches dann unter dem Dunkelfeldmikroskop untersucht wird. Vorsichtiges Betupfen des Primäraffektes mit einem Wattebausch mit Kochsalzlösung oder Äther (schmerzhaft!), wobei seitlich auf das Geschwür mit den Fingern etwas gedrückt wird. Vermeidung einer Blutung, da sonst im Mikroskop schlechte Sicht! Die austretende Gewebsflüssigkeit wird dann mit einem kleinen Deckglas aufgefangen und auf den Objektträger gebracht. Gleich danach erfolgt die Untersuchung im Dunkelfeld.

10. *Untersuchung zur Feststellung der männlichen Zeugungsfähigkeit* (Fertilitätsuntersuchung). Benötigte Gegenstände: ruhiger, abschließbarer Raum oder Toilette, wo der Patient sich ungestört aufhalten kann; 1 graduiertes Trichterglas von etwa 50 ml Inhalt mit Deckel.

Ausführung: Die Samengewinnung erfolgt zum Zwecke der Samenuntersuchung durch Masturbation des Patienten und Auffangen des Samens im Trichterglas.

11. *Lumbalpunktion.* Die Lumbalpunktion ist erforderlich zur Feststellung des Befalls des zentralen Nervensystems bei der Syphilis. Die Lumbalpunktion wird unter stationären Bedingungen durchgeführt.

Benötigte Gegenstände: 1 Tablett, auf dem folgendes vorhanden sein muß: in einer sterilen Schale mehrere Lumbalpunktionskanülen von verschiedener Dicke; ein Gefäß mit einer sterilen Pinzette, eine Flasche mit Desinfektionslösung, z. B. Dijozol, Wattestäbchen, Heftpflaster mit Mulleinlage, mehrere Röhrchen zum Auffangen des Liquors (3—4 Wassermann-Röhrchen in einem Ständer), eine 2-ml-Spritze, eine 1%ige Meavesinlösung zur Lokalanästhesie und sterile Handschuhe.

Ausführung: Die Lumbalpunktion, die vom Arzt durchgeführt wird, erfolgt entweder in Seitenlage oder in sitzender Position. 1–2 Hilfskräfte sind erforderlich, da der Patient bei der Punktion einen starken Buckel machen muß. Desinfektion der Einstichstelle.

Pflegerische Maßnahmen nach der Punktion: vollständig flache Rückenlage für mindestens 24 Std., Entfernung der Kissen. Bei Nichtbeachtung dieser Maßnahme treten oft Kopfschmerzen auf.

Diagnostische Maßnahmen bei der Frau

12. Zur *Untersuchung des Ausflusses* bei der Frau werden folgende Gegenstände benötigt (Abb. 62): 2 Platinösen, 3 Objektträger, 2 Deckgläschen, 1 Paar Handschuhe für den Untersucher, 1 Glas- oder Metallspekulum, 1 lange Kornzange mit Mullrolle, 1 gynäkologischer Untersuchungsstuhl.

Ausführung: Bei der Frau müssen 2 Abstriche gemacht werden, und zwar mit verschiedenen Platinösen, einmal aus der Harnröhrenöffnung und zum zweiten nach Einstellung mit dem Spekulum aus dem Muttermund (Zervix). Das Spekulum wird vor Einführung unter den Wasserhahn gehalten, um es etwas gleitfähiger zu machen. Färbung usw. wie beim Mann.

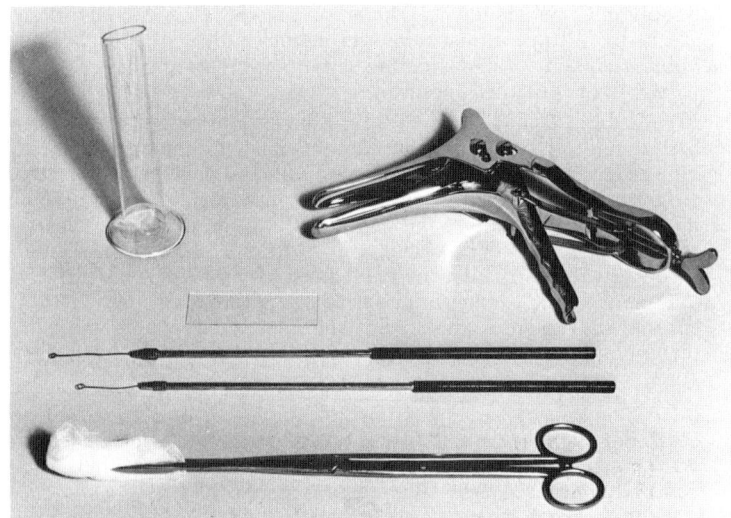

Abb. 62. Instrumente zu Untersuchung des weiblichen Genitals: Platinösen, Objektträger, Kornzange mit Tupfer, Glasspekulum und Metallspekulum

13. Evtl. wird auch ein *Rektalabstrich* erforderlich. Hierbei wird von der Afterschleimhaut mit der Platinöse etwas Sekret abgenommen und ebenfalls auf einem Objektträger ausgestrichen. Beim Spülverfahren werden mit der Spritze oder mit einem Katheter ca. 80 ml lauwarmes Wasser ins Rektum gespritzt und das Spülwasser aufgefangen. Die zum Bodensatz absinkenden Flocken werden nach Färbung unter dem Mikroskop auf Gonokokken untersucht.

14. *Lokale Provokation* zur Feststellung der Abheilung einer Gonorrhö bei der Frau.
    Benötigte Gegenstände: 1 Paar Handschuhe, 1 Spekulum, 1 Kornzange mit Mullrolle und eine Flasche mit Lugolscher Lösung.
    Ausführung: Nach durchgeführter Behandlung der Gonorrhö, z. B. mit Penicillin, kann man lokal die Zervix mit Lugolscher Lösung einpinseln, um evtl. noch vorhandene Gonokokken in den Schlupfwinkeln der Schleimhaut herauszulocken. Dort wird dann nach einigen Stunden ein Kontrollabstrich gemacht und wie oben angegeben gefärbt.

Therapeutische Maßnahmen am männlichen Genitale

1. *Urethralspülung.* Trotz innerer Behandlung, z. B. mit Antibiotika, ist auch heute noch, zwar sehr selten, manchmal eine Urethralspülung bei sog. unspezifischer Urethritis erforderlich.

Benötigte Gegenstände: 1 Tripperspritze oder eine Einmalspritze (10 ml Inhalt) mit konischem Ansatzstück (Olive), 1 Flasche mit Spülflüssigkeit, 1 Penisklemme, 1 Gummituch zum Unterlegen, Desinfektionslösung (Zephirol).

Ausführung: Der Patient wird auf die Untersuchungsliege gelegt, das Gummituch darunter. Eine Nierenschale wird daneben gestellt. Es werden dann etwa 5—10 ml der Spülflüssigkeit in die Spritze aufgezogen und vorsichtig in die Harnröhre instilliert. Dann wird im Bereich der Glans penis bzw. der Kranzfurche eine Penisklemme angelegt, der Patient legt die Beine übereinander und bleibt etwa 10 Min. liegen. Bei Fehlen einer Klemme kann der Patient auch mit 2 Fingern im Bereich der Kranzfurche die Urethra zusammendrücken. Danach wird die Klemme abgenommen und die Spülflüssigkeit vom Patienten in die Nierenschale entleert.

2. *Dehnen der männlichen Urethra* bei Strikturen (Verengungen). Benötigte Gegenstände: Nierenschale mit Mulltupfern und Desinfektionslösung; 1 Satz Dittel-Stifte (Metallstifte zum Dehnen), welche sterilisiert sein müssen und in einer sterilen Metallschale mit Deckel liegen; sterile Gleitmasse.

Ausführung: Die linke Hand erfaßt den Penis an der Glans, die Vorhaut wird zurückgestreift, der Penis wird etwas gestreckt und der dünnste, gerade einführbare Stift eingeführt und einige Minuten liegengelassen, dann wird der nächst stärkere eingeführt und so weiter fortgefahren, bis keine weitere Dickensteigerung mehr möglich ist. Diese Behandlung wird immer wieder in regelmäßigen Abständen durchgeführt, etwa alle 2—3 Wochen.

Erkrankungen des Enddarms (Proktologie)

Diagnostik und Therapie einiger Erkrankungen der Aftergegend und des unteren Mastdarms werden auch vom Hautfacharzt bzw. in einer Hautklinik durchgeführt. Selbstverständlich ist hier eine enge Zusammenarbeit mit Internisten und Chirurgen besonders dann erforderlich, wenn größere Operationen vorzunehmen sind oder Erkrankungen höherer Abschnitte vorliegen. Die Untersuchung des Afters und des unteren Mastdarm gliedert sich in Betrachtung (Inspektion), Untersuchung mit dem eingeführten Zeigefinger (Palpation) und Untersuchung mit eingeführten Instrumenten wie Proktoskop (zur Untersuchung des unteren Mastdarms) und Rektoskop (Untersuchung des gesamten Mastdarms).

Zur Inspektion und Palpation lagert man den Patienten auf einer Untersuchungsliege auf der linken Seite liegend, wobei die Knie angewinkelt und an die Brust gezogen sein sollen. Ein sauberes Tuch bzw. abreißbare Papierunterlagen sind für jeden Patienten selbstverständlich. Der Arzt benötigt zur Palpation und Inspektion einen Gummi- oder Plastikhandschuh sowie Vaseline oder Gleitmasse.

Die Untersuchung mit dem Proktoskop oder Rektoskop kann entweder in sogenannter Steinschnittlage oder in Knie-Ellenbogen-Lage geschehen. Bei der Steinschnittlage wird der Patient auf dem Rücken auf einer Liege gelagert und die Beine werden auf Beinhaltern gespreizt und in den Knien gebeugt. Dabei muß das Gesäß etwas über den Rand der Liege hinausreichen. Dasselbe läßt sich auch mit einem gynäkologischen Stuhl erreichen. Bei der Knie-Ellenbogen-Lage benutzt man spezielle Stühle (z. B. nach Ewe). Dabei kniet der Patient auf einem gepolsterten Fußbrett und legt sich mit dem Bauch über eine Rolle auf eine glatte Fläche. Die Stühle können gekippt werden, was den Vorteil hat, daß die Eingeweide durch ihr Gewicht nach dem Zwerchfell zu verschoben werden und somit die Untersuchung des Mastdarms erleichtert wird.

Vorbereitung des Patienten zur Proktoskopie und Rektoskopie

Falls der Patient kurz vor der Proktoskopie Stuhlgang gehabt hat, ist meist keine besondere Vorbereitung erforderlich. Sonst genügt eine halbe Stunde vor Untersuchung ein kleiner Einlauf mit einer fertigen Klysmalösung (1 × Klysma der Firma Pfrimmer). Bei der Rektoskopie ist ein Reinigungseinlauf notwendig: 1 l Flüssigkeit, körperwarm mit Zusatz von Glycerin oder medizinischer Schmierseife (5—10 %oige Lösung).

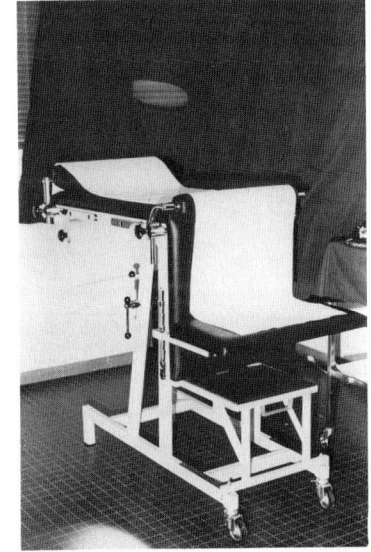

Abb. 63 a. Untersuchungsstuhl zur Proktoskopie und Rektoskopie nach Ewe

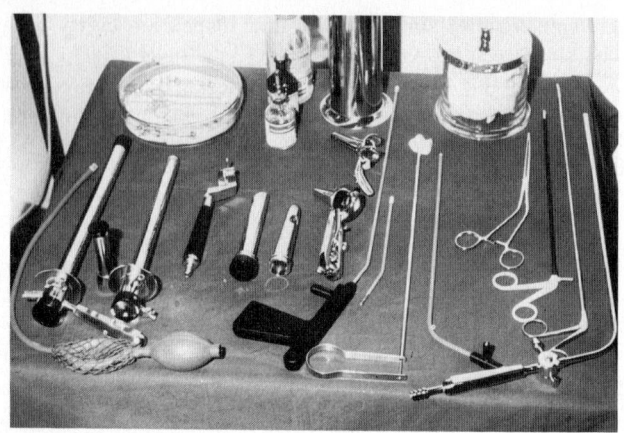

Abb. 63 b. Proktoskopie und Rektoskopie: Petrischale mit Spritzen zur Verödungsbehandlung, Anästhesielösung, Verödungslösung, Standgefäß für Kornzange, Standgefäß für Tupfer, Rektoskope und Proktoskope, Analspekulum, versenkbare Diathermieschlinge in Pistolenform, Tupferfaßzange, Faßzange nach Kelly, Probeexzisionszange, Spülvorrichtung.

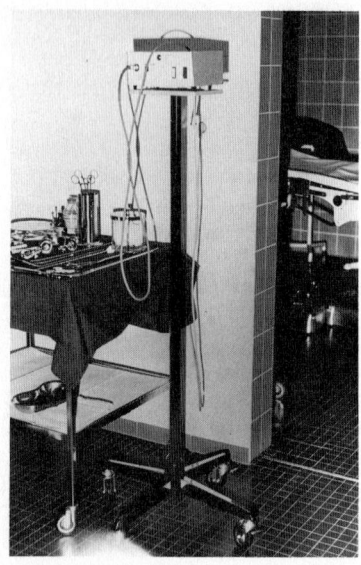

Abb. 63 c. Kaltlichtgerät auf Stativ.

Benötigte Instrumente und Geräte zur Proktoskopie und Rektoskopie

Vorne offenes Proktoskop mit Mandrain mit elektrischem Anschluß, Proktoskop mit seitlichem Fenster (Blond) mit elektrischem Anschluß, Kaltlichtgerät auf Stativ, Rektoskop, Analspekulum, Spül- und Saugvorrichtung, Faßzange nach Kelly (zum Fassen von Tupfern oder Watte für Reinigungszwecke, aber auch zum Fassen von Polypen und Fremdkörpern), Probeexzisionszange, versenkbare Diathermieschlinge in Pistolenform, Sonden zum Aufsuchen von Fistelgängen, Tropfspritze mit Rändelmutter, gebogene Spezialinjektionsnadeln zur Verödungsbehandlung, Verödungslösung, Lokalanästhetikum, Standgefäß mit steriler Kornzange, Standgefäß mit Tupfern (Abb. 63 a–c).

Äußere und innere Hämorrhoiden

Analog den Krampfadern treten im Bereich des Afters und des Enddarms Erweiterungen der Venen auf, die dann mehr oder weniger große Knoten bilden. Wir unterscheiden innere Hämorrhoiden, die mit Schleimhaut bedeckt sind und äußere, von Haut überzogene Hämorrhoiden. Bei der Entstehung der inneren Hämorrhoiden spielen nach neueren Untersuchungen eventuell auch arterielle Gefäße eine Rolle, während die äußeren Hämorrhoiden lediglich durch Erweiterung von venösen Gefäßen hervorgerufen werden. Hämorrhoiden können symptomfrei verlaufen, sie können jedoch auch verschiedene Beschwerden, wie Juckreiz, Brennen, Schmerzen, Blutung oder Nässen verursachen. Blut im Stuhlgang soll immer Anlaß dazu geben, sich nicht mit der Diagnose einer Hämorrhoidalerkrankung zu begnügen, sondern nach möglichen höher gelegenen Störungen zu suchen, wie sie z. B. nicht selten in einem blutenden After- oder Mastdarmkrebs gegeben sind. Daher wird heute verlangt, bei jedem Patienten mit Hämorrhoiden eine Proktoskopie durchzuführen.

Behandlung: Die äußeren Hämorrhoiden werden nicht verödet, sondern entweder rein lokal mit entzündungswidrigen Salben oder Zäpfchen behandelt oder bei sehr schweren Fällen operativ angegangen. Bei den inneren Hämorrhoiden führt eine Verödungsbehandlung durch Einspritzen von Spezialpräparaten zu einer oft schlagartigen Beseitigung der Beschwerden und Rückbildung der Hämorrhoiden.

Angeborene Veranlagung und sitzende Lebensweise sowie Stuhlverstopfung fördern die Entstehung und Unterhaltung der Hämorrhoiden. Daher Regulierung des Stuhlgangs, Vermeidung zu langen Sitzens auf weichen Stühlen oder Sesseln. Gleitfähigmachen der Analschleimhaut durch Einführen von Analzäpfchen. Täglich Reinigung des Analtrichters mit fließendem Wasser und einem Schwamm, eventuell auch mit Paraffinöl getränktem Wattebausch.

Da Wurmbefall ein Analekzem fördert, Untersuchung des Stuhls auf Würmer und eventuell entsprechende Wurmkuren.

An *Komplikationen* bzw. Folgezuständen von Hämorrhoiden können auftreten:

Ekzem der Analgegend

mit Juckreiz, Rötung. Nachdem eine Pilzerkrankung ausgeschlossen ist, wird hier mit kortikoid- und antibiotikahaltigen Externa behandelt.

Kleine Einrisse (Analfissuren und Analrhagaden)

Diese sind sehr schmerzhaft, so daß Stuhlgang oft kaum möglich ist und eine Untersuchung mit dem Finger bereits beim Versuch durch einen starken Krampf des äußeren Schließmuskeln unmöglich wird. Sind die Rhagaden frisch, lassen sie sich evtl. durch Unterspritzung mit einem Lokalanästhetikum bzw. einem Sklerosierungsmittel schließen. Gelingt das nicht, ist ein operatives Vorgehen mit Dehnung des Schließmuskeln in Narkose erforderlich bzw. die Entfernung des erkrankten Darmabschnitts.

Perianale Thrombose

Hier treten sehr stark schmerzhafte, prall gefüllte, violettrote Knoten plötzlich im äußeren Analbereich auf. Es handelt sich um eine akut einsetzende Thrombose.

Behandlung: Durch einen radiären Einschnitt läßt sich in den ersten Tagen der Thrombus entfernen, wobei schlagartig Besserung eintritt. Gleichzeitig Gabe von Antibiotika und entzündungshemmenden Mitteln. Nachfolgend offene Behandlung mit einem Salbenläppchen. In älteren Fällen kann man nur mit entzündungshemmenden Externa behandeln, da durch einen Einschnitt eine Entfernung des bereits organisierten Thrombus nicht mehr möglich ist.

Marisken

Es handelt sich hier um lappige, häutige Gebilde am äußeren After, die nicht mit Hämorrhoiden verwechselt werden dürfen. Sie sind harmlos und lediglich etwas störend; sie lassen sich mühelos kaltkaustisch entfernen. Keine Naht, kein Verband.

Periproktaler Abszeß

Ausgehend von vereiterten und thrombosierten Hämorrhoidalvenen oder Infektionen im Afterbereich kommt es zu Abszessen mit Gewebsuntergang.

Behandlung: Breite Eröffnung der Abszesse durch einen bogenförmigen Schnitt, antibiotische Behandlung und langsames Zugranulierenlassen.

Anorektale Fisteln

Als Folge eines periproktalen Abszesses, in seltenen Fällen auch ohne ihn, kommt es zu entzündlichen Gangbildungen im Anal- und Rektalbereich. Man unterscheidet hier komplette und inkomplette, äußere und innere, subkutane und submuköse Fisteln.

Behandlung: Eventuell vorhandene innere Hämorrhoiden werden verödet. Die Fisteln selber müssen chirurgisch angegangen werden. Eine Salbenbehandlung ist zwecklos.

Rektalpolypen

Hier handelt es sich um gutartige Wucherungen der Schleimhaut des Enddarms, die nur bei der Proktoskopie bzw. Rektoskopie entdeckt werden können. Diese werden kaltkaustisch mit der versenkbaren Diathermieschlinge entfernt und histologisch untersucht.

Anal- und Rektumkarzinom

Wucherungen oder nicht heilende Wunden in diesem Bereich sind immer verdächtig auf ein bösartiges Geschehen. Eventuell muß die Diagnose durch eine Probeexzision und histologische Untersuchung des entnommenen Gewebestückes gesichert werden. Die *Behandlung* erfolgt dann chirurgisch.

Erkrankungen der Haare

Man unterscheidet zwischen Erkrankung des Haarbodens und des Haarschaftes, wobei sowohl angeborene als auch im Laufe des Lebens auftretende Erkrankungen vorliegen können.

So gibt es angeborene, irreversible Haarmängel (Hypotrichie oder Atrichia congenita), die keiner Behandlung zugängig sind.

Irreversible, narbige Haarausfälle kommen als Folge von physikalischen oder chemischen Schädigungen, z. B. durch Operation, Unfall, Verbrennung, Verletzung, Verätzung (zu starke Bleichung mit H_2O_2 oder Kaltwelle) sowie schließlich auch als Strahlenfolge vor. Ferner treten sie auf nach bestimmten Hautkrankheiten wie Lues, Karzinom, Lepra, Lichen ruber, Lupus erythematodes oder Favus. Eine Erkrankung unbekannter Ursache ist die sog. Pseudopelade Brocq, bei der es als Folge von entzündlichen Veränderungen der Kopfhaut mit Rötung, Schuppung, Krusten- und Pustelbildung zu einem Zugrundegehen der Haarfollikel kommt, so daß eine narbige, haarfreie Kopfhaut mit gelegentlich erhaltenen Haarbüscheln zurückbleibt.

Behandlung: Antibiotische und entzündungshemmende Maßnahmen.

Reversibler, nicht narbiger Haarverlust; kreisrunder Haarausfall (Alopecia areata)

Bei dieser Erkrankung kommt es zu kreisrundem Haarausfall im Kopf- (Abb. 64), aber auch im Bartbereich, wobei schließlich bei der schwersten Form eine vollkommene Haarlosigkeit (Alopecia totalis) auftreten kann. Die Erkrankung kann schon in frühester Jugend beginnen und jahrelang bestehen, sie kann jedoch auch später zum Ausbruch kommen und einen sehr wechselvollen Verlauf zeigen, auch mit der Möglichkeit einer Spontanheilung. Die eigentliche Ursache ist unbekannt, man hat sie jedoch im Zusammenhang mit psychischen Belastungen (Ärger, Examensangst usw.), Herden im Zahn- und Nasennebenhöhlenbereich oder auch bei Erkrankungen des Nervensystems bzw. der Halswirbelsäule beobachtet. Heute wird auch eine immunologische Störung vermutet.

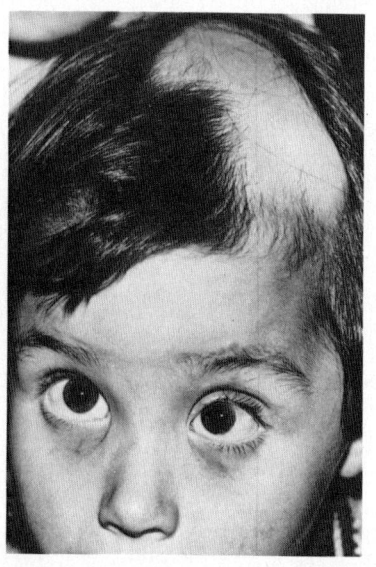

Abb. 64. Alopecia areata

Behandlung: Lokal durchblutungsfördernder Spiritus, Bestrahlung mit der Kromayer-Lampe oder Grenzstrahlen, hochdosierte Kortikoidcremes und schließlich auch — unter strenger ärztlicher Kontrolle — systemische Kortikoidgaben.

Symptomatischer Haarausfall bei Allgemeinerkrankungen

Bei verschiedenen Allgemeinerkrankungen wie Syphilis, aber auch bei Grippe, Pneumonie, Angina, Unter- und Überfunktion der Schilddrüse sowie weiblichen Hormonstörungen kann es zu zeitweiligem Haarausfall kommen. Dieser ist im allgemeinen reversibel.

In der Menopause zeigen viele Frauen eine beginnende männliche Glatzenbildung, die als androgenetische Alopezie bezeichnet wird und durch das Versiegen der weiblichen Hormonproduktion hervorgerufen wird.

Behandlung: Haarwaschen mit medizinischen Schampuns, nicht öfter als etwa alle 14 Tage. Einreiben der Kopfhaut mit teer- und kortikoidhaltigen, alkoholischen Lösungen, bei der androgenetischen Alopezie auch mit östrogenhaltigem Spiritus und innerlich Gabe von Antiandrogenen (Androcur).

Seborrhoischer Haarausfall

Hier kommt es im Bereich des Haarbodens zum Auftreten von Rötungen mit meist fettiger Schuppung, dabei auch vermehrter Haarausfall. Die männliche Glatzenbildung, die genetisch und hormonell determiniert ist, kann ebenfalls mit einer Seborrhö einhergehen. Durch Behandlung derselben kann eine gewisse Hemmung des Haarausfalls erreicht werden.

Behandlung: Waschen der Kopfhaare mit medizinischen Schampuns, nicht öfter als alle 14 Tage, da durch häufiges Haarwaschen die Talgdrüsen zur Produktion angeregt werden und immer stärkere Fettung auftritt. Zwischen den Haarwäschen Pudern der Haare mit einem fettaufsaugenden Puder und danach Ausbürsten. Benutzen von weichen Bürsten und Kämmen, keine Drahtbürste, keine sog. Läusekämme. Antiseborrhoisch wirkender Kopfspiritus mit Schwefel oder Kortikoiden und Teer. Manchmal sind Bestrahlungen mit der Kromayer-Quarzlampe günstig.

Toxisch-medikamentöse Haarbodenschädigungen

Durch verschiedene *Medikamente,* z. B. Thallium, Antikoagulantien (Heparin, Dicumarol), Librium, Kontrazeptiva (die „Pille") sowie Zytostatika wie Colchicin oder Endoxan, kommt es zu einem vorübergehenden Haarausfall.

Behandlung: Wie beim seborrhoischen Haarausfall.

Kosmetika. Ein großer Teil der geklagten Haarausfälle, vor allem bei Frauen, geht auf das Konto von unsachgemäß durchgeführter Haarkosmetik bzw. einer auftretenden Überempfindlichkeit. Das Bleichen der Haare mit H_2O_2, die Anwendung von Haarsprays, Kaltwelle, Tönung, Fixierung und Haarfärben kann zum Brüchigwerden der Haare und Haarausfall führen.

Behandlung: Weglassen der Noxe; Vermeidung von zu straff gekämmten und evtl. zum Zopf gebundenen Haaren (Pferdeschwanz); medizinische Schampuns zum Waschen.

Schädigung des Haarschaftes

Der Haarschaft selbst kann bestimmte angeborene Mißbildungen aufweisen, wie Trichoklasie (Abbrechen der Haare) oder Moniletrix (spindelförmiges Anschwellen der Haare mit Abbrechen im Bereich von Einschnürungen). Daneben stehen im Vordergrund kosmetische Maßnahmen, die zu Trichorrhexis nodosa (borstenhaarartige Aufsplitterung), Trichoklasie (queres Abbrechen des Haares), Trichonodosis (Schlingenbildung der Haare), Pili torti (Drehung des Haarschafts um die Längsachse) oder Trichoptilosis (Auffaserung in der Längsrichtung) führen können.

Behandlung: Erkennung und Beseitigung der Ursache.

Verstärkter Haarwuchs (Hypertrichose)

Bei verstärktem, meist dunkel pigmentiertem Haarwuchs bei Mädchen und Frauen (Damenbart, behaarte Beine) sind verschiedene Möglichkeiten zum Entfernen gegeben:

— Bleichen mit Wasserstoffsuperoxid;
— Anwendung von chemischen Enthaarungsmitteln;
— Herausziehen mit der sog. Epilationspinzette;
— Rasieren mit dem Messer oder einem elektrischen Apparat;
— Epilieren mit einer an ein Hochfrequenzgerät angeschlossenen Nadel, die nach Einführung in den Haarkanal die Haarwurzel durch Strom verkocht.

Funktionsstörungen und Erkrankungen der Schweißdrüsen

Vermehrte Schweißsekretion (Hyperhidrose)

Eine allgemeine vermehrte Schweißneigung am ganzen Körper kann z. B. bei Fettleibigkeit, bei Nervosität oder bei bestimmten Krankheiten wie Tuberkulose, Schilddrüsenüberfunktion, Rheuma oder Schwangerschaft auftreten. Auch durch Medikamente wie Nicotinsäure, Salicylsäure, Penicillin, Cortison kann eine erhöhte Schweißsekretion hervorgerufen werden. Besonders lästig ist eine vermehrte Schweißproduktion im Bereich der Achselhöhlen, die mit Geruchsbelästigung einhergeht und hauptsächlich emotional, d. h. nervös gesteuert, vorkommt, sowie die Hyperhidrosis palmaris et plantaris, d. h. die vermehrte Schweißsekretion an den Handinnenflächen und Fußsohlen, die ebenfalls zum Teil psychisch gesteuert ist. Die vermehrte Schweißbildung an den Händen kann auch durch Chemikalien und Arbeitsmaterialien, z. B. Chlorkalk oder Kaltwellenflüssigkeit, gefördert werden.

Behandlung: Kann ein Grundleiden nicht gefunden werden, so ist die Behandlung meist sehr schwierig. Zur Schweißdämpfung werden vom Arzt Salbeidrogen oder auch das Nervensystem dämpfende Mittel (Luminal, Bellergal) verwandt. Daneben allgemeine hygienische Maßnahmen wie häufiges Wechseln der Kleidung, kühle Bäder, Anwendung luftdurchlässiger und saugfähiger Kleidung. Bei lokalisierter vermehrter Schweißbildung ist die Anwendung von Bädern mit verdünnter wäßriger Kaliumpermanganatlösung (ca. 1 : 3000 bis 1 : 5000), Tannin oder Eichenrinde angezeigt. Lokal: Versuch der Hemmung der Schweißsekretion mit aluminiumchloridhaltigen Medikamenten bzw. Präparaten, die Hexamethylentetramin enthalten und Formalin freisetzen. In schwereren Fällen von Achselhöhlenschweiß ist die operative Entfernung eines ovalären Stücks der Achselhaut einschließlich der in der Tiefe gelegenen Schweißdrüsen erfolgreich.

Dyshidrose

Es handelt sich um eine Gruppe von Erkrankungen, denen klinisch das Auftreten von kleinen oder größeren Blasen an den Händen (Abb. 65), teils an den Füßen gemeinsam ist. Ursache: Pilzerkrankung, Kontaktekzem, bakterielle Entzündung, aber auch unbekannte Ursache.

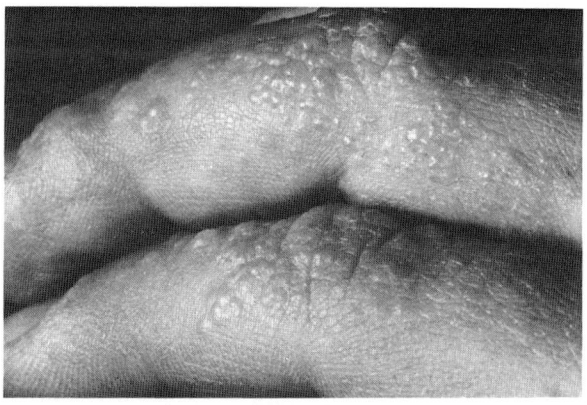

Abb. 65. Typische Dyshidrose im Bereich der seitlichen Fingeranteile

Behandlung: Bevor bei unbekannter Ursache die Dyshidrose behandelt werden kann, muß die entzündliche Reaktion angegangen werden. Das geschieht mittels lokaler Gaben von Cortisonpräparaten. Pflegerisch stehen Hand- und Fußbäder mit Kaliumpermanganatlösung im Vordergrund; im Bad Eröffnung der Blasen mit steriler Schere und Pinzette, Entfernung des nekrotischen Gewebes; danach Besprayen mit antibiotischer Lösung (z. B. Nebacetin-Spray) oder Anwendung von kortikoidhaltigen Lotionen oder Cremes. Evtl. Unterstützung durch orale oder parenterale Gaben von Antibiotika.

Schweißfriesel (Miliaria)

Bedingt durch hohe Luftfeuchtigkeit und Wärme kommt es an den durch Kleidung bedeckten Körperstellen wie Rücken und Brust — oft auch beim Kleinkind — zum Auftreten von kleinen, weißlichen oder auch rötlichen Knötchen infolge Verschlusses der Schweißdrüsenausgänge. Diese Erscheinungen können u. a. durch Heftpflasterverbände, Sonnenbestrahlung oder Fieber hervorgerufen werden.

Behandlung: Entfernung der dichten Verbände, luftige Kleidung, Lagerung in nicht zu schwüler Umgebungstemperatur bzw. im Schatten, Anwendung eines Ventilators, Einreiben der befallenen Haut mit Zinkschüttelmixturen und danach Eincremen mit indifferenten Salben.

Schweißgeruch (Bromhidrose)

Der unangenehme Geruch des Schweißes kommt meist zusammen mit einer besonderen Schweißneigung vor und ist die Folge einer bakteriellen Zersetzung. Auftreten bei manchen Erkrankungen, z. B. Pemphigus vulgaris, Favus, Masern oder Rheumatismus.

Behandlung: Gute Körperpflege, Waschen mit Wasser und Seife, häufiges Wechseln der Strümpfe, Benutzung von Pudern, außerdem Überdecken des Geruchs mit Riechstoffen, Binden des Geruchs an Zinkoxid oder Puder sowie schließlich Bäder mit Kaliumpermanganat. Geruchshemmende Stoffe bezeichnet man als Desodorantien. Es gibt eine ganze Reihe von Fertigpräparaten in Form von Seifen, Trockenstiften und Sprühdosen, die neben Riechstoffen auch antiseptische, d. h. bakterienhemmende Stoffe (Hexachlorophen) enthalten.

Schweißdrüsenabszeß

Es handelt sich hier um eine bakterielle Entzündung der apokrinen Schweißdrüsen in den Achselhöhlen (Abb. 66). Der Schweißdrüsenabszeß unterscheidet sich vom Furunkel, der ebenfalls hier vorkommen kann, dadurch, daß er eine mehr walzenförmige Form hat, keinen zentralen Pfropf bildet, chronisch rezidivierend verläuft und schwierig zu behandeln ist.

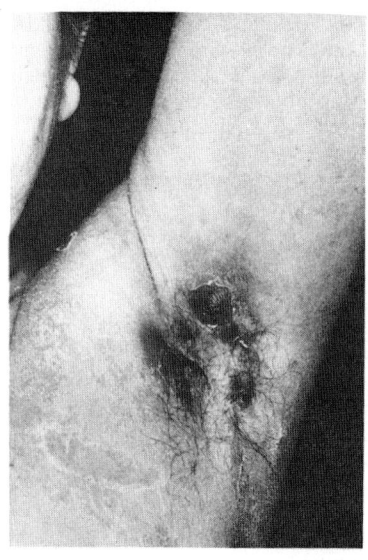

Abb. 66. Schweißdrüsenabszeß

Behandlung: Der Arzt wird evtl. Röntgenbestrahlung anwenden und Antibiotika geben. Pflegerisch ist zu beachten, daß einmal die Reibung zwischen den Hautfalten vermieden wird und zweitens auch nicht durch fette Salben ein Erweichen (Mazeration) stattfindet. Die Abgrenzung der Entzündung wird durch Bestrahlung mit UKW oder Rotlicht gefördert. Anwendung von Ichthyol pur für einige Tage oder Ichthyol-Glycerin 30 %ig. Desinfektion der umgebenden Haut mit einem Hexachlorophenspiritus oder Abwaschen mit Satinasept.

Erkrankungen der Talgdrüsen

Acne vulgaris

Diese häufige Erkrankung der Talgdrüsen kommt beim männlichen und weiblichen Geschlecht in der Pubertät, bis etwa Anfang oder Mitte des 3. Lebensjahrzehnts vor. Es ist somit eine Abhängigkeit vom Haushalt der Geschlechtshormone vorhanden, wobei man hinsichtlich des Verhältnisses vom männlichen zum weiblichen Hormon (Androgene/Östrogene) beim Mann im Blut und im Hautoberflächenfett eine Erhöhung der Östrogene und bei der Frau eine Erhöhung der Androgene findet. Durch Verschluß der Talgdrüsenausführungsgänge kommt es zuerst zur mildesten Form der Akne, dem sog. Mitesser (Komedo), bei entzündlichen Veränderungen in der Tiefe zur papulö-

sen Akne, pustulösen Akne (Abb. 67) und schließlich auch zur gro
ßen, knotigen und abszedierenden Veränderung (Acne aggregata,
Acne indurata). Durch den entzündlichen Prozeß selber oder durch
Manipulation des Patienten kommt es schließlich zu mehr oder weniger starker Narbenbildung.

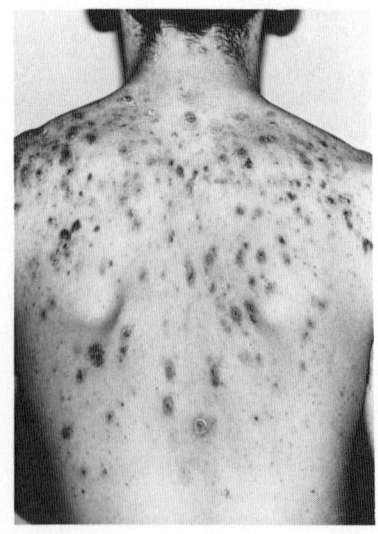

Abb. 67. Acne vulgaris

Behandlung: Das Auftragen von Lösungen, Pudern und Salben allein
hat wenig Zweck. Eine intensive Behandlung unter Mitwirkung des
Patienten ist erforderlich. Entfernung der meist vermehrten
Talgschicht auf der Haut durch Waschen mit Wasser und Seife, Ausdrücken der Mitesser mit einem besonderen Gerät (Komedonenquetscher, Abb. 68), nicht mit den Fingern. Die im Komedonenquetscher
befindliche zentrale Öffnung wird auf den Komedo aufgesetzt und
durch seitlichen Druck derselbe ausgepreßt. Äußerste Sauberkeit ist
erforderlich, das Instrument muß jedesmal frisch sterilisiert werden.
Anschließend Anwendung von desinfizierenden oder antibiotisch
bzw. antibakteriell wirkenden Lösungen. Aufweichen von entzündlichen Knoten durch Gesichtsdampfbäder, z. B. mit Kamillenextrakt,
Eröffnung von Pusteln und schon reifen Abszessen durch Einstich
mit dem sog. Starmesser. Bei der Akne sind Kortisonpräparate und
fette Salben kontraindiziert.
Je nach Hautzustand und Schwere der Erkrankung können allein
oder kombiniert angewandt werden:
– Retinoide,
– Benzoylperoxid,

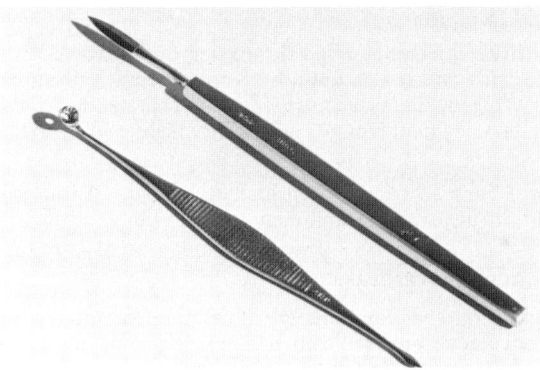

Abb. 68. Komedonenquetscher und kleines Messerchen zur Aknebehandlung

– lokal oder intern Antibiotika (Minozyklin, Erythromycin, Tetrazykline),
– antiseptische Behandlung mit alkoholischen Lösungen, Emulsionen

Die Behandlung mit Vitamin-A-Säure 1–2mal täglich führt zu einer Schälwirkung mit Verdünnung der Hornschicht. Die Empfindlichkeit ist individuell verschieden, lokale Reizungen gehören zum Effekt der Vitamin-A-Säure und zwingen evtl. zur vorsichtigen Weiterbehandlung oder Absetzen des Mittels. Eine gute Schälwirkung erreicht man auch durch Benzoylperoxid. Bei mehr pustulöser Akne sind Antibiotika angezeigt. Unterstützend kann man bei geeigneten Fällen Bestrahlungen mit UV-A und UV-B versuchen.

Die Allgemeinbehandlung besteht bei stark eitriger Komponente in Antibiotika, Regulierung des Stuhlgangs, Vermeiden von viel Fett und stopfenden Speisen, bei Mädchen in Einzelfällen auch in einer Behandlung mit weiblichen Hormonen, z. B. in Form von bestimmten Ovulationshemmern, die auch Cyproteronacetat (Diane) den Hemmstoff des männlichen Hormons enthalten. In schweren Fällen kann das Krankheitsbild durch perorale Gabe von Isotretinoin (Roaccutan) beeinflußt werden. Während der Gabe des Medikamentes und für den Zeitraum von 4 Wochen nach Absetzen ist bei Frauen im gebärfähigen Alter eine Schwangerschaft unter allen Umständen zu vermeiden.

Acne conglobata

Es handelt sich hierbei ebenfalls um eine Erkrankung der Talgdrüsen, die jedoch hauptsächlich durch Eitererreger hervorgerufen und daher bei den Pyodermien (s. S. 60) abgehandelt werden.

Aknekeloid (Keloidacne)

Eine beim Mann vorkommende Erkrankung der Haarfollikel im Nakken, bei der sich zuerst entzündliche Knoten, zum Teil auch mit Pustelbildung, zeigen, die sich anschließend verhärten und teils vereinzelt stehende knötchenförmige, teils plattenartige Wulstnarben aufweisen.

Behandlung: Sehr schwierig. Chronischer Verlauf. Antibiotika, Kortikoide und chirurgische Maßnahmen.

Industrie- oder Gewerbeakne

Beim Umgang mit bestimmten Arbeitsstoffen kommt es durch Verschluß der Talgdrüsenausführungsgänge sekundär zu krankhaften Veränderungen der Talgdrüsen mit entzündlichen Erscheinungen. Hervorgerufen können diese werden durch Öle (Automatenöle, Bohröle), wobei das Öl durch die ölgetränkte Kleidung an die behaarten Körperstellen gelangt und hier zu Veränderungen führt, z. B. an den Oberschenkeln bei Fabrikarbeitern. Ebenfalls kann der Umgang mit Teer, mit Pech oder mit bestimmten Kohlenwasserstoffen (sog. Chlorakne, Pernakrankheit) schwere entzündliche Veränderungen der Talgdrüsen mit akneartigen Hautveränderungen herbeiführen.

Acneiforme Hautausschläge durch Medikamente

Bei Einnahme von Brom, Jod, Kortikosteroiden und ACTH-Präparaten kann es zu toxischen Schädigungen der Talgdrüsen mit entsprechenden Hautveränderungen kommen. Diese Stoffe werden über den Talg vom Körper ausgeschieden. Das klinische Bild ist monomorph, d. h. die einzelnen Hautveränderungen sind alle gleich, im Gegensatz zur Acne vulgaris.

Behandlung Absetzen der Medikamente bzw., falls dies aus vitalen Gründen nicht möglich ist, Lokalbehandlung mit schwefel- oder ichthyolhaltigen Pudern und Pasten.

Rosacea (Rotfinne)

Diese Erkrankung tritt, mehr bei Frauen als bei Männern, im reiferen Alter auf und befällt das Gesicht (s. Farbtafel, Abb. 4). Es finden sich hier entweder nur Rötungen (Rosacea erythematosa) oder Knötchen (Rosacea papulosa), Pusteln (Rosacea pustulosa) sowie besenreiserartige Gefäßerweiterungen (Teleangiektasien). Neben einer gewissen angeborenen Unfähigkeit der Hautgefäße zur Verengung wird die Krankheit durch verschiedene Faktoren gefördert: Nachlassen der hormonellen Tätigkeit bei der Frau, Störungen im Bereich von Galle und Leber bzw. Magen und Darm, erhöhter Gehalt an Cholesterin im Blut.

Behandlung: Regelung des Stuhlgangs, nötigenfalls Ersatz von Magensäure oder Verdauungsfermenten. Behandlung eines evtl. erhöhten Blutfettgehaltes. Diätetisch: Vermeiden von gefäßerweiternden Nahrungsmitteln wie scharfe Gewürze, Bohnenkaffee, Alkohol. Da oft eine vermehrte Talgsekretion im Gesichtsbereich vorhanden ist, Entfernen des Hautfetts durch Waschungen mit Wasser und Seife. Lokal Antibiotika- oder metronidazolhaltige Cremes, evtl. Abdecken mit Aknelotionen, Sonnenschutzmittel. Innerlich bei Bedarf Antibiotika oder Metronidazol. Meiden von fetten Salben, Kosmetika, Kortikosteroiden, Sonnenbestrahlung.

Periorale, rosaceaartige Dermatitis

Seit einigen Jahren beobachtet man sehr häufig, vornehmlich bei Frauen, um den Mund lokalisierte Erytheme und Knötchen, wobei diese Erkrankung von der Rosacea abzutrennen ist. Möglicherweise sind Kosmetika, fluorhaltige Stoffe oder andere äußere Noxen dafür verantwortlich zu machen.

Behandlung: Keine fluorhaltige Kortikoide, keine Kosmetika, Antibiotika per os (Tetracycline), Metronidazol lokal oder per os, milde Lokaltherapie.

Talgfluß (Seborrhoea oleosa, Seborrhoea sicca)

Vermehrte Talgsekretion geht oft mit einer vermehrten Schweißsekretion einher. Bei starkem Talgfluß ohne Schuppenbildung liegt eine Seborrhoea oleosa vor, bei vorhandenen Schuppen eine Seborrhea sicca. Diese Zustände finden sich besonders im Bereich der Kopfhaut.

Behandlung: Da durch zu häufiges Waschen die Talgsekretion erst richtig angeregt wird, soll der Kopf nicht häufiger als alle 14 Tage gewaschen werden. Vermeiden von Haarfestigern, Haarsprays usw., die oft eine stärkere Schuppenbildung provozieren. Starke Schuppung entfernt man am besten, indem man nach dem Kopfwaschen für 5—6 Tage entsprechende schuppenlösende, salizylhaltige Kopfsalben verwendet, dann wieder wäscht und weiter mit meist schwefelhaltigen oder kortisonhaltigen Spezialpräparaten behandelt.

Erkrankungen der Nägel

Nägel können von Geburt an Veränderungen aufweisen, Nagelveränderungen können aber auch im Verlauf von bestimmten Hautkrankheiten, durch äußere Reize oder im Rahmen von internen Erkrankungen auftreten.

Bei Erkrankungen des Nagelwalles und des Nagelbettes z. B. beim Ekzem, bei der Psoriasis vulgaris oder bei Mykosen kommt es zu Störungen des Nagelwachstums, die sich in Querrillen, fleckiger Beschaffenheit der Nageloberfläche oder Längsrillen äußern. Auch kann der Nagel insgesamt im Wachstum zurückbleiben oder im Gegenteil eine sehr starke Hornbildung zeigen, so daß krallenartige Veränderungen auftreten (Onychogryphosis).

Nagelbrüchigkeit (Onychorrhexis)

Eine erhöhte Nagelbrüchigkeit wird bei verschiedenen Zuständen beobachtet, meistens sind es äußerliche Schädigungen durch Nagellack, Alkali oder Azeton, aber auch bei Stoffwechselerkrankungen, als Folge von Röntgenbestrahlung oder Mangelernährung.

Behandlung: Vermeiden von Nagellack und Nagellackentferner, kurzes Schneiden und Feilen, innerliche Gabe von Gelatine, Biotin.

Weißnagel (Leukonychie)

Eine weißliche Verfärbung der Nagelplatten kann z. T. durch Eindringen von Luft in die Hornlamellen entstehen, z. T. ist sie auch Folge einer Pilzinfektion.

Behandlung: Je nach Ursache; s. auch Behandlung der Nagelpilzerkrankungen.

Trommelschlegelfinger

Bei Herz- und Lungenerkrankungen sowie venösen Stauungen kommt es zu sehr starker Wölbung der Nagelplatten.

Plattnagel (Platonychie)

Die so veränderten Nägel zeigen nicht die normale Wölbung, sondern eine platte Oberfläche. Diese Bildung ist Vorstufe zur sog. Koilonychie.

Koilonychie

Hierbei kommt es zu einer schüsselförmigen Eindellung der Nagelplatte, wobei die Störung meist als Folge beruflich mechanischer Schädigung aufzufassen ist (Arbeit in Wäschereien, Druckereien, Molkereien und Galvanisieranstalten u. a.).

Eingewachsener Nagel (Unguis incarnatus)

Durch Schuhdruck oder falsches Abschneiden der Nägel kommt es zum Einwachsen der seitlichen Nagelkante in die Haut des Nagelwalles. Als Folge treten Schmerzhaftigkeit, Wucherungen der Haut und evtl. auch Ulzerationen auf.

Behandlung: Tragen von Schuhwerk, das eine freie Beweglichkeit der Zehen erlaubt; richtiges Schneiden der Nägel, wobei seitlich nicht rund, sondern gerade abgeschnitten werden soll; Einbringen eines Gazestreifens mittels einer Knopfsonde unter die eingewachsene Nagelpartie. Diese Manipulation wird in mehreren Sitzungen wiederholt, danach oft überraschend schnelle Besserung. Kommt man hiermit nicht zum Ziel, muß durch den Arzt eine besondere Nageloperation durchgeführt werden.

Nagelentfernung

Bei Pilznägeln oder Nagelverletzungen ist manchmal die teilweise oder vollständige Nagelentfernung notwendig. Benötigt werden: Lokalanästhetikum, Injektionsspritze, 1 Schere, 1 stumpfe Klemme zum Herausheben der Nagelplatte.

Erkrankungen der Mundschleimhaut

Neben echten Erkrankungen der Mundschleimhaut gibt es auch Veränderungen, die Abweichungen von der Norm darstellen, die jedoch nicht durch krankhafte Prozesse, sondern aufgrund von meist angeborenen Störungen entstanden sind.

Pflege: Beim Essen und Trinken hat der Patient wegen der Schmerzen Probleme. Grundsätzlich sollten säurehaltige Speisen und Getränke sowie harte Speisen (z. B. Nüsse o. ä.) gemieden werden. Weiche, nicht unbedingt gemahlene Kost ist ideal. Ebenfalls ist von hohem Zuckerverbrauch abzuraten (geeignete „Nahrung" für Bakterien, die sich aufgrund der Erkrankung im Mund befinden).
Das wichtigste bei Mundschleimhauterkrankungen ist jedoch eine gute Mundhygiene. Sie sollte auf jeden Fall nach *jeder* Nahrungsaufnahme durchgeführt werden. Neben ausreichenden Mundspülungen soll keine allzu scharfe Zahnpasta verwendet werden. Eine evt. vorhandene Prothese muß ebenfalls nach jedem Essen gereinigt werden. Angeordnete medizinische Mundspülungen, Suspensionen, Lutschpastillen usw. sollten nur dann angewendet werden, wenn der Mund leer ist, d. h. auch die Prothese muß vorher entfernt werden.

Faltenzunge (Lingua plicata)

Häufige harmlose Veränderung der Zungenoberfläche, bei der eine sehr starke Faltung und Furchung vorhanden ist. Die Bedeutung dieser Veränderung liegt darin, daß sich in den Falten bei mangelhafter Mundpflege Nahrungsreste zersetzen können, daß hier durch die verdünnte Schleimhaut Verletzungen auftreten können und Erreger, wie Tuberkelbakterien oder Syphiliserreger, einzudringen vermögen.

Behandlung: Mundpflege; sonst keine möglich.

Wanderplaques (Lingua geographica)

Bei manchen Menschen auftretende harmlose Veränderungen unbekannter Ursache, bei der an stets wechselnden Stellen der Zungenoberfläche plötzlich rote Flecken auftreten mit Rückbildung der Zungenpapillen (Abb. 69). Oft brennendes Gefühl und Empfindlichkeit gegenüber saueren und harten Speisen.

Behandlung: Nicht bekannt; Mundpflege.

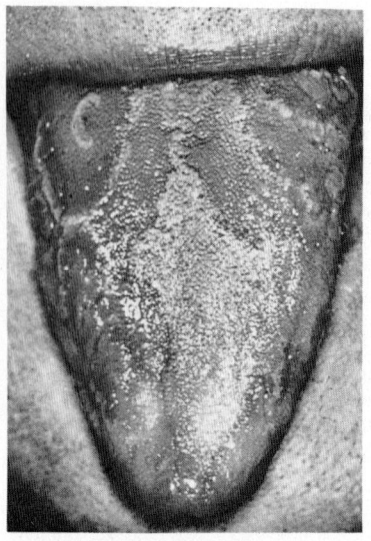

Abb. 69. Wanderplaques

Schwarze Haarzunge (Lingua nigra)

In der Mitte des mittleren und hinteren Drittels der Zunge kommt es zu bräunlichen bis braunschwarzen Wucherungen im Bereich der Zungenpapillen. Häufig nach langdauernder Gabe von Antibiotika, wie Penicillin.

Behandlung: Vitamingabe; spontane Rückbildung erfolgt.

Zungenbeläge

Zungenbeläge verschiedener Farbe, von weiß bis gelbbräunlich, treten bei verschiedenen inneren Erkrankungen auf. Aus dem Zungenbelag kann keine Diagnose und keine Lokalisierung der Erkrankung gestellt werden. Zungenbeläge sind ein gewisses Zeichen für die Aktuität und den Verlauf bzw. die Verschlechterung oder Verbesserung des Krankheitszustandes.

Behandlung: Mundpflege; sonst keine möglich.

Heterotope Talgdrüsen

Bei etwa einem Drittel aller Männer nach der Pubertät und bei etwa einem Viertel aller Frauen ab Klimakterium finden sich gelbliche bis gelbrötliche kleine Knötchen an der seitlichen Wangenschleimhaut. Es handelt sich hier um harmlose Talgdrüsen, die entwicklungsgeschichtlich an diese Stelle gelangt sind.

Leukoplakie

Unter Leukoplakien verstehen wir weißliche, nicht abstreifbare, chronisch bestehende Verhornungen an sonst nicht verhornter Mundschleimhaut (Abb. 70). Es gibt sog. primäre Leukoplakien ohne vorausgegangene Erkrankungen und sekundäre Leukoplakien, wie z. B. beim Lichen ruber oder Lupus erythematodes. Mechanische Beanspruchungen der Schleimhaut, z. B. bei Blasinstrumentenspielern oder bei starken Rauchern, sind weitere Ursachen. Leukoplakien sind weiter zu beobachten, da sich in einem – wenn auch kleinen –

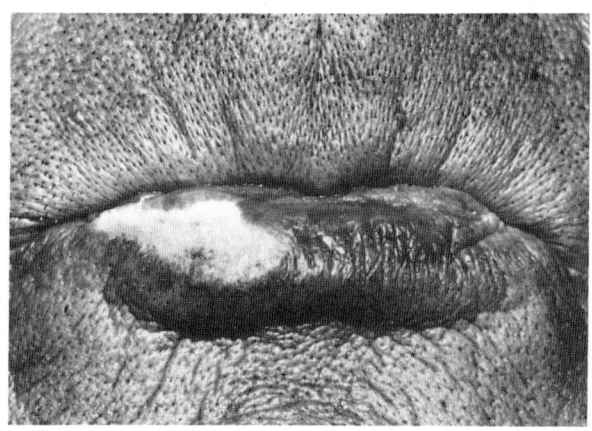

Abb. 70. Leukoplakie der Unterlippe

Prozentsatz der Fälle auf dem Boden der Leukoplakie auch noch nach Jahren ein Karzinom entwickeln kann.

Behandlung: Gabe von aromatischem Retinoid.

Schädigungen der Mundschleimhaut durch Zahnprothesen-material, schadhafte Zähne und Medikamente

Zahnprothesenmaterial, welches aus Kunststoff besteht, daneben aber auch Farbstoffe, Beschleuniger, Metalle usw. können sowohl aufgrund ihrer chemischen Zusammensetzung als auch durch mechanische Reizung oder durch Reizung von sich zersetzenden Nahrungsmitteln in porösem Material zur Schädigung der Schleimhaut führen. Diese reicht von Rötung, Schwellung und Bläschenbildung bis zum Schleimhautuntergang mit Nekrose. Subjektiv wird über Juckreiz, Brennen und Schmerzen geklagt. Auf dem Boden einer chronischen Entzündung kann es evtl. zur Krebsentstehung kommen.

Behandlung: Abklärung, ob die Schädigung der Schleimhaut durch schadhafte Zähne, schlecht sitzende Prothesen (mechanische Reizung) oder das Prothesenmaterial (Allergie) bedingt ist; zahnärztliche Behandlung; Mundpflege.

Aphthen

Bei den Aphthen handelt es sich um kleine, gelblich belegte Schleimhautdefekte mit einem roten entzündlichen Randsaum. Wir unterscheiden echte Aphthen, die auf dem Boden einer Erkrankung kleiner arterieller Gefäße in einem bestimmten Schleimhautbereich entstanden sind, und unechte Aphthen, die ihre Entstehung dem Platzen von Blasen verdanken.

Chronisch, rezidivierende oder habituelle Aphthen

Sie gehören zur Gruppe der echten Aphthen (Abb. 71). Ihre Ursache ist nicht bekannt. Oft findet man jedoch Magen-Darm-Störungen oder hormonelle Störungen bei der Frau.

Behandlung: Sehr schwierig; eine Abheilung bei diesem chronischen, rezidivierenden Leiden ist oft nicht möglich; lokale Pinselungen mit Farbstoffen; Lutschen von Kortikoidtabletten.

Mundschleimhautentzündung mit Aphthen (Stomatitis aphthosa)

Entzündliche Veränderung der Mundschleimhaut mit Aphthen, welche als Folge einer Infektion mit Herpesvirus vor allem bei Kindern und Jugendlichen auftritt. Die gesamte Mundschleimhaut ist sehr stark geschwollen, gerötet, erodiert und schmerzhaft.

Behandlung: Mundspülungen, Farbstoffanwendung, evtl. Kortikoide.

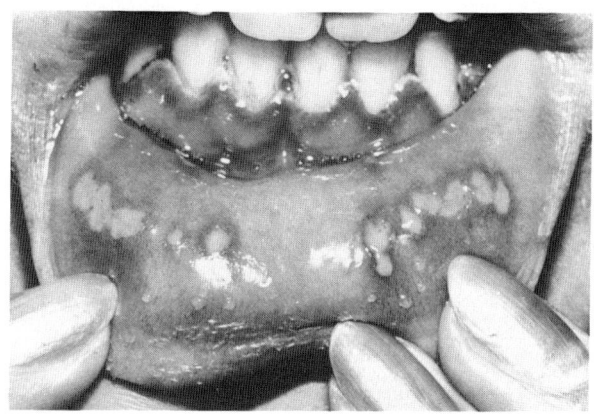

Abb. 71. Rezidivierende Aphthen

Lippenschleimhautentzündung (Cheilitis)

Eine Entzündung der Lippenschleimhaut kann bei verschiedenen Erkrankungen, z. B. bei seborrhoischem Ekzem, Psoriasis vulgaris, als Folge einer Überempfindlichkeit (Lippenstift), infolge einer Röntgenbestrahlung oder auch als sog. *Cheilitis actinica* auftreten. Letztere entsteht unter der Einwirkung des Sonnenlichts und kann den Boden für die Entstehung eines Karzinoms abgeben.

Behandlung: Vermeidung des Schädigungsstoffes, Lichtschutz, Kortikoidcremes, Behandlung des Grundleidens.

Mundschleimhautentzündung (Stomatitis)

Entzündungen der Mundschleimhaut können wir bedingt durch bakterielle Erreger, wie Staphylokokken, Diphtheriebakterien sowie bei Herpes oder bei Soormykose beobachten, ferner auch als eine örtliche Reaktion bei Allgemeinerkrankungen, wie z. B. Masern, Scharlach oder Typhus, oder nach Einwirken von chemischen Stoffen, wie Gold, Endoxan, Methotrexate.

Behandlung: Ätiologische Behandlung, Kortikoide, Mundspülungen, bei Schmerzen anästhetische Präparate.

Zahnfleischentzündung (Gingivitis)

Eine Zahnfleischentzündung kann als Folge unzureichender Mundpflege, bei schadhaften Zähnen, bei Parodontose oder auch als Folge von eingenommenen Medikamenten (Wismut, Hydantoin) auftreten.

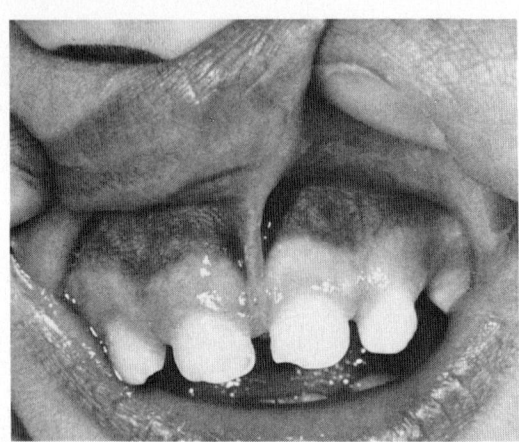

Abb. 72.
Hyperplastische
Gingivitis

Dabei ist das Zahnfleich gerötet, geschwollen und blutet leicht (Abb. 72).

Behandlung: Beseitigung der Grundstörung, Kortikoide.

Zungenentzündung (Glossitis)

Die Zunge kann bei verschiedenen Erkrankungen der Mundschleimhaut mitbeteiligt sein, z. B. in Form von Belägen bei Candidamykose, Syphilis, Lichen ruber, Lupus erythematodes oder Leukoplakie. Tiefe Entzündungen der Zunge entstehen bei der Syphilis.

Behandlung: Behandlung des Grundleidens.

Außer den vorstehend erwähnten speziellen Erkrankungen der Mundschleimhaut muß man sich vor Augen halten, daß diese Körperstelle bevorzugt bei vielen Erkrankungen mit beteiligt ist, so z. B. Soormykose (S. 79), Lichen ruber (S. 161), Pemphigus vulgaris (S. 169), Lupus erythematodes (S. 206) und Tuberkulose (S. 66).

Gruppe der Ekzeme

Die Ekzeme sind eine Gruppe von Krankheiten verschiedener Ausprägung und Ursache. Der Name Ekzem kommt aus dem Griechischen und bedeutet, daß es sich um eine akute, stürmisch verlaufende, entzündliche Erkrankung handelt. Dies trifft jedoch nur für einzelne Stadien des Ekzems genau zu. Wir unterscheiden Kontaktekzeme, seborrhoische Ekzeme und endogene Ekzeme (atopisches Ekzem).

Kontaktekzeme

Kontaktekzeme entstehen hauptsächlich infolge äußerer Ursachen, wobei in der Haut selbst gelegene Faktoren mitbestimmend sind.

Das Ekzem kann überall auf der Haut auftreten; Einzelherde, flächenhafter Befall und Beteiligung der gesamten Körperoberfläche, d. h. Erythrodermie, sind möglich. Je nach der Akuität kann man von einem akuten und von einem chronischen Ekzem sprechen. Die Lokalisation, d. h. die Bezeichnung Unterschenkelekzem, Ohrekzem, Handekzem, sagt lediglich aus, daß eine Schädigung an dieser Stelle stattgefunden hat. Klinisch kann das Ekzem alle Effloreszenzen aufweisen, so z. B. Erytheme, Papeln, Pusteln, Blasen, Nässen, Schuppen, Hyperkeratosen. Das Ekzem verändert je nach Alter der Erscheinung sein Bild. Von einer mit Ekzem befallenen Hautstelle, z. B. von den Händen aus, kann es über den Blutweg zum Auftreten von Effloreszenzen, wie Erythemen, Knötchen oder Bläschen, an fernen Körperstellen kommen. Man nennt dieses Phänomen eine Streuung. Aus dem großen Begriff vulgäres Ekzem kann man drei Sonderformen herausstellen:

Toxische Dermatitis

Bei der toxischen Dermatitis handelt es sich um eine Schädigung z. B. durch Chemikalien, die nicht allergisch bedingt ist und alle Personen befällt, die damit in Berührung kommen (Abb. 73). Nach Entfernung der Schädigungsursache und Behandlung heilt die toxische Dermatitis rasch ab.

Degeneratives Ekzem

Beim degenerativen Ekzem (Abnutzungsdermatose, kumulativ-toxisches Ekzem) handelt es sich um die Summation kleiner Reize, wie

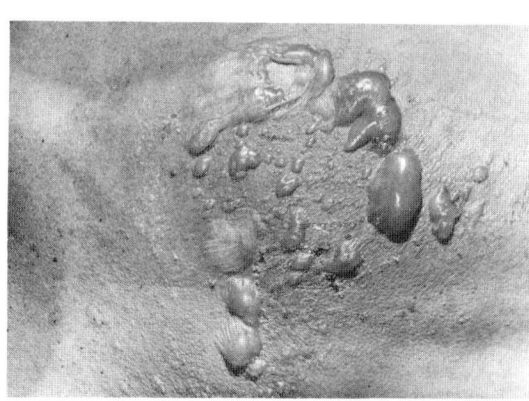

Abb. 73. Toxische Dermatitis mit Blasenbildung

sie z. B. durch ständige Schädigung der Haut durch Wasser, Seifen, Syndets, Lösungsmittel hervorgerufen wird. Durch entsprechende Arbeitsschutzmaßnahmen läßt sich eine Schädigung verhindern: Tragen von Handschuhen, Arbeiten im geschlossenen System, Rückfetten der Haut. Die Gefahr des degenerativen Ekzems besteht darin, daß es zum Ausgangspunkt für das allergische Ekzem werden kann.

Allergisches Kontaktekzem

Das allergische Kontaktekzem ist eine sehr häufige Erkrankung, bei der eine Überempfindlichkeit der Haut gegen bestimmte Chemikalien entsteht (s. Farbtafel, Abb. 5). Beim allergischen Kontaktekzem (einer Allergie vom verzögerten Typ IV) dringen die Allergene (die meist unvollständige Allergene sind = Haptene) in die Haut ein. Sie werden an Eiweiße gebunden. Die Allergene gelangen in Kontakt mit immunkompetenten Zellen (Langerhans-Zellen) bzw. Makrophagen. T-Lymphozyten proliferieren zu Immunoblasten und werden spezifisch sensibilisiert. Bei Antigenkontakt der T-Effektorzellen werden Lymphokine frei, die zu Entzündungsreaktionen führen. Andere sog. T-Gedächtniszellen führen bei erneutem Kontakt mit den Allergenen wieder zu allergischen Reaktionen. Auch nachdem jahrelang Arbeitsstoffe, wie Zement, Formalin, terpentinhaltige Lösungsmittel u. a., vertragen wurden, kommt es plötzlich zu einem Kontaktekzem. Die genaue Ursache, warum der eine Mensch am gleichen Arbeitsplatz erkrankt und der andere nicht, ist nicht bekannt. Einerseits muß eine gewisse persönliche Empfindlichkeit angenommen werden, andererseits sind chemische Stoffe verschieden starke Antigene.

Für ein Kontaktekzem sprechen Auftreten und Verschlechterung des Ekzems an der Stelle des Kontaktes und während der Arbeit mit der Noxe sowie Besserung am Wochenende oder in der Urlaubszeit. Zur Objektivierung benutzen wir den sog. Läppchentest (Epikutantest). Hierzu werden besondere Testpflaster benutzt (Curatest, Leukotest, Porotest). Diese haben auf einem Klebestreifen einzelne kleine runde Stoffflecke, die man mit dem schädigenden Stoff tränkt und dann auf die Rückenhaut des Patienten klebt. Nach 24 sowie 48 und 72 Stunden wird die Reaktion abgelesen. Beim Auftreten von ekzemartigen Reaktionen, wie Schwellung, Rötung, Bläschenbildung, sind die Tests positiv.

Einige der häufigsten Allergene sind:
Chrom, Nickel, Kobalt, Terpentin, Formalin, Phenol, Quecksilber, Paraphenylendiamin, Arnika, Neomycin, Resorcin, Persulfate, Jod, Kolophonium, Anaesthesin, Perubalsam.

Hinsichtlich der Ekzementstehung sind folgende Berufe besonders gefährdet: Maurer, Maler und Anstreicher, Friseure, Chemiearbeiter, Metallarbeiter, aber auch Heilberufe und Hausfrauen.

Pflege bei Ekzemen

Die Nacht kann für einen Ekzempatienten sehr unangenehm werden. Aufgrund der Bettwärme kommt es zum verstärkten Juckreiz. Es sollte deshalb immer darauf geachtet werden, daß die Schlafräume nicht überhitzt sind.

Sobald der Patient anfängt zu kratzen, hört er meist erst dann auf, wenn tiefe Kratzspuren, die auch bluten können, auftreten (kurze Fingernägel!). Der Schmerz wird dann „angenehmer"empfunden als der quälende Juckreiz. Der Ekzematiker sollte lernen sich lieber einzufetten, als zu kratzen. Dieser bekommt deshalb auch eine angeordnete Salbe/Creme zum Fetten an das Bett gestellt. Um die Hygiene zu wahren, soll der Patient nicht mit den Fingern in den Salbentopf greifen, sondern hierfür jedesmal ein frisches Holz- oder Plastikstäbchen benutzen. Gerade bei superinfizierten Ekzemen, wie sie häufig zur Aufnahme in die Klinik kommen, ist diese Hygienemaßnahme wichtig, um nicht eine Brutstätte für Keime zu züchten.

Ist ein medizinisches Vollbad angeordnet (ca. 36–38 °C, Dauer ca. 10–15 Minuten) sollte dies sinnvoller Weise vor einer eventuell angeordneten Bestrahlung (UVA/B) gemacht werden. Zur Bestrahlung muß der Körper frei von Salbenresten sein, damit die UVA-/B-Strahlen ungehindert in die Haut eindringen können. Der Patient kann natürlich auch vor der Bestrahlung duschen. Nur allzu häufiger Wasserkontakt trocknet die schon vorher zu trockene Haut noch mehr aus. Deshalb muß nach jedem Waschen (bzw. Bestrahlen) die Haut eingefettet werden! Das sogenannte Zwischenfetten ist eine wichtige Aufgabe des Patienten.

Bei der Kleidung muß auf weiche Naturfasern geachtet werden. Hartes Leinen oder kratzende Wolle können erneut Juckreiz oder sogar Schmerzen (empfindliche Haut) für den Patienten bedeuten. An Nahrungsmitteln soll der Ekzematiker bekannte Allergene meiden. Zitrusfrüchte (Apfelsine, Grapefruit usw.) können unter Umständen einen neuen „Schub" auslösen.

Wichtig für einen Ekzempatienten ist aber auch die Akzeptanz seiner Erkrankung. Gerade bei chronischen Ekzemen spielt die psychische Einstellung eine große Rolle. Bei extremer (seelischer) Belastung kann es unter Umständen zu einer Verschlechterung des Ekzems kommen. Depressive Zustände müssen entsprechend behandelt werden.

Behandlung der Kontaktekzeme

Die Behandlung richtet sich nach dem Stadium und der Akuität der Erkrankung. Bei nässenden Veränderungen werden gern kühle Umschläge gemacht. Im weiteren Stadium werden Lotionen, Cremes und Salben angewandt. Vermieden werden müssen dicke, zu feste und dichte Verbände und das Einwickeln zu großer Körperpartien. Es kann hierbei sonst zu Wärmestauungen kommen. Besondere Vorsicht ist bei kleinen Kindern geboten. Bei chronischen Ekzemformen werden Teeranwendungen verabfolgt.

Seborrhoisches Ekzem

Die Ursache des seborrhoischen Ekzems ist noch umstritten, obwohl sich immer mehr herausstellt, daß der wichtigste Entstehungs- und Auslösungsfaktor der Hefepilz Pityrosporon ovale darstellt. Genetische, klimatische, neurogene und hormonelle Faktoren spielen hier jedoch auch eine Rolle.
Mikrobielle bzw. bakterielle Einflüsse sind sicher oft vorhanden, so daß man auch zum Teil von einem mikrobiell-seborrhoischen Ekzem sprechen kann. Die Erkrankung ist abzugrenzen von der Psoriasis vulgaris, Pilzerkrankungen und Pityriasis rosea. Die Hautveränderungen des seborrhoischen Ekzems sind scharf begrenzte Erytheme mit Schuppen von gelbrötlichem Farbton (s. Farbtafel, Abb. 6). Befallen sind vorzugsweise die vordere und hintere Schweißrinne (Mitte von Brust und Rücken sowie Mitte des Gesichts). Aber auch an anderen Körperstellen kann das Ekzem auftreten. Auf dem behaarten Kopf finden wir eine trockene Seborrhö, d. h. lediglich Schuppen, oder eine ölige Seborrhö (Seborrhoea oleosa) mit starkem Talgfluß. Menschen mit einer seborrhoischen Hautkonstitution sind besonders empfindlich gegenüber bakteriellen Infektionen, Pilzinfektionen und chemischen Schädigungen.

Behandlung: Keine fetten Lokaltherapeutika; zur Entzündungshemmung lokale Kortikoide, als Haupttherapie Ketokonazol als Creme oder Haarwaschlösung.

Endogenes Ekzem

Das endogene Ekzem oder das atopische Ekzem (*Neurodermitis diffusa*) tritt oft gemeinsam mit Asthma, Heuschnupfen oder Migräne auf. Diese Erkrankungen finden sich auch in der Familie des Kranken. Es ist eine besondere Hautkonstitution vorhanden, die sich in einer schlechten Durchblutung oder geringen Schweißneigung zeigt. Beim Säugling kommt das endogene Ekzem als sog. *Milchschorf* vor. Hier finden wir an den seitlichen Gesichtsanteilen und auf dem Kopf Rötung und Schuppung. Im weiteren Verlauf treten in der Kindheit oder erst in der Pubertät *Beugenekzeme* (s. Farbtafel, Abb. 7) auf, d. h. Befall der Ellbeugen und Kniekehlen mit Rötung, Knötchen, Kratzeffekten und Krusten, als deren Folge sich eine Vergröberung des Hautreliefs entwickelt (Lichenifikation). Beim Jugendlichen und Erwachsenen, aber auch beim Kind kann das Ekzem große Körperoberflächen bedecken. Bei dieser Erkrankung besteht eine deutliche Abhängigkeit vom Klima, d. h. Besserung und Abheilung an der See oder im Hochgebirge. Endogene Ekzematiker sind besonders empfindlich gegenüber Virusinfektionen, so kommt es bei Infektionen mit Herpesvirus zum sog. *Eccema herpeticatum* mit oft lebensbedrohlichen Zuständen und bei Infektionen mit Vakzinevirus (Impfpockenvirus) zum *Eccema vaccinatum*. Kinder mit endogenem Ekzem dürfen nicht gegen Pocken geimpft werden, auch dürfen sie nicht mit frisch Geimpften zusammengebracht werden.

Behandlung: Ziel der Behandlung ist eine bessere Durchfeuchtung und Durchfettung der Haut. Bäder mit Öl- und Teerpräparaten oder Maismehl (Balneum Hermal, Olatum, Oleobal, Balneum Hermal + Teer). Beim Baden quillt die Haut und nimmt Wasser auf. Nach dem Baden kurzes Abtrocknen mit dem Handtuch und sofortiges Einfetten mit fetthaltigen Salben. Die befallenen Hautstellen werden für kurze Zeit mit Kortikoidsalben behandelt. Auch Harnstoffsalben haben sich in nicht zu schweren Fällen und nach anfänglicher Kortikoidtherapie bewährt. Nervenberuhigungsmittel, juckreizstillende Mittel (Antihistaminika) sind bei sehr stark ausgeprägtem Juckreiz erforderlich. Ferner sind Klimakuren an der Nordsee oder im Hochgebirge angezeigt. Bestrahlungen mit UVA bzw. als SUP-Bestrahlung können den Hautzustand bessern und stabilisieren. Das Tragen von Wollbekleidung direkt auf dem Körper ist zu vermeiden, da es zu starkem Juckreiz und Verschlechterung des Hautzustandes führt. Übermäßiger Genuß von Milch, Ei und Schweinefleisch wirkt sich nicht günstig aus.

Dermatitis

Unter Dermatitis versteht man Rötung mit oder ohne Schwellung der Haut, z. B. als Folge von Sonnenbestrahlung (Sonnenbrand) oder nach chemischen Schädigungsstoffen. Treten andere Effloreszenzen auf, so kann man auch den Begriff des Ekzems verwenden.

Arzneimittelausschlag (Arzneimittelexanthem)

Arzneimittel, die sowohl oral als auch i. m. oder i. v. appliziert werden, können zu verschiedenen Erscheinungen an der Haut führen. So kann es als Nebenwirkung durch die pharmakologische Eigenschaft eines Medikamentes z. B. zu Hyperämie oder zu Blässe der Haut kommen, ferner indirekt, durch Zerstörung der normalen Darm- oder Hautflora durch Breitbandantibiotika oder Penicillin, zum Befall mit Soor, durch Ausscheidungen über die Haut zu knotigen Veränderungen (Jododerm, Bromoderm) und schließlich zu allergischen Reaktionen. Letztere bezeichnen wir als Arzneimittelexanthem. Gegen das Medikament (Antigen) bilden sich im Körper Gegenstoffe (Antikörper), die sowohl im Blut zirkulieren können (Immunglobuline), an Zellen gebunden sein können oder auch im Sinne einer allergischen Spätreaktion sog. sensibilisierte Lymphozyten darstellen. Nicht alle Medikamente führen gleich häufig zu Arzneimittelexanthemen. Bestimmte chemische Konfigurationen bewirken eher die Bildung von

Antikörpern, so z. B. Penicillin, Procain, Anaesthesin, Sulfonamide, Barbitursäure, Chinin, Antipyrin, Phenacetin u. a. Von seiten des menschlichen Organismus besteht eine größere Bereitschaft zu allergischen Reaktionen u. a. bei Lebererkrankungen und Nierenschäden. Allergische Arzneimittelexantheme können innerhalb von Minuten bis Stunden nach der Einnahme, hier meist unter dem Bilde einer Urtikaria, oder erst nach 9–12 Tagen in Erscheinung treten. Gleichzeitig können Kreislaufbeschwerden, Fieber, Schädigung der Blutzellen und andere innere Störungen vorhanden sein.

Auf der Haut zeigen sich Arzneimittelexantheme unter einer Vielzahl von Bildern, so z. B.

— makulöse Exantheme (masernartig, rötelnartig, scharlachartig, großfleckig) (s. Farbtafel, Abb. 8),
— papulöse Exantheme,
— urtikarielle Exantheme,
— vesikulöse Exantheme,
— fixe Exantheme,
— Erythema nodosum und Erythema exsudativum multiforme,
— verschiedene Purpuraformen
— Lupus erythematodes.

Unter *Lyell-Syndrom* versteht man die schwerste Form des Arzneimittelexanthems, bei der anfangs rote Flecke auf der Haut auftreten, die sich blasig umwandeln, platzen und dann zu großflächigen Hautdefekten führen, so daß der Zustand einer großflächigen Verbrennung entsteht mit allen Folgen wie Flüssigkeitsverlust, Wärmeverlust, Elektrolytverlust, Eiweißverlust und Kreislaufschädigung sowie sekundär bakterielle Infektionen. Der Entstehungsmechanismus des Lyell-Syndroms ist noch nicht geklärt. Es kommen hier entweder Immunmechanismen oder die plötzliche Freisetzung von Stoffen, die im Gewebe verdauend und zerstörend wirken (lysosomale Enzyme) in Frage.

Sog. *fixe Arzneimittelexantheme* treten immer wieder an derselben Stelle auf; sie zeigen ein scharf begrenztes, violett-blau-rotes Erythem oder zentrale Blasenbildung. Sie rezidivieren an derselben Stelle, wenn z. B. von einem Patienten immer wieder wegen Kopfschmerzen eine Schmerztablette genommen wird.

Behandlung: Sofortiges Absetzen des Medikaments, welches nie wieder gegeben werden darf, da es bei erneuten Einnahmen zu immer schwereren Erscheinungen kommen kann. Lebensgefahr!

An dieser Stelle muß besonders vor einer unkontrollierten Tabletteneinnahme gewarnt werden, wie sie leider auch in Krankenhäusern vorkommt. Es ist nicht zulässig, daß eine Nachtschwester ohne ärztliche Anordnung und ohne Eintragung in das Nachtwachenbuch oder in die Kurve an den Patienten abends Tabletten verteilt.

Bei Obstipation ist eine Ableitung über den Darm durch Gabe von Karlsbader Salz oder andere Abführmittel angezeigt. Eine interne Therapie ist nur in schweren Fällen, z. B. bei Fieber oder Gelenkschmerzen erforderlich. Hier wird der Arzt Kortikoide geben, evtl. unter Antibiotikaschutz. Die Lokalbehandlung tritt in den Hintergrund, da nach Weglassen des Medikaments die Hauterscheinungen recht schnell zurückgehen. Bei Juckreiz können Antihistaminika gegeben werden, lokal Antihistaminikagelees oder Kortikoidcremes. Lediglich beim schweren Lyell-Syndrom ist sofortige Klinikaufnahme und Behandlung nach den Grundsätzen der Intensivpflege erforderlich und oft lebensrettend. Lokal Abtragen der Blasendecke mit einer sterilen Schere, antibiotische Sprays, Kortikoidcremes oder -lotionen; Lagerung auf Metalline bzw. auf einer Dekubitusmatratze oder einem Wendebett; Infusionen.

Hauttestungen

Zum Nachweis verschiedener allergischer Erkrankungen, bei denen eine Antigen-Antikörper-Reaktion vorliegt, werden Hauttests durchgeführt. Der Epikutan- oder Läppchentest findet Anwendung bei der Diagnose von allergischen Kontaktekzemen. Der Stichtest (Pricktest) und der Intrakutatest werden angewandt in der Diagnostik von Asthma, Heuschnupfen und Arzneimittelallergien.

Läppchentest (Epikutantest)

Hierbei wird ein Spezialpflaster (Curatest, Testpflaster mit Leukosilk von Beiersdorf) auf die Haut des Rückens aufgebracht und 24 Std. belassen. Die Testsubstanz (z. B. Formalin, Chromate, Terpentin in der sog. Testkonzentration) wird auf das zentral angebrachte runde Läppchen aufgetropft. Die Testergebnisse werden nach 24 und 48 Std. abgelesen. Sie sind positiv im Sinne des Nachweises einer Überempfindlichkeit, wenn die Teststelle Rötungen und Schwellungen oder auch Bläschen- oder Knötchenbildung aufweist (Abb. 74).

Werden zu hohe Konzentrationen angewandt oder Stoffe, die aufgrund ihrer chemischen Eigenschaften nicht testfähig sind (starke Säuren, Ätzkali), so kommt es zu lokalen Verätzungen oder Nekrosebildung.

Behandlung: Kortikoidhaltige Lotionen oder Cremes.

Stich- und Intrakutantest

Beim Stichtest wird ein Tropfen der Testlösung (z. B. Pollenextrakt) auf die Haut des Unterarms aufgetropft und mit einer Spezialnadel eingestochen, ohne daß eine Blutung eintritt. Beim Intrakutantest wird die Testlösung mit einer Tuberkulinspritze und einer Nadel

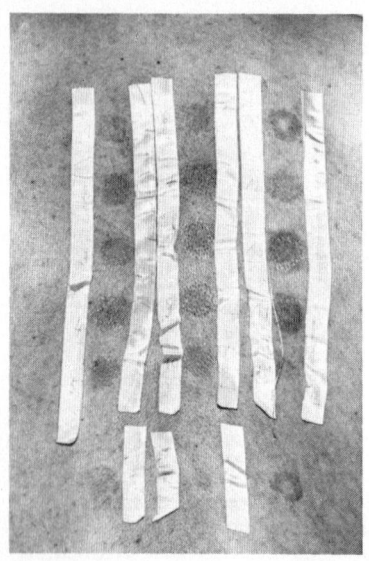

Abb. 74. Läppchentest zur
Feststellung von Kontaktallergien

streng intrakutan eingespritzt. Dabei muß an der Stelle der Injektion
bei richtiger Lagerung der Nadel eine Anschwellung mit Sichtbarwer-
den der Haarfollikel auftreten. Eine Blutung ist zu vermeiden. Die
verwandten Lösungen sind steril. Sie werden von verschiedenen
Herstellern geliefert (z. B. Bencard, Allergopharm).

Schädigungsmöglichkeiten sind gegeben, wenn die getestete Person
sehr stark empfindlich ist und schon bei der kleinsten Menge der
Testsubstanz Kreislauferscheinungen auftreten.

Behandlung: Grundsätzlich werden nach einer Testung die Patienten
mindestens $^1/_2$ Std. lang beobachtet und dann nach Hause entlassen.
Tritt eine Reaktion ein, wie z. B. Quaddelbildung am ganzen Körper,
Juckreiz, Übelkeit, Asthma- oder Heuschnupfenanfall, Keislaufkol-
laps, so ist sofort ein Arzt hinzuzuziehen. Pflegerische Sofortmaßnahmen: Da die Testungen immer am Unterarm durchgeführt werden sollen, kann mit einer Staubinde das Abfließen von weiteren
Mengen der Testsubstanz durch ein Abbinden am Oberarm wenig-
stens teilweise verhindert werden. Flache Lagerung, Frischluftzu-
fuhr. Der Arzt wird ein Antihistaminikum i. v. geben, eine Infusion
zur Volumenauffüllung legen, bei Blutdruckabfall Adrenalin s. c.
oder i. v. geben und hochdosierte Kortikoide i. v. injizieren. Falls notwendig, künstliche Beatmung und Herzmassage. Bei asthmatischen
Anfällen Inhalation von Alupent mit einem Aerosolgerät oder Hand-
zerstäuber.

Desensibilisierungsbehandlung

Wurde bei Heuschnupfen oder Asthma durch Intrakutan- oder Pricktest eine Allergie festgestellt, so wird eine sog. Desensibilisierungsbehandlung durchgeführt. Diese bewirkt eine Ausbildung von sog. blockierenden Antikörpern. Dadurch werden die klinischen Symptome dieser Erkrankung unterdrückt oder zumindest abgeschwächt. Die Behandlung wird nach genauer Vorschrift grundsätzlich nur durch einen Arzt durchgeführt. Auch hier besteht die Möglichkeit von Zwischenfällen, wie sie oben bei der Testung angegeben wurden. Im Testraum bzw. im Raum, wo desensibilisiert wird, muß neben einer Liege folgendes Notfallbesteck vorhanden sein:

Notfallbesteck für die Allergiesprechstunde

Stauschlauch
Blutdruckapparat
Sauerstoffgerät mit Absaugvorrichtung
Beatmungsbeutel (Ruben, Ambu)
Güdel-Tubus
Laryngoskop
Infusionsbesteck
Einmalspritzen- und Kanülen
Mundkeil

Benötigte Notfallmedikamente
Wasserlösliche Kortikoidlösungen zur i. v. Injektion (500 oder 1000 mg)
Infusionslösungen zur Volumenauffüllung
Antihistaminika zur i. v. Injektion (Fenistil, Tavegil)
Aerosolgerät mit Alupent- bzw. Aludrinlösung zur Inhalation
Adrenalinlösung 1 : 1000
Kreislaufmittel (Novadral-Depot, Akrinor)
Kochsalzlösung (0,9 %)

Zur Desensibilisierung sind erforderlich: Tuberkulinspritze (Gesamtinhalt 1 ml, Einteilung von 0,01 ml), Kanülen der Stärke 12 und 14, Desensibilisierungslösungen in Durchstechfläschchen, Alkohol, Zellstofftupfer, Heftplasterstreifen.

Berufsbedingte Hautkrankheiten (Berufsdermatosen)

Durch die berufliche Tätigkeit können vielfache Schädigungen der Haut auftreten.

Hierbei kann es zu einem Berufsekzem kommen, welches unter dem Bilde einer toxischen Dermatitis, einer Abnutzungsdermatose oder eines allergischen Ekzems auftritt. Ferner sind berufliche Akne oder

Industrieakne als sog. Ölakne, Teer- und Pechakne oder Chlorakne möglich. Schließlich werden durch bestimmte Stoffe gewerbliche Hautkrebse erzeugt. Infektionskrankheiten können ebenfalls beruflich bedingt sein, so z. B. Hautpilzerkrankungen, Tuberkulose, Schweinerotlauf, Brucellosen, Milzbrand, Syphilis, Viruserkrankungen der Haut und Erkrankungen durch Parasiten. Diese Erkrankungen sind in den einzelnen Kapiteln dieses Buches näher beschrieben.

Eine Hautkrankheit kann beruflich bedingt sein, durch berufliche Einflüsse mitbedingt oder verschlimmert sein oder schließlich auch entschädigungspflichtig sein im Sinne des Gesetzes. In der Bundesrepublik Deutschland haben wir z. Z. die Berufskrankheitenverordnung vom 1. 1. 1977, die regelt, ob und wann Hauterkrankungen beruflich bedingt sind oder entschädigt werden müssen. Die wichtigste Ziffer für Hautkrankheiten ist Ziff. 5101, die besagt, daß schwere oder wiederholt rückfällige Hauterkrankungen, die zur Unterlassung aller Tätigkeiten gezwungen haben, die für die Entstehung, die Verschlimmerung oder das Wiederaufleben der Krankheit ursächlich waren oder sein können, zu entschädigen sind. Hierunter fallen alle Berufsekzeme und Schädigungen der Haut durch chemische Stoffe. Berufliche Hautkrebse werden nach Ziff. 5102 entschädigt, andere Ziffern sind für besondere chemische Schädigungsstoffe bestimmt. Die Ziff. 2402 z. B. tritt dann ein, wenn Erkrankungen durch Röntgenstrahlen, durch die Strahlen radioaktiver Stoffe oder durch andere ionisierende Strahlen bedingt sind. Ziff. 3101 ist für die Entschädigung von Infektionskrankheiten, die während der beruflichen Tätigkeit erworben sind, zuständig und die Ziff. 3102 für von Tieren auf Menschen übertragbare Krankheiten, wie z. B. Maul- und Klauenseuche, Milzbrand, Hauttuberkulosen und Mykosen.

Der Arzt ist angehalten, jeden Verdacht einer beruflichen Hauterkrankung an die zuständige Berufsgenossenschaft zu melden (sog. grüne Meldung). Ist eine Hauterkrankung als berufliche Hauterkrankung anerkannt, so erfolgen Behandlung und alle anderen Leistungen nicht durch die Krankenkasse, sondern durch die Berufsgenossenschaft. Wird eine Hauterkrankung nicht anerkannt, so können trotzdem nach § 3 der Verordnung Heilbehandlung, Umschulung und alle anderen Maßnahmen, die die Entstehung einer beruflichen Hauterkrankung, die Wiederentstehung oder die Verschlimmerung möglichst verhindern, auf Kosten der Berufsgenossenschaft ergriffen werden.

Vorbeugen von beruflichen Hauterkrankungen:

Aufklärung der Beschäftigen über die Schädigungsmöglichkeiten und Gefahren. Evtl. Tragen von Schutzhandschuhen, Vermeiden der Berührung von starken Sensibilatoren mit den bloßen Händen. Arbeiten in geschlossenen Systemen, Automatisierung, Absaugvorrichtungen, Tragen von Schutzkleidung. Personen mit besonderer Hautbeschaffenheit, wie Ichthyosis vulgaris, seborrhoischem Ekzem, starker

Schweißneigung oder Albinismus, sind für bestimmte Berufe untauglich. Ausreichende körperliche Reinigung, Duschen, häufiges Wechseln der Unter- und Oberbekleidung. Tragen von bestimmter Schutzkleidung. Kein Waschen der Hände mit schädigenden Stoffen (Benzin, Terpentin, Scheuermittel). Rückfetten der Haut nach dem Waschen, Anwendung von Hautschutzsalben.

Juckreiz (Pruritus)

Juckreiz kann auftreten als Symptom bei einer ganzen Reihe von Hautkrankheiten, aber auch als selbständige Mißempfindung, ohne daß die Haut verändert ist (Pruritus sine materia).

Stark juckende Hautveränderungen sind z. B. Dyshidrosen, Hautpilzerkrankungen, Urtikaria, endogenes Ekzem, Prurigo, Lichen ruber, Mykosis fungoides, Skabies, Stichreaktionen auf Läuse, Flöhe, Mükken.

Juckreiz kann Symptom von Allgemeinerkrankungen wie Diabetes mellitus, Lymphogranulomatose, Lebererkrankungen, Gicht, Nierenerkrankungen, Überfunktion der Schilddrüse sein, aber auch im Alter oder in der Schwangerschaft auftreten.

Behandlung: Behandlung eines evtl. vorhandenen Grundleidens. Innerlich symptomatisch Antihistaminika, evtl. Kortikoide. Lokal Präparate mit Antihistaminika, Kortikoiden, Thesit, Calmitol, verdünnter Carbolsäure.

Hautfarbe und deren Veränderungen

Die Hautfarbe wird bedingt durch den Hautfarbstoff Melanin, das Karotin, welches im Fett gespeichert wird, das sauerstoffreiche (arterielle) und das sauerstoffarme (venöse) Blut.

Pigmentvermehrung

Melaninansammlung kommt vor als:

1. *Sommersprossen* (Epheliden), die unter dem Einfluß des Lichts von Frühling bis Herbst stärker an den belichteten Hautstellen hervortreten.

2. *Chloasma*, eine Hautfarbstoffvermehrung der seitlichen Gesichtsanteile und des Halses, meist bei Schwangeren und nach Einnahme von Ovulationshemmern.

3. *Naevus pigmentosus*, gelb bis braun bis schwarze Pigmentmäler, die sowohl im Niveau der Haut gelegen sein können als auch plat-

tenartig erhaben oder sogar mit warzenförmiger Oberfläche. Auch durch Chemikalien, wie z. B. Arsen, schlechte Vaseline u. ä., können sog. *toxische Melanodermien* auftreten. Ist Pigment tief in der Lederhaut abgelagert, so scheint es nach außen bläulich durch und kann den sog. *blauen Nävus* oder im Bereich des Gesäßes den *Mongolenfleck* erzeugen.

Behandlung: Bei Sommersprossen geringe Lichtexposition und Lichtschutzmittel. Beim Chloasma Vitamin C, Gurkensaft oder bleichende Salben. Der Naevus pigmentosus soll in Ruhe gelassen werden, lediglich ein Herausschneiden im Gesunden ist erlaubt. Bei der Melanodermia toxica Behandlung wie beim Chloasma. Der blaue Nävus und der Mongolenfleck sind nur durch Exzision zu behandeln.

Pigmentverminderung

1. *Albinismus.* Angeboren findet man die Pigmentverminderung beim Albinismus, bei dem eine vollkommen pigmentlose, d. h. blaßrosafarbene Haut und weißblonde Haare sowie pigmentlose rote Augen vorhanden sind.

Behandlung: Nicht möglich. Schutz der Patienten vor Licht, da es unter Lichteinwirkung zu starken Sonnenbrandreaktionen kommen kann. Vermeidung von Außenberufen.

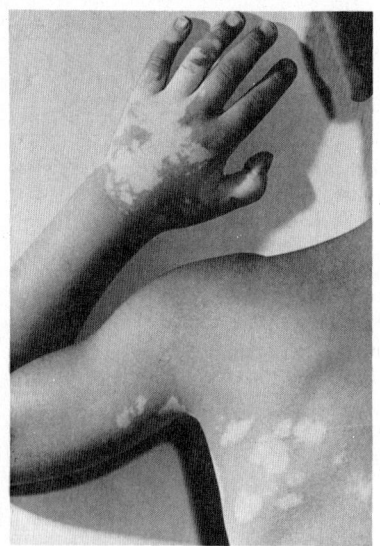

Abb. 75. Vitiligo am Stamm und Extremitäten

2. *Vitiligo.* Im Laufe des Lebens auftretende, teils fleckige, teils flächenhaft zusammenfließende weißliche Flecken auf der Haut (Abb. 75) und im Bereich des Haares. Ursache unbekannt.

Behandlung: Lichtschutzmittel, da pigmentlose Haut lichtempfindlich. Bei Bedarf Schminken der farblosen Hautstellen. Photochemotherapie (PUVA).

3. *Leukoderme.* Als Folge einer Hautentzündung können farblose Hautstellen auftreten.

Blutfarbstoff

Tritt Blutfarbstoff aus irgendwelchen Gründen aus den Gefäßen in das umliegende Gewebe aus, so entsteht ein Abbauprodukt, das eisenhaltige Hämosiderin. Blutaustritte können auftreten nach einer Verletzung, aber auch nach Störungen im Gerinnungssystem des Blutes, Schädigung der Gefäßwand und schließlich bei Störungen in der zellulären Zusammensetzung des Blutes. Blutungen kann man von Blutandrang (Erythem) dadurch unterscheiden, daß man mit einem Glasspatel auf die fragliche Stelle drückt. Ist es möglich, die Rötung wegzudrücken, handelt es sich um keine Blutung. Diese bleibt als roter bis rotbrauner Farbton im Gewebe unter dem Druck des Glasspatels bestehen.

Purpura (Hautblutungen)

Eine Purpura kann verschiedene Ursachen haben. Störungen der Gerinnungsfaktoren im Blut finden wir bei der Bluterkrankheit und beim Mangel verschiedener Eiweißfraktionen, wie Fibrin oder Thrombin. Auch die Verminderung, das Fehlen oder die fehlerhafte Struktur von Blutplättchen (Thrombozyten) führt zu Purpura. Hier ist es vor allem der Morbus Werlhof, welcher sowohl aus unbekannter Ursache als auch als Folge von Arzneimittelallergien auftreten kann. Schließlich findet sich eine Purpura bei der großen Gruppe derjenigen Störungen, bei denen eine erhöhte Durchlässigkeit der Blutgefäße vorhanden ist. Oft besteht diese nur für kurze Zeit und ist später nicht mehr nachweisbar. Solche Störungen finden wir beim Skorbut, bei der Schoenlein-Purpura (Abb. 76) und bei der progressiven Pigmentpurpura, die sich durch eine stärkere bräunliche Verfärbung der Haut an den befallenen Bezirken äußert. Auch hier spielen heute Arzneimittelallergien als Ursache eine große Rolle. Schon vom Aussehen her kann man evtl. auf die Ursache schließen. Der Morbus Werlhof zeigt mehr violettrote und auch flächenhafte Blutungen, die Schoenlein-Purpura hellrote Erytheme, zum Teil auch mit urtikarieller Schwellung und punktförmiger Blutung, während die progressive Pigmentpurpura mehr bräunliche Flecke aufweist und lange Zeit bestehen bleibt.

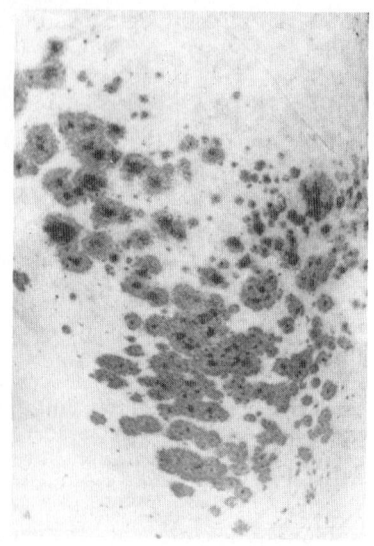

Abb. 76. Hautblutungen
(Schoenlein-Purpura)

Behandlung: Abklärung der Ursache und Behandlung einer evtl. vorliegenden Grunderkrankung. Bei Fehlern in bestimmten Eiweißfraktionen ist ein Ersatz durch Spezialpräparate möglich, bei Thrombopenie Blutplättchentransfusionen. Zur Gefäßabdichtung werden Präparate mit Vitamin C, Rutin, Calcium und auch Kortikoide angewandt. Bei der oft medikamentösen Ursache ist es wichtig, daß nicht unkontrolliert ohne ärztliche Anordnung, z. B. durch eine Nachtwache, Medikamente an den Patienten verabfolgt werden.

Hyperämie und Zyanose

Wird ein bestimmter Hautbezirk besser durchblutet und ist das Blut sauerstoffreich, so kommt es zu einer Rötung (Erythem oder aktive Hyperämie). Liegt in einem bestimmten Hautbezirk eine Stauung vor, d. h. sauerstoffarmes Blut, so entsteht eine Zyanose oder eine passive Hyperämie. Hier wird der Farbton mehr blaurot bis violett sein.

Zyanosen können auftreten als Folge von Kälteinwirkung, besonders an den äußeren Enden (Akren) von Armen und Beinen und an der Nase. Die Zyanose kann rein nervlich-gefäßbedingt sein, z. B. bei jungen Mädchen mit feuchten, kühlen, blauroten Händen und Füßen.

Behandlung: Tragen von Handschuhen, Strümpfen, warmen Schuhen und langen Hosen; sportliche Betätigung; durchblutungsfördernde Mittel, Wechselbäder.

Marmorierte Haut (Cutis marmorata)

Durch eine besondere Empfindlichkeit des Gefäßsystems kommt es bei bestimmten Personen unter Kälteeinwirkung zu einer marmorierten Zeichnung der Haut, wobei ein blaurotes Netzwerk mit dazwischenliegender normaler Haut zu sehen ist. Unter Wärmeeinfluß verschwindet dieses Phänomen.

Anämie

Unter Anämie versteht man eine blasse Hautfarbe bei schlechter Durchblutung. Diese kann z. B. unter seelischer Einwirkung bei Schreck entstehen, aber auch in Narbenbereichen, die keine normale Durchblutung mehr haben.

Teleangiektasien

Es handelt sich hierbei um umschriebene Gefäßerweiterungen, meist arterieller Natur, die strichförmig, fleckförmig oder auch knötchenförmig vorhanden sein können, z. B. als besenreiserartige Teleangiektasien im Gesicht, als kleine runde Knötchen (sog. senile Angiome), welche die meisten Menschen ab mittlerem Lebensalter an der Haut aufweisen, und schließlich als Naevus flammeus (Feuermal), welcher angeboren vorkommt und ganze Körperhälften ergreifen kann.

Die Farbe der Haut kann außerdem durch körpereigenes Material, z. B. Horn, oder durch körperfremde Stoffe, z. B. Pilzauflagerungen, Farbstoffeinsprengungen, Pulverschmauch, Kohle oder Tätowierungen, verändert werden.

Erythema exsudativum multiforme

Teils eigenständige Krankheit, die oft im Frühjahr und im Herbst rezidivierend auftritt, teils Folge von Arzneimittelallergien als Arzneimittelexanthem. Auftreten von kreisrunden, münzenförmigen erythematösen Scheiben mit Vorliebe an den Streckseiten der Arme, an Händen (s. Farbtafel, Abb. 9), Gesicht, Hals, aber auch im Bereich der Schleimhäute und des Genitales. In schwereren Fällen treten Allgemeinerscheinungen wie Fieber, Gelenkschmerzen, Kopfschmerzen, Bronchopneumonie und Ulzerationen der Mundschleimhaut (Steven-Johnson-Syndrom) auf.

Behandlung: Bei leichten Formen relativ rasches Abklingen unter milder Lokalbehandlung, evtl. kleine Gabe von Kortikoiden. Bei schwereren Formen ist meist Klinikaufnahme erforderlich: Innerlich Kortikoide, Antibiotika und evtl. Infusionen, da bei starker Beteiligung der Mundschleimhaut Essen und manchmal auch Trinken nicht mehr möglich ist; Intensivpflege; lokal je nach Zustand Lotionen oder Cremes.

Erythema nodosum

Keine eigenständige Erkrankung, sondern eine besondere Hautreaktionsform bei verschiedenen Erkrankungen, z. B. bei Tuberkulose, Sarkoidose, Rheumatismus, Arzneimittelallergie. Es handelt sich um knotige Erytheme an den Streckseiten der Unterschenkel, die nicht geschwürig zerfallen.

Behandlung: Abklärung des Grundleidens und Behandlung desselben. Lokal entzündungshemmende Medikamente.

Urtikaria (Nesselsucht)

Bei der Urtikaria treten an der Haut oder auch an den Schleimhäuten blasse oder rote Quaddeln auf (Abb. 77), die nur einige Stunden bestehen, dann wieder verschwinden bzw. an anderer Stelle wieder auftreten können. Die Urtikaria juckt, wird aber nicht zerkratzt, da die Haut nur gerieben wird. Die akute Urtikaria tritt meist bei Ma-

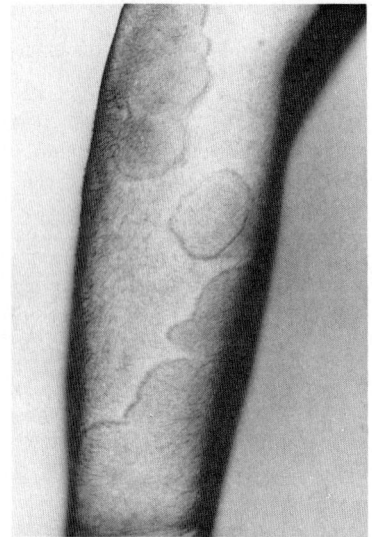

Abb. 77. Nesselsucht.

gen-Darm-Störungen oder Diätfehlern auf und verschwindet nach einigen Tagen. Unter chronischer Urtikaria verstehen wir eine Urtikaria, die länger als 3 Wochen andauert.

Ursachen der chronischen Urtikaria:

1. Medikamente (urtikarielles Arzneimittelexanthem, z. B. auf Penicillin, Schlaf- und Schmerzmittel).

2. Pflanzliche Stoffe (Brennessel u. a.)

3. Tierische Stoffe (Spulwürmer, Bienen- und Wespenstiche).

4. Herde (Tonsillen, Zähne, Nasennebenhöhlen, weibliche Adnexe, Blinddarm):

5. Interne Erkrankungen, vor allem des Magen-Darm-Kanals und des Galle-Leber-Bereichs, Stoffwechselstörungen, wie Diabetes mellitus, Tumoren u. a.).

6. Physikalische Einflüsse, d. h. es kommt unter Druck, bei Kälte-, Wärme- oder Lichteinwirkung zum Auftreten von urtikariellen Schüben.

Physikalische Tests

Ein physikalischer Test kann nur auf erscheinungsfreier Haut (keine Quaddeln, Juckreiz, Ekzem usw.) gemacht werden. Antihistaminika bzw. Cortison dürfen nicht vorher gegeben werden (Verfälschung des Tests). An einem Tag können höchstens 2 Tests durchgeführt werden; der Abstand beträgt jeweils sechs Stunden.

Drucktest. Ein 5 kg schwerer Sandsack wird mittels eines Schlauchverbandes über die Schulter gehängt (wie eine Handtasche). Der Sandsack muß 10 Minuten frei hängen, am Besten läuft der Patient damit herum. Die Haut (Auflagefläche) wird direkt nach dem Test (nach 15 Minuten und nach 1 Stunde) auf Hautveränderungen hin kontrolliert. Sind keine vorhanden ist der Test negativ. Achtung bei Rückengeschädigten, gebrechlichen Menschen und Schwangeren!

Wärmetest. Eine Wärmflasche oder eine im Wasserbad erhitzte Warm-kalt-Gelkompresse 10 Minuten auf den Oberschenkel legen. Der Wärmetest darf keine Verbrennung setzen, notfalls Wärmflasche/Gelkompresse vor dem Auflegen in ein Handtuch wickeln. Hautkontrollen wie beim Drucktest. Achtung bei Durchblutungsstörungen!

Kältetest. Ein mit Eiswürfeln gefüllter Plastikbeutel oder eine gefrorene Kalt-warm-Kompresse, in ein dünnes Tuch gewickelt, wird 10 Minuten auf den Oberschenkel gelegt. Hautkontrolle wie beim Drucktest. Achtung bei Durchblutungsstörungen!

Anstrengungs-schwitz-Test. Der Patient trinkt 1 bis 2 Tassen heißen Tee unmittelbar vor Testbeginn. Anschließend läuft er/sie so oft die Treppen auf und ab, bis er/sie schwitzt. Kontrollen der gesamten Haut wie beim Drucktest. Der Patient darf erst nach der letzten Hautkontrolle gegebenenfalls duschen.
Achtung bei Herz-Kreislauf-Kranken, Asthmatikern, alten Menschen und Schwangeren!

Pflege bei Urtikaria: Urtikariapatienten haben starken Juckreiz. Sie sollten deshalb kurze Fingernägel haben, damit sie sich nicht unnötig aufkratzen. Der Patient sollte bekannte Allergene meiden, z. B. Arzneimittel, Speisen. Bilden sich neue Quaddeln, so sind diese dem Arzt zu melden und genau im Pflegebericht zu dokumentieren.

Unter der sogenannten Provokationstestung (auch bei physikalischen Testungen) bedarf der Patient einer genauen Vitalzeichen- und Hautkontrolle, die dann dokumentiert werden muß. Außerdem sollte versucht werden, in Form von Gesprächen, die Angst vor der Testung (Angst vor allergischem Schock) zu mindern. Oft hilft es, wenn der Patient sich ablenken kann (z. B. mit Handarbeiten).

Behandlung: Die Klärung der Ursache ist von großer Bedeutung, da erst so eine erfolgversprechende Behandlung durchgeführt werden kann. Symptomatisch gibt man zur Juckreizstillung Antihistaminika und verabfolgt Kortikoide; lokal kühlende, antihistaminhaltige Gelees.

Knötchenbildende Erkrankungen

Lichen ruber planus

Meist stark juckende Erkrankung mit kleinen polygonalen, rot-violetten, 1—3 mm großen Knötchen (s. Farbtafel, Abb. 10), die teils isoliert darstehen, teils auch zusammenfließen können, mit weißlicher Zeichnung der Oberfläche. Handgelenkinnenfläche, Unterarmbeugeseiten, Knöchelgegend, Genitalgegend, aber auch andere Körperstellen werden befallen. Auch die Mundschleimhaut zeigt typische Erscheinungen: weißlich-bläuliche streifige Zeichnung im Bereich der Wangenschleimhaut oder auch Blasenbildung mit Erosionen. Die Erkrankung kann chronisch verlaufen; ihre Ursache ist unbekannt.

Behandlung: Schwefelanwendung ist verboten, da es zu einer Generalisierung an der ganzen Körperhaut kommen kann. Innerlich nervenberuhigende Mittel bzw. Präparate für das vegetative Nervensystem (Bellergal), oft sehr gute Wirkung von innerlichen Retinoid-Gaben (Abkömmling der Vitamin-A-Säure). Lokal: Kortikoidsalben, juckreizstillende Lotionen und Cremes, Teeranwendung. An der Mundschleimhaut sehr langwieriger Verlauf; Behandlung mit kortikoidhaltigen Lutschpastillen, anästhetisierenden Bonbons, Spülungen mit Kamillosan oder Hexoral. Keine harten, scharfen oder sauren Speisen, da sonst Beschwerden auftreten. Keine Sonnenbestrahlungen.

Lichen simplex chronicus Vidal (Neurodermitis circumscripta)

Keine selbständige Krankheit, sondern lediglich ein Hauterscheinungsbild, welches auf Störungen im Organismus hinweist. So findet man oft Magen-Darm-Störungen oder Erkrankungen im Galle-Leber-Be-

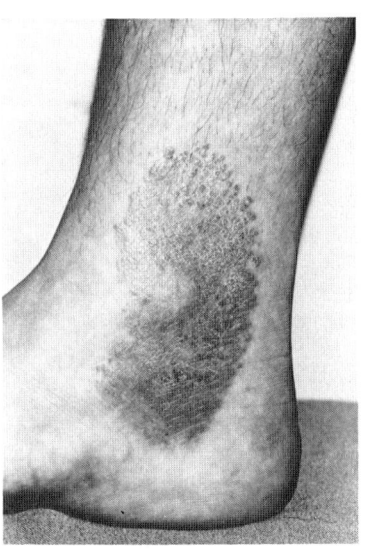

Abb. 78. Lichen simplex chronicus

reich. Klinisch imponieren kleine halbkugelige, gelbe bis gelbbraune Knötchen, die meist gruppiert vorkommen bzw. einen typischen Herd mit dreizonalem Aufbau zeigen: zentral flächenhafte Lichenifikation, darauf kleine Knötchen und schließlich ein brauner Pigmentsaum (Abb. 78).

Behandlung: Äußerlich Kortikoidsalben, Teer; evtl. Röntgenbestrahlung; Behandlung des Grundleidens.

Prurigo (Juckknoten)

Im Gegensatz zu den Knötchen beim Lichen ruber und Lichen simplex werden die Prurigopapeln zerkratzt, so daß man selten erhaltene Knötchen findet. Diese sind meist an den Streckseiten der Extremitäten (Abb. 79), aber auch am Stamm und am Gesäß nachweisbar. Bei Ausbreitung am ganzen Körper ist immer der Verdacht auf eine schwere Allgemeinerkrankung gegeben (z. B. Leukämie oder Lymphogranulomatose).

Eine Sonderform stellt der *Strophulus* dar, eine Erkrankung, bei der sich kleine Knötchen mit einem daraufsitzenden kleinen Bläschen finden Befallen sind vor allem Kinder, wobei meist ein Wurmbefall zugrunde liegt.

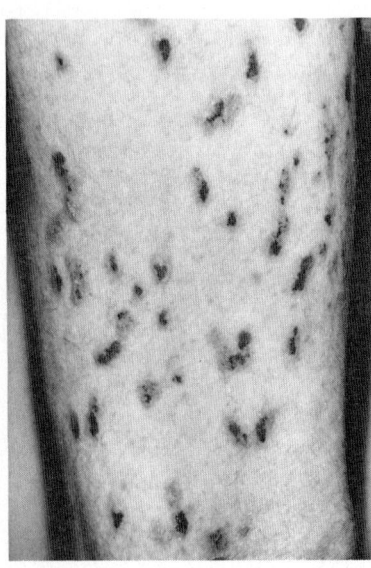

Behandlung: Diagnostik des Grundleidens und Behandlung desselben. Lokal juckreizstillende Cremes und Salben, Kortikoide, Teeranwendung; juckreizstillende Bäder mit Zusätzen von Teer. Auch innerlich durch den Arzt Kortikoide oder Antihistaminika bzw. zentral dämpfende Mittel.

Abb. 79. Prurigo

Blasenbildende Erkrankungen

Eine Reihe von Hautkrankheiten zeichnet sich durch das Auftreten von mehr oder weniger großen Blasen an der Haut und zum Teil auch an den Schleimhäuten aus.

Symptomatische Blasenbildungen finden wir z. B. bei Verbrennungen, bei Vergiftungen mit Kohlenmonoxid oder Barbituraten, bei Arzneimittelallergien, bei Erfrierungen oder bei mechanischer Überbeanspruchung der Haut.

Davon abzutrennen sind die Hautkrankheiten, die primär mit Blasen einhergehen (Pemphigus vulgaris, Parapemphigus und Dermatitis herpetiformis Duhring).

Neben dem klinischen Bild werden zur Differentialdiagnose Histologie und immunfluoreszenz-histologische Untersuchungen zugezogen. Zu beachten ist, daß bei der Probeexzision für die Immunfluoreszenz das Hautstück nicht in Formalin, sondern nur in physiologische Kochsalzlösung eingebracht werden darf.

Pemphigus vulgaris

Es handelt sich hier um eine Krankheit unbekannter Ursache, die vor der Kortikoidära praktisch immer mit dem Tod des Kranken endete. Es kommt auf der unversehrten Haut zum Aufschießen von Blasen, die platzen und dann große Wundflächen bilden können (Abb. 80). Die Blasen entstehen in der Epidermis, wobei sich der Zellverband der Stachelzellschicht löst (Akantholyse). In neuerer Zeit hat man mit bestimmten Verfahren (Immunfluoreszenz) Antikörper in der Zwischensubstanz der Stachelzellschicht gefunden. Man nimmt an, daß es sich hier um sog. Autoantikörper handelt, deren Bedeutung jedoch für das Krankheitsbild noch ungewiß ist. Sonderformen dieses Pemphigus vulgaris sind der *Pemphigus vegetans* mit wuchernden Veränderungen hauptsächlich in den großen Beugen und im Genitoanalbereich, der *Pemphigus foliceus* mit blätterteigartigen Schuppenauflagerungen und der *Pemphigus seborrhoicus* mit Erythemen und Schuppenbildung.

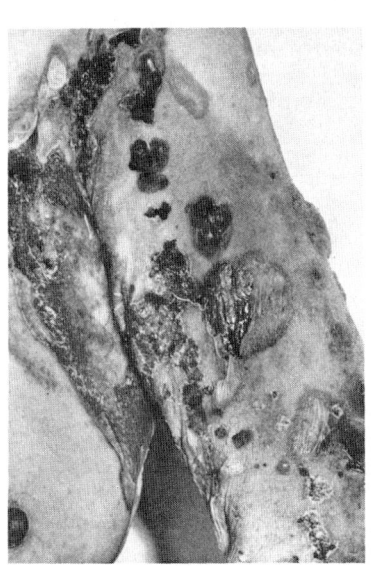

Abb. 80. Blasen bei Pemphigus vulgaris

Ein charakteristisches klinisches Zeichen für das Vorliegen einer Erkrankung aus der Pemphigusgruppe ist das positive Nikolski-Phänomen: Bei Verschiebung der Haut mit dem Finger löst sich die Oberhaut von der Lederhaut.

Behandlung: Sofortige Klinikaufnahme. Hochdosierte Kortikoidbehandlung und Infektionsprophylaxe mit Antibiotika; evtl. Gabe von Immunsuppressiva.

Die Behandlung von Pemphiguskranken stellt hohe Anforderungen an das Pflegepersonal. Der Zustand entspricht oft einer großflächigen Verbrennung. Lagerung auf einer Dekubitusmatratze oder Wendebett. Unterlagen mit nicht verklebendem Material, z. B. Metalline. Entfernung von Blasenresten und Krusten. Antibiotische Sprays oder Cremes, evtl. auch Fettgaze. Da bei Befall der Augenlider Verklebungen vorkommen können, muß immer für gute Fettung gesorgt werden. Leichte, kalorienreiche Kost. Bei Befall der Mundschleimhaut und Unmöglichkeit zu essen oder auch zu trinken ist eine Infusionsbehandlung erforderlich. Unter der modernen Therapie gelingt es meist, die Patienten zu retten. Eine langdauernde, oft lebenslange Behandlung mit Kortikoiden wird jedoch oft erforderlich sein (sog. Erhaltungsdosis).

Dermatitis herpetiformis Duhring

Auftreten von gruppierten, kleinen, wasserhellen Bläschen auf geröteter, oft urtikarieller Unterlage (Abb. 81). Lieblingssitz der stark jukkenden, oft brennenden Hauterkrankung sind der Stamm, vor allem

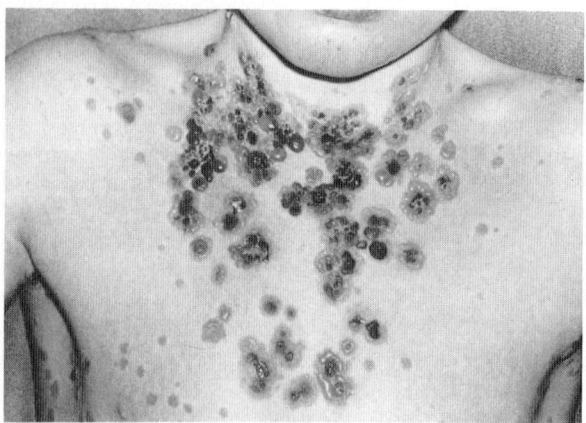

Abb. 81. Dermatitis herpetiformis Duhring

auch das Gesäß, aber auch die Extremitäten. Ursache unbekannt; zum Teil findet man eine Jodüberempfindlichkeit, zum Teil krankhafte Veränderungen der Dünndarmschleimhaut mit sprueartigen Symptomen (Durchfälle, Fettstühle). Die Blasenbildung findet hier subepidermal, direkt unterhalb der Epidermis in der obersten Kutisschicht statt, das Nikolski-Phänomen ist leider nicht auslösbar. In der Blasenflüssigkeit findet man viele eosinophile Leukozyten. Die Prognose der Erkrankung ist hinsichtlich des Lebens günstig, jedoch oft sehr chronischer Verlauf mit vielen Rückfällen.

Behandlung: Gabe von Sulfonamiden, Sulfonen und auch Kortikoidsteroiden. Lokal: juckreizstillende Lotionen und Cremes, Kortikoidsalben. Nach neueren Erkenntnissen soll Spruediät günstig wirken.

Pemphigoid (Alterspemphigus, Parapemphigus)

Im hohen Alter auftretende blasenbildende Erkrankung, bei der die Blasen auf einer geröteten Unterlage auftreten, platzen und großflächige krustöse Veränderungen bilden können (s. Farbtafel, Abb. 11). Die Blase entsteht ebenfalls subepidermal, ist jedoch von der Blase beim Morbus Duhring zu unterscheiden. Nikolski-Phänomen negativ. Befall des Stammes und der Extremitäten. Die Prognose ist relativ gut, wird aber durch das meist hohe Alter und den Allgemeinzustand des Patienten verschlechtert.

Behandlung: Innerlich Kortikoide. Lokal: ähnliche Maßnahmen wie beim Pemphigus vulgaris.

Epidermolysis bullosa hereditaria

Erblich bedingte Krankheit mit einer leichteren rezessiven und einer schweren dystrophischen dominanten Form. Meist schon kurz nach der Geburt Auftreten von Blasen an den belasteten Stellen wie Füße, Hände und Gesäß, die bald platzen.

Behandlung: Nicht heilbar; symptomatische Behandlung; Infektionsprophylaxe. An den erodierten Stellen Salbentherapie mit antibiotischen und kortikoidhaltigen Externa.

Verhornungsstörungen

Schwiele (Kallus, Tylom)

Mechanischer Druck führt an den belasteten Stellen, z. B. an den Fingerballen, Zehenballen und an der Ferse, zu einer derben Vermehrung der Hornschicht. Da das Horn ein totes Gewebe darstellt, kann es hier zu Einrissen infolge fehlender Elastizität kommen. Das Horn zersetzt sich, wobei eine Bromhidrose hinzutritt.

Behandlung: Mechanisches Entfernen mit käuflichen Hornhauthobeln (Credo), daneben Anwendung von keratolytischen Salben mit Salizyl-säurezusatz (10—20%) oder Salizylpflaster bis 40%. Korrektur der falschen Belastung, z. B. bei Senkspreizfuß durch Einlagen.

Keratosis pilaris

Bei vielen Menschen kommt es an den Streckseiten der oberen und unteren Extremitäten zu follikulären Verhornungen, wobei sich die Haut reibeisenartig anfühlt.

Behandlung: Fetten mit salizylsäurehaltigen Salben, Meerwasserbä-der oder Salzzusatz zum Badewasser, Abreiben mit Bimsstein.

Fischschuppenkrankheit (Ichthyose)

Es handelt sich hier um eine Erkrankung, die angeboren ist und in verschiedener Stärke auftritt. Die *Ichthyosis vulgaris* ist meistens leichter ausgeprägt und wird dominant vererbt, während die schwe-re *Ichthyosis congenita* rezessiv vererblich ist. Die Haut ist von weiß-silbrigen, fischschuppenartig gelagerten Schuppen bedeckt (Abb. 82). Die Verhornungsanomalie kann so stark sein, daß richtige

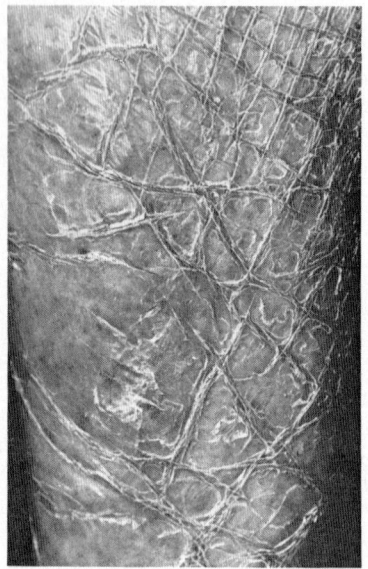

Abb. 82. Ichthyosis vulgaris

Hornpanzer entstehen. Auch kann die darunter liegende Haut flächenhaft gerötet und entzündet sein, im Sinne einer Erythrodermie. Die Schweiß- und Talgsekretion kann herabgesetzt, in einzelnen Fällen aber auch gesteigert sein. Das Haarwachstum ist meist ebenfalls herabgesetzt im Sinne einer Hypotrichose. Manche Kinder mit diesem angeborenen Leiden sind nicht lebensfähig und sterben in den ersten Lebenstagen oder -wochen.

Behandlung: Bei der schweren Form helfen heute oft Kortikoide. Die Erkrankung als solche kann nicht geheilt werden, jedoch kann man durch verschiedene Maßnahmen Besserung und Linderung erzielen. Einfetten der Haut mit Fettsalben, salizylsäurehaltigen bzw. harnstoffhaltigen Salben. Baden zum Aufweichen der Schuppen evtl. mit Kochsalzzusatz (nicht bei Nierenerkrankung; Vorsicht bei Kleinkindern).

Anwendung von aromatischem Retinoid.

Narbenbildung und Atrophie

Narben

Narben entstehen immer dann, wenn ein Defekt oder eine Hauterkrankung bis in die Lederhaut reicht. Erkrankung lediglich der Oberhaut führen zu keiner Narbenbildung. Narben sind minderwertiges Gewebe, das bedeutet, daß sie keine Haare, Schweißdrüsen oder Talgdrüsen besitzen und weniger elastisch und widerstandsfähig sind als normale Haut.

Behandlung: Eine richtige Narbenpflege ist wichtig, da es im Gebiet von Narben leicht zu Einrissen oder Ulcusbildung kommen kann. Narben müssen mit Fettsalben (Eucerin cum aqua calcis, gelbe Vaseline oder Unguentum molle) behandelt werden. Auf straffen Narben können Karzinome entstehen. Bildet sich auf einer Narbe ein nicht heilendes Geschwür oder eine Wucherung, so ist diese Frage abzuklären.

Wulstnarben (Keloide)

Bei manchen Menschen kommt es bei einer genügend tiefen Verletzung oder mit Vorliebe auch nach Verbrühungen und Verbrennungen sowie nach Entzündungen des Haar-Talgdrüsen-Apparates zu wulstförmigen Narbenbildung (Abb. 83). Werden diese herausgeschnitten, rezidivieren sie wieder. Man nimmt an, daß hier eine Störung im Stoffwechsel der Bindegewebsbildung vorliegt.

Behandlung: Möglichst frühzeitig, da dann die Erfolge besser sind. Kräftiges Massieren unter Benutzung einer Spezialsalbe, z. B. Con-

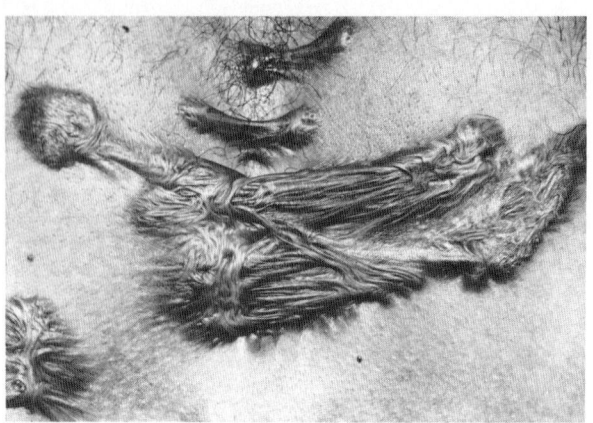

Abb. 83. Wulstnarben

tactubex oder plazentahaltige Salben. Hilft das nicht, wird der Arzt mit Cortison-Kristallsuspensionen unterspritzen; u. U. kommt Röntgenbestrahlung in Frage.

Atrophien

Unter bestimmten Bedingungen kann es zu einem Schwund der Oberhaut, der Lederhaut oder des Unterhautfettgewebes oder mehrerer Anteile der Haut kommen. Beispiel für eine natürliche Atrophie der Haut ist die Altershaut, die dünn, fettarm, flüssigkeitsarm ist, Pigmentierungen zeigt und bei feiner Fältelung die Gefäße durchscheinen läßt. Auch als Folge von Hauterkrankungen kann es zu Atrophien kommen (z. B. bei Lupus erythematodes, Lupus vulgaris).

Striae

Es handelt sich hierbei um streifenförmige Atrophien durch Zerreißen der elastischen Fasern, die anfangs rot und dann blaß erscheinen (Abb. 84). Sie treten dort auf, wo die Haut einer vermehrten Spannung ausgesetzt ist, z. B. an Bauch, Hüften und Brust der Schwangeren, bei schnellem Dickwerden oder Abmagerung, beim Wachstum von Jugendlichen oder als Folge von Infektionskrankheiten, wie Typhus, Tuberkulose, und schließlich bei hormonellen Störungen.

Behandlung: Meist nicht erforderlich und auch nicht erfolgversprechend.

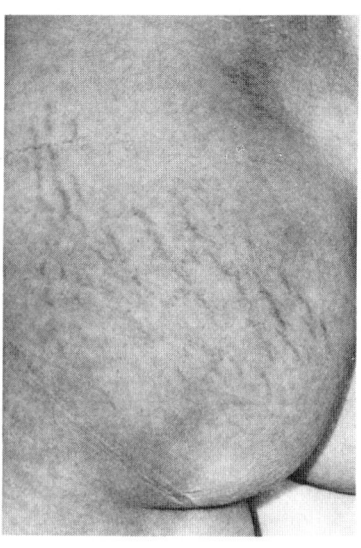

Abb. 84. Striae am Gesäß

Atrophie des Fettgewebes

In letzter Zeit werden vermehrt muldenförmig eingesunkene Atrophien an den Stellen beobachtet, an denen Cortison-Kristallsuspensionen oder Depotpräparate — meist im Gesäßbereich oder am Oberarm — injiziert werden. Im allgemeinen Rückbildung innerhalb von 1—2 Jahren.

Behandlung: Prophylaxe durch tiefe Injektionen mit einer i. m. Kanüle und nicht an Stellen, an denen eine Atrophie kosmetisch stört. Keine i. m. Injektionen an der Oberarmaußenseite!

Altersveränderungen der Haut

Mit zunehmendem Alter wird die Haut dünner, wobei alle Schichten einschließlich des Unterhautfettgewebes betroffen sind. Die Haut wird fett- und wasserärmer, die Elastizität nimmt ab. Es entstehen Falten und Runzeln. Durch die dünne Oberhaut sind die Gefäße sichtbar, sie werden stärker durchlässig und es kommt — wahrscheinlich im Zusammenhang mit Leberstörungen — zu Blutaustritten (*Purpura senilis*). Die alte Haut zeigt Pigmentverschiebungen, und zwar bräunliche Flecken. Die Anhangsgebilde der Haut, wie Haare und Nägel, nehmen in ihrer Wachstumsgeschwindigkeit ab, die Talg- und Schweißsekretion geht zurück. Die Trockenheit der alternden Haut wird noch gefördert durch Waschen ohne Rückfettung, Pudern, Sonnenbestrahlung und Wind. Auf dem Boden der alternden Haut kann es zur Ausbildung von *Alterswarzen* (Verruca seborrhoica), *Alterskeratosen* (Keratosis senilis) und schließlich zur Karzinombildung kommen.

Behandlung: Regelmäßiges Fetten der Haut. Keine ausgedehnten Sonnenbäder. Anwendung von Nachtcremes, Vitamincremes, bei der alternden Haut der Frau auch Hormoncremes. Gabe von Vitamin A, C und E.

Psoriasis

Schuppenflechte (Psoriasis vulgaris)

Bei der Schuppenflechte handelt es sich um eine chronische, nicht-infektiöse, oft familiär vorkommende, genetisch bedingte, meist in Schüben verlaufende Hautkrankheit. Es mehren sich Hinweise auf die Bedeutung immunologischer Faktoren. Bevorzugt befallen sind die Streckseiten der Gliedmaße, und hier vor allem Ellbogen und Knie, ferner der behaarte Kopf und der Stamm; im übrigen können alle Körperstellen befallen sein, auch ausnahmsweise Handinnenflächen und Fußsohlen (Typus inversus). Vorhanden sind scharf begrenzte, mit meist geschichteter, silbergrauer Schuppung bedeckte Rötungen von verschiedener Größe (s. Farbtafel, Abb. 12), wonach man dann auch das jeweilige Hauterscheinungsbild benennen kann: pünktchenförmige *(Psoriasis punctata)*, tropfenförmige *(Psoriasis guttata)*, münzgroße Herde *(Psoriasis nummularis)*. Die Herde stehen einzeln, können aber auch zu größeren Flächen zusammenfließen. Bei Befall der gesamten Körperoberfläche sprechen wir von einer *psoriatischen Erythrodermie.*

Weitere Sonderformen sind die meist schwer verlaufende und mit Verstümmelung der befallenen Glieder einhergehende *Psoriasis arthropathica,* d. h. die Psoriasis mit Gelenkbeteiligung. Hier kommt es zur Zerstörung der körperfernen kleinen Gelenke im Bereich der Finger (Abb. 85) und Zehen, aber auch zur Beteiligung des Sakroiliakalgelenks. Bei der *Psoriasis pustulosa* finden sich Pusteln an Händen und Füßen, seltener am Stamm. Die Schleimhäute sind bei der Schuppenflechte nicht befallen, dagegen finden sich im Bereich der Nägel charakteristische Veränderungen, wie die sog. Tüpfelnägel, d. h. kleine, bis stecknadelkopfgroße Einsenkungen im Bereich der Nagelplatte, oder der Ölfleck, wobei unterhalb der Nagelplatte ein gelb-brauner psoriatischer Herd sichtbar ist. Die Schuppenflechte heilt ohne Hinterlassung von Narben ab; in der ersten Zeit finden sich stark pigmentierte Bezirke oder Stellen mit fehlender Pigmentierung, die sich jedoch mit der Zeit wieder normalisieren. Die Haut des Psoriatikers ist für bakterielle oder sonstige Infektionen nicht vermehrt empfindlich..

Behandlung: Die Ursache der Erkrankung ist unbekannt; man nimmt einen Gendefekt an. Eine Ausheilung ist mit den heutigen therapeu-

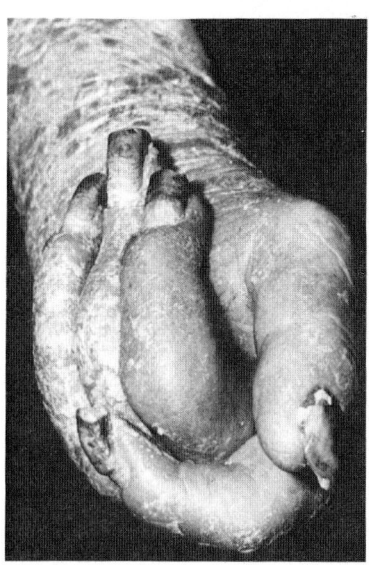

Abb. 85. Verstümmelung bei
Psoriasis arthropathica

tischen Mitteln nicht möglich, man kann jedoch die einzelnen Schü-
be abheilen. Es kommt jedoch immer wieder, ohne daß man den
Zeitpunkt voraussagen könnte, zu neuen Schüben.
Das Prinzip der Behandlung besteht 1. in der Entfernung der Schuppen und 2. in der Behandlung des darunterliegenden, meist infiltrierten Erythems.
Die Schuppen entfernt man am besten mit einer salizylsäurehaltigen
Salbe. Am Körper wird eine 2–5 %ige Salizylvaseline benutzt; am
Kopf darf Vaseline nicht angewandt werden, da es zu einer Verklebung der Haare kommt. Hier werden abwaschbare Salben, z. B. Lygal-
Kopfsalbe, benutzt. Beim Baden des Patienten können die Schuppen
bereits mechanisch mit Bürste und Seife teilweise entfernt werden;
man darf jedoch nicht so stark reiben, daß es blutet. Danach 2mal
täglich morgens und abends Einschmieren mit Salizylvaseline. Es genügt nicht, oberflächlich darüberzustreichen, sondern die Salbe muß
richtig in die Haut einmassiert werden. Verbände sind am Körper
nicht erforderlich, es genügt das Tragen alter Unterwäsche. Wasser
und Seife können ohne weiteres verwandt werden. Nach dem Waschen des Kopfes wird hier ebenfalls die Salbe eingerieben und 2mal
täglich die Schuppen mit Bürste und Kamm auch mechanisch entfernt.
Ein Kopfverband mit Schlauchverband oder Folie ist zum besseren
Eindringen der Salbe günstig. Ist nach etwa 4–5 Tagen die Schuppen-
schicht weitgehend verschwunden, tritt die zweite Phase der Behand-

lung ein. Grundsätzlich kann im Krankenhaus mit stärkeren Mitteln behandelt werden, was auch eine kürzere Behandlungsdauer bedingt, während ambulant relativ schwache Mittel verwendet werden und damit auch die Heilungsdauer wesentlich länger ist. Das klassische Mittel zur klinischen Behandlung ist die Dithranol-Vaseline, die, da sie sehr stark reizt, nur langsam in der Konzentration gesteigert werden darf: Beginn mit $1/32$%, nach einigen Tagen $1/16$, $1/8$, $1/4$, $1/2$, 1% und evtl. 2%. Durchschnittlich dauert eine so durchgeführte klinische Psoriasisbehandlung 4—5 Wochen. Dithranol (Cignolin) färbt die Kleidung violettbraun und die Haut bräunlich; es kann auch durch Waschen nicht entfernt werden. Vorsicht! Tragen alter Unterwäsche und alter Kleidung. Kein Cignolin im Bereich der äußeren Geschlechtsteile und des Gesichtes anwenden.

Auch ambulant durchführbar ist bei täglicher Anwendung die sog. Minutentherapie mit hochkonzentrierten Dithranolcremes (0,5–3%) und Stiften in steigender Dosierung und ansteigender Anwendungsdauer von 10–30 Minuten. Danach wird die Creme abgewaschen und die Haut mit einer Pflegecreme behandelt.

Weitere äußere Behandlungsmittel sind die sog. Dreuwsche Salbe, eine cignolinhaltige Paste (Stielasan), die auch ambulant anwendbar ist, quecksilberhaltige Salben, Einpinselung mit Teer und schließlich Folienverbände mit kortikoidhaltigen Salben und Cremes. Bei den Folienverbänden, die praktisch nur an den Gliedmaßen und am Kopf durchgeführt werden können, werden diese Salben in die Haut eingerieben und anschließend ein abdichtender Verband mit der Folie angebracht (Okklusivverband).

Nach dem Einreiben mit der Lygal-Kopfsalbe Aufsetzen einer Kappe. Im Bereich des behaarten Kopfes kein Cignolin anwenden, da vornehmlich helles Haar grünlich verfärbt werden kann. Hier Anwendung von ebenfalls teerhaltigen, kortikoidhaltigen oder quecksilberhaltigen Salben. Bei der gewöhnlichen Schuppenflechte ist eine innere Behandlung nicht erforderlich. Bei schweren Schuppenflechtenformen, wie Psoriasis arthropathica und erythrodermica, werden vom Arzt innerlich Kortisonpräparate oder auch Zytostatika (Methotrexate, Cyclosporin) von Fall zu Fall angewandt. Gewarnt werden muß vor der früher beliebten inneren Arsengabe, da Arsen auch noch nach Jahren zur Ausbildung von inneren und äußeren Krebsen führen kann.

Unterstützung der äußeren Schuppenflechtenbehandlung durch Bestrahlung mit UVA-, UVB-Lampen ist oft wirksam; so heilen auch bei manchen Patienten die Psoriasisschübe im Sommer unter Sonnenlichtbestrahlung ab. Auch Solebäder können günstig wirken.

Die innerliche Gabe von Retinoid in Verbindung mit UV-Bestrahlungen hat sich neuerdings in vielen Fällen bewährt.

Zwei weitere Methoden haben sich zur klinischen Behandlung der Schuppenflechte bewährt.

1. Methode nach *Goeckermann:* Eine 5 %ige Teer-Zink-Paste wird auf die befallene Haut aufgetragen. Am nächsten Tage Ablösung mit Paraffinum liquidum, anschließend ein Balnacid-Bad. Danach eine UV-Strahlung, beginnend mit $1/2$ Minute, jeden Tag gesteigert bis auf 20 Minuten. Danach erneutes einschmieren mit Teer-Zink-Paste. Am nächsten Tage erneut ablösen usw. Die Konzentration der Teer-Zink-Paste wird ab 3. Woche auf 10 % gesteigert, maximal kann man eine 15 %ige Teer-Zink-Paste anwenden. Die Gesamtdauer der Behandlung beträgt meistens 4–5 Wochen.

2. Methode nach *Ingram:* Am 1. Tage wird ein Vollbad mit 100 bis 150 ml Liquor carbonis detergens genommen, danach Bestrahlung mit UV-Licht, und zwar in einer Dosierung die gerade keine Rötung hervorruft. (Das muß vorher durch eine Probebestrahlung festgelegt werden). Danach einschmieren der befallenen Stellen mit Lassar-Paste (Cignolin, Salicylsäure, Zinkoxyd, Stärke, Paraffin und Vaseline). Diese Behandlung wird von Montag bis Freitag durchgeführt, am Samstag und Sonntag wird lediglich Salicyl-Vaseline 2 %ig angewandt. Gesamtdauer der Behandlung etwa 4–6 Wochen.

Als neuestes Mittel wurde das Vitamin-D_3-Analogon Calcipotriol zur äußeren Behandlung der Psoriasis eingeführt. Es inhibiert die Zellproliferation und induziert die terminale Zelldifferenzierung.

Photochemotherapie
Behandlung mit UVA-Strahlen und Meladinine (PUVA).

Prinzip dieser Behandlung ist die Erzeugung einer Lichtüberempfindlichkeit durch Meladinine (Psoralen) und anschließende Bestrahlung mit einer UVA-Strahlen aussendenden Lampe. Höhensonnen sind dafür nicht geeignet.

Die psoriatischen Hautstellen werden mit einer 15 % Meladinine-Lösung in Isopropanol behandelt. Nach einer Einwirkungszeit von $1/2$ Stunde wird bestrahlt. Die Bestrahlung erfolgt 4–5 mal in der Woche, jedes Mal wird die Bestrahlungsdauer gesteigert. Bei großflächiger Ausdehnung der Schuppenflechte wird systemisch behandelt, d. h. das Meladinine wird als Tablette 1 Stunde vor der Bestrahlung verabfolgt. Wichtig ist das Tragen von besonderen Schutzgläsern bei der Bestrahlung und von Sonnenbrillen für mindestens 12 Stunden ab Einnahme der Tabletten.

Phototherapie
Behandlung mit UV-Strahlern, die sowohl UVA als auch UVB enthalten (SUP = selektive Phototherapie).

Hierbei erübrigt sich die innerliche Gabe von Meladininen. Diese Behandlung ist jedoch schwächer als die Photochemotherapie.

Parapsoriasis

Es handelt sich hier um eine Gruppe von Erkrankungen, die sicher ursächlich nichts mit der eigentlichen Schuppenflechte zu tun haben, bei denen aber auch Erytheme und Schuppen gemeinsam auftreten.

Am wichtigsten ist hier die Parapsoriasis en plaques (*Brocqsche* Krankheit), bei der im Bereich des Stammes gelegentlich leicht jukkende, ovaläre, gelbbräunliche bis rötliche, scharf umschriebene Flecken mit geringer Schuppung auftreten. Die Krankheit als solche ist harmlos und kann mit mehr oder weniger gutem Erfolg mit Kortikoidsalben und Sonnenbestrahlung behandelt werden. Ihre Bedeutung liegt jedoch darin, daß sich unter ihrem Bilde Vorstadien der bösartigen Erkrankung Mykosis fungoides (s. S. 220) verbergen können. Daher müssen diese Patienten jahrelang weiter beobachtet werden.

Physikalische Schädigungen der Haut

Lichtschäden

Die Haut des Menschen ist sowohl dem sichtbaren Licht (670–400 nm) als auch dem ultravioletten Licht ausgesetzt. Letzteres unterteilen wir in UVA$_1$ (340–380 nm), UVA$_2$ (315–340 nm), UVB (315–280 nm) und UVC (unter 280 nm bis ca. 200 nm). UVA bewirkt eine Bräunung der Haut, ohne daß es vorher zu entzündlichen Veränderungen kommt. UVB führt zu einer entzündlichen Rötung der Haut, Neubildung von Pigment und anschließender Bräunung.

Man unterscheidet je nach Bräunungs- und Entzündungsreaktion verschiedene Hauttypen:

I.   immer Erythem, keine Bräunung,
II. immer Erythem, manchmal Bräunung,
III. manchmal Erythem, immer Bräunung,
IV. kein Erythem, immer Bräunung,
V.   dunkelhäutige Rassen,
VI. Schwarze

Sonnenbrand (Dermatitis solaris)

Der Sonnenbrand tritt dann auf, wenn normale Haut durch starke Sonnenstrahlung bzw. durch zu lange Dauer der Einstrahlung geschädigt wird. Neben Rötung, Schwellung und Spannungsgefühl als leichtester Form kann es zu schweren Hauterscheinungen, wie Blasenbildung, Nässen und anschließende Schuppung, kommen. Bei Befall größerer Körperstellen sind Allgemeinerscheinungen wie Kopfschmerzen, Kollaps und Fieber möglich.

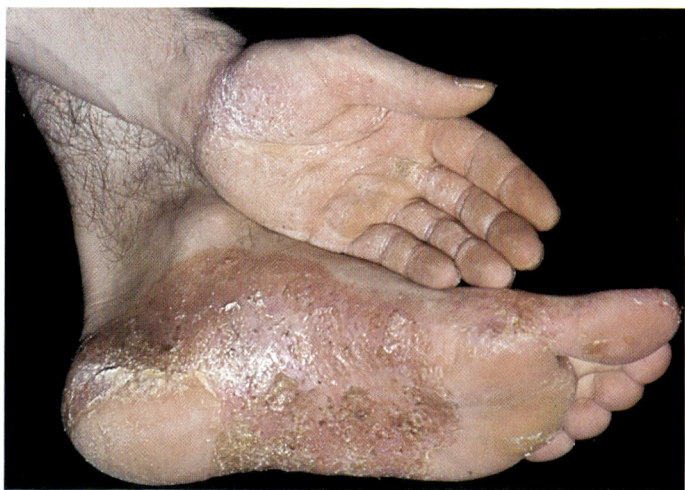

Abb. 1   Mykose der Hände und Füße

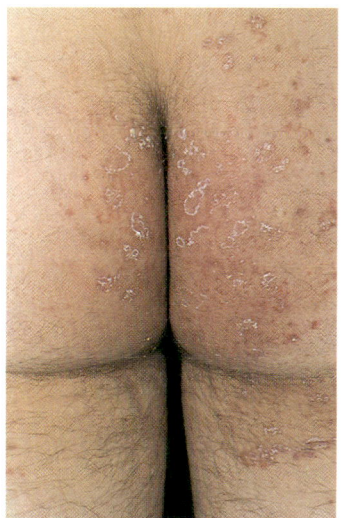

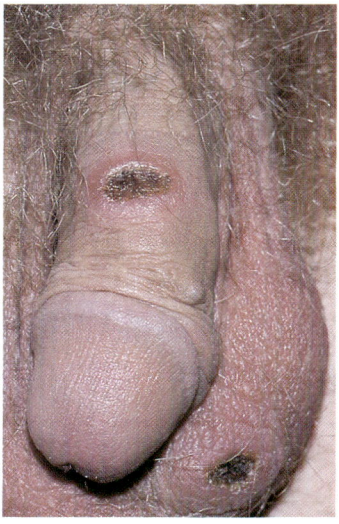

Abb. 2   Soormykose

Abb. 3   Primäraffekt der Syphilis

Tafel II

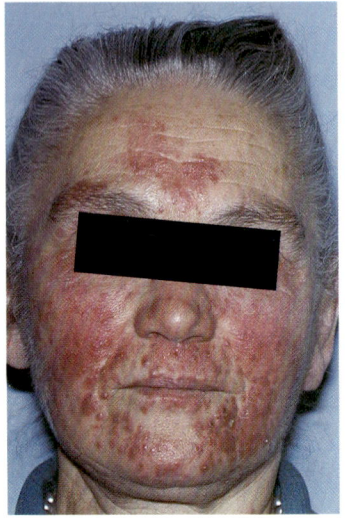

Abb. 4   Rosacea

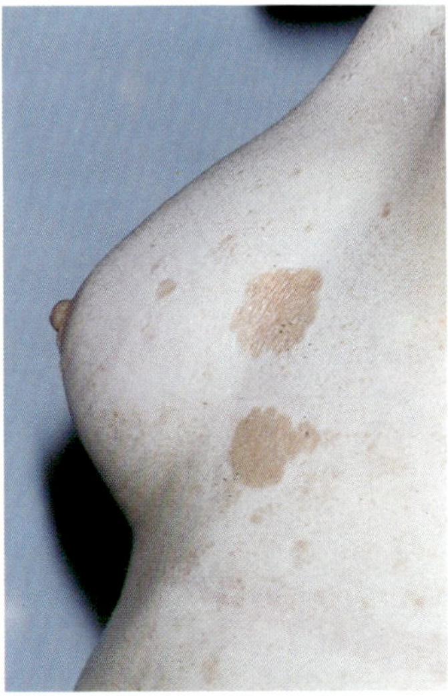

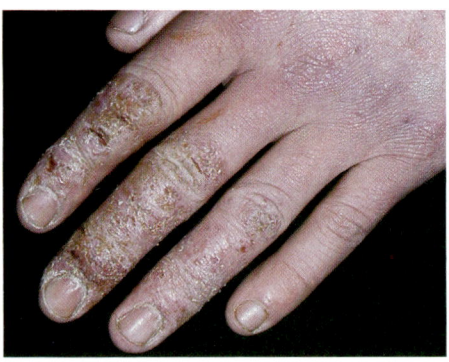

Abb. 6   Seborrhoisches Ekzem

Abb. 5   Kontaktekzem

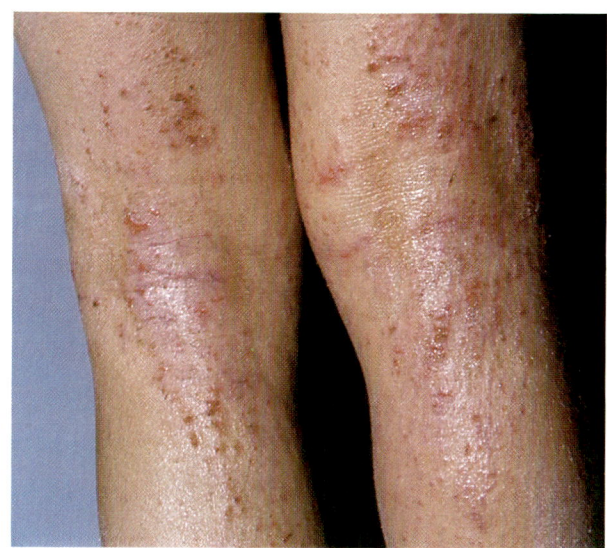

Abb. 7   Endogenes Ekzem

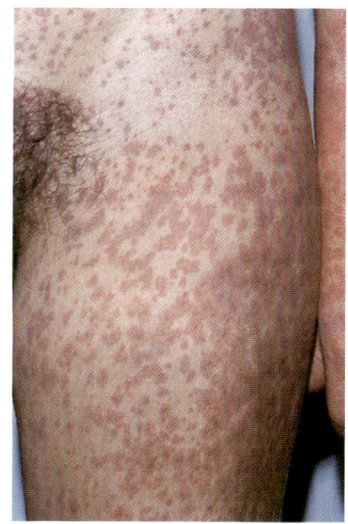

Abb. 8   Arzneimittelexanthem

Tafel IV

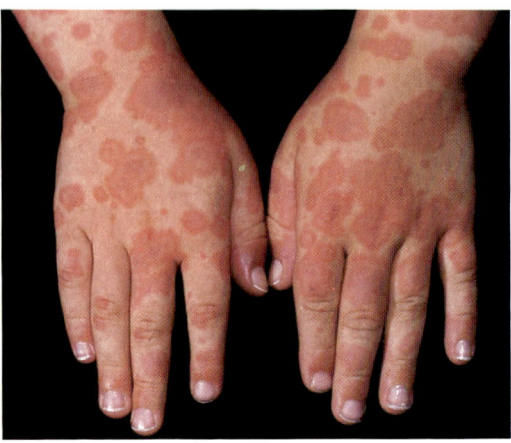

Abb. 9   Erythema exsudativum multiforme

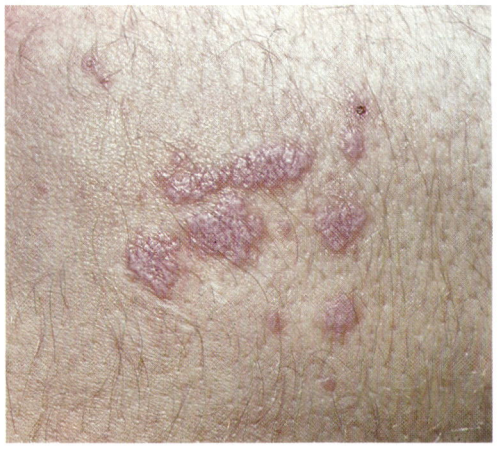

Abb. 10   Lichen ruber

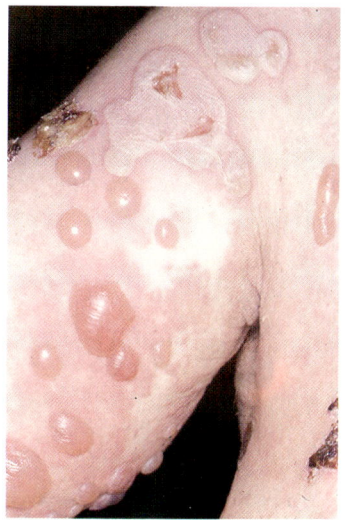

Abb. 11   Alterspemphigus

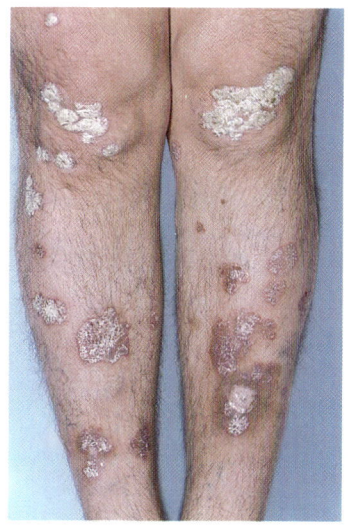

Abb. 12   Psoriasis vulgaris

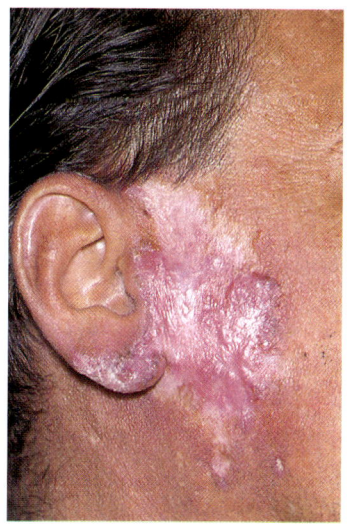

Abb. 13
Chronischer Lupus erythematodes

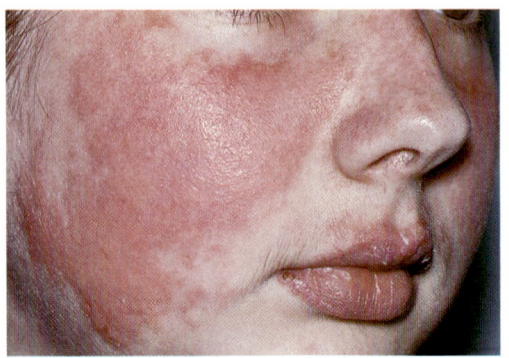

Abb. 14   Akuter Lupus erythematodes

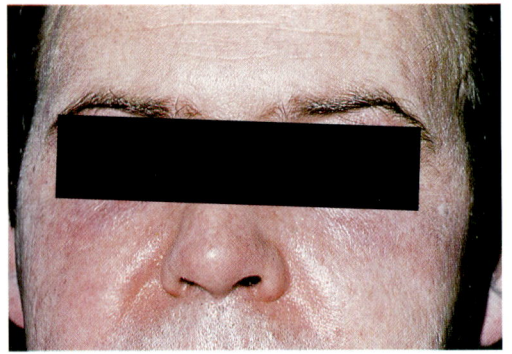

Abb. 15   Dermatomyositis

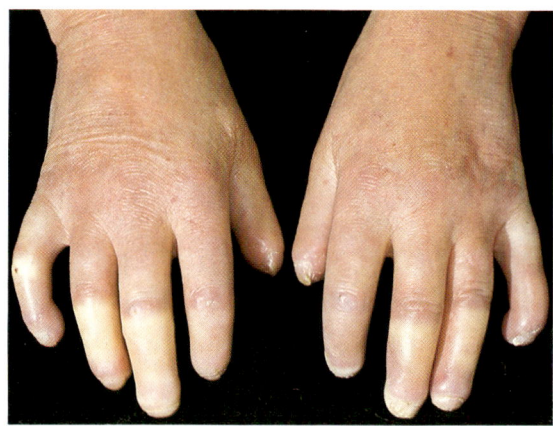

Abb. 16 Progressive Sklerodermie

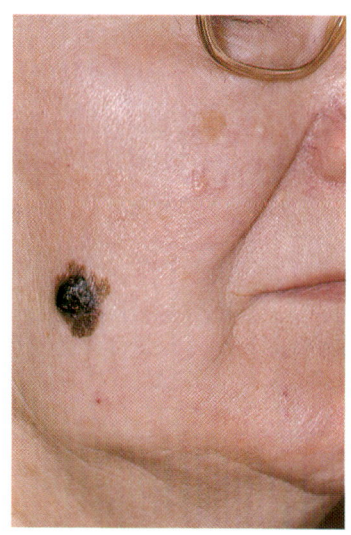

Abb. 17 Melanom

Tafel VIII

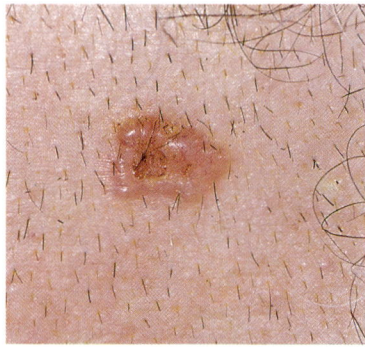

Abb. 18 Basaliom

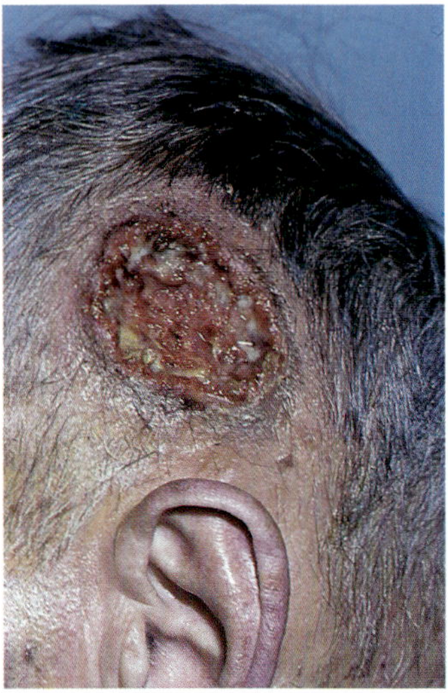

Abb. 19 Spinaliom

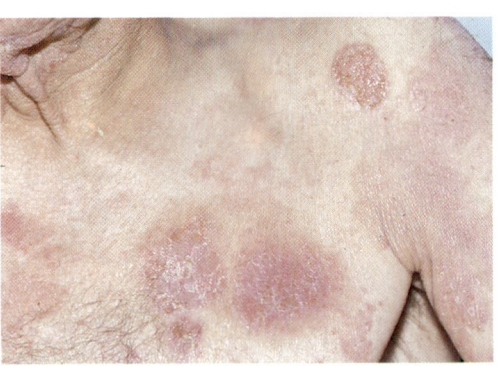

Abb. 20 Mykosis fungoides

Vorbeugung: Besondere Vorsicht ist im Frühjahr und im Winter (Steigerung des Lichteinfalls durch Reflexion des Schnees) oder auf dem Wasser erforderlich. Gefährdet sind auch hellhäutige, blonde oder rothaarige Menschen. Gleichzeitig bei Sonneneinwirkung vorhandener Wind wirkt angenehm und täuscht über die Sonnenintensität hinweg, so daß es hier leicht zu Sonnenbrand kommt. Vor dem Sonnenbad Anwendung von Lichtschutzmitteln als Sprays, alkoholische Lösungen oder Cremes, z. B. Contralum, Delial, Ultra-Zeozon.

Behandlung: Ist ein Sonnenbrand eingetreten, so sind möglichst fettarme Zubereitungen wie Puder, Lotionen oder Cremes mit Cortisonzusatz anzuwenden.

Chronische Lichtschädigung

Jahrelange Lichtexposition führt zu einer Schädigung der Haut mit Austrocknung, Faltenbildung, Atrophie und u. U auch zur Krebsentstehung. Gefährdet sind vor allem Freiluftberufe wie Landwirte und Seeleute (sog. Landmanns- oder Seemannshaut), aber auch Menschen, die sich über Jahre hinaus, aus kosmetischen Gründen, ungeschützt der Sonneneinwirkung aussetzen. An den Lippen kommt es zu Entzündung (Cheilitis actinica), Schleimhautverdünnung, Verhornungsanomalien und auch zur Karzinomentstehung.

Photodynamische Reaktionen

Als photodynamische Lichtreaktion bezeichnen wir die Einwirkung von UV-Licht auf die Haut, die gegenüber dem normalen Zustand verändert ist. So können sog. *phototoxische Reaktionen* eintreten, wenn bestimmte Stoffe von außen oder von innen in die Haut gelangen, die die Lichtempfindlichkeit erhöhen, z. B. Teer (Straßenarbeiter, therapeutische Anwendung von Teer), Schweröl, ätherische Öle. Bei der *Berloque-Dermatitis*, die nach Anwendung von Kosmetika (z. B. Kölnisch Wasser und Lichteinstrahlung) auftritt, ist der Schädigungsstoff das ätherische Öl der Bergamotte. Ferner kommen in Betracht Porphyrine, Akridinfarbstoffe wie Eosin, Antimykotika, furocumarinhaltige Pflanzen. Die sog. *Wiesengrasdermatitis* tritt auf mit bullöser Note an nicht bekleidungsbedeckten Hautstellen, die mit Gräsern, z. B. beim Liegen im Gras, in Kontakt gekommen sind. Klinisch kommt es bei den phototoxischen Reaktionen teils zu Rötung und Schwellung, teils auch zu Blasenbildung oder Pigmentierung.

Behandlung: Entzündungshemmende Maßnahmen mit cortisonhaltigen Cremes.

Wird ein Stoff der Haut von innen oder außen zugeführt, der zu einer Lichtsensibilisierung führt, so kommen *photoallergische Reaktionen* zustande. Hier sind es vor allem eine ganze Reihe von Medikamenten, die dafür in Frage kommen: Sulfonamide, Phenothiazine, Antimykotika, Tetracycline.

Gruppe der photoanaphylaktischen Reaktionen

Hierzu gehören eine Reihe von verschiedenen Lichtdermatosen, bei denen eine besondere Empfindlichkeit gegenüber einzelnen Bereichen des UV-Lichtes und des sichtbaren Lichtes besteht.

Lichturtikaria

Bei einigen Menschen kommt es — meist bei der ersten Besonnung im Frühjahr — zu stark juckenden kleinurtikariellen Effloreszenzen an den belichteten, aber auch an den unbelichteten Hautstellen. Die Ursache dieser Erkrankung ist unbekannt.

Behandlung: Lichtschutzmittel, Versuch der Gewöhnung an das Licht.

Polymorphe Lichtausschläge

Darunter versteht man verschiedenartige durch Licht provozierte Ausschläge an belichteten Hautstellen mit Erythemen, Papeln oder Bläschen. Es besteht Juckreiz und als Reaktion darauf kommt es zu Kratzen mit multiplen Kratzeffekten. Auftreten dieser Veränderungen meistens im Frühjahr. Manchmal findet man Störungen im Bereich des Magen-Darm-Kanals oder Eisenmangel.

Behandlung: Lichtschutzmittel, Resochin, äußerlich Kortikoidlotionen oder -cremes.

Prüfung auf Lichtempfindlichkeit und Photoallergie

Lichttreppe

Um zu prüfen, ob die Haut eines Patienten stärker gegenüber Licht empfindlich ist als die einer Normalperson, wird eine sog. Lichttreppe durchgeführt. Dazu benutzt man eine rotierende Scheibe, wodurch kleine Segmente der Haut unterschiedlich lang der Bestrahlung durch eine Testlampe (Ultravitalux-Lampe oder Kromayer-Lampe mit Filter) ausgesetzt werden (Abb. 86). Nach 4 Min. wird die Bestrahlung beendet und die Hautstellen nach 24 Std. auf die Reaktion hin untersucht. Will man die einzelnen Wellenlängen prüfen, bei denen eine verstärkte Reaktion auftritt, so muß durch verschiedene Filter bestrahlt werden, die nur einzelne Wellenbereiche durchlassen.

Läppchentest mit nachfolgender Lichtexposition

Besteht der Verdacht auf eine photoallergische Reaktion, so wird man mit der infrage kommenden Substanz einen Läppchentest durchführen, der nach 24 Std. negativ erscheint. Wird jetzt mit einer UV-Lampe die Teststelle bestrahlt, so kann nach weiteren 24 Std. ein positiver Test abgelesen werden.

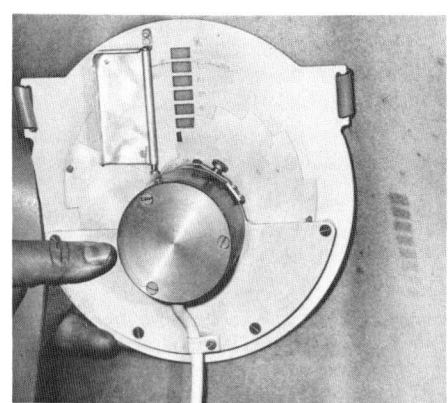

Abb. 86. Lichttreppe
nach WUCHERPFENNIG

Porphyria cutanea tarda

Es handelt sich hierbei um ein sehr charakteristisches Krankheitsbild, da an den belichteten Hautstellen, wie Stirn und Handrücken, nach Sonnenbestrahlung oder mechanischen Einflüssen, z. B. Druck, mit klarer Flüssigkeit gefüllte Blasen auftreten (Abb. 87), die platzen und mit Narbenbildung abheilen. Die befallene Haut zeigt eine stärkere Pigmentierung und man findet auch eine stärkere Behaarung (Hypertrichose). Der Krankheit liegt eine Störung der Leber im Sinne einer Fettleber, chronischen Hepatitis oder Leberzirrhose zugrunde. Ursache ist zum Teil wahrscheinlich eine angeborene Neigung, hauptsächlich aber sind äußere Schädigungsstoffe wie Alkohol, Blei oder Arsen verantwortlich zu machen. Befallen sind meistens Männer. Im Urin findet sich eine pathologische Ausscheidung von Por-

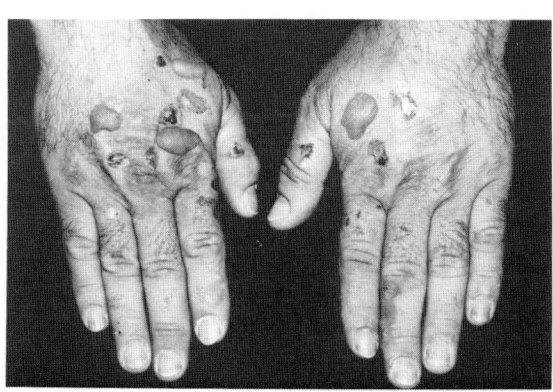

Abb. 87.
Porphyria
cutanea tarda

phyrinen. Beim Stehenlassen des Urins unter Lichteinfluß tritt eine Rot- bis Braunfärbung ein. Die Porphyrine sind wichtige Stoffwechselbestandteile; so entsteht der Blutfarbstoff Hämoglobin aus einem Porphyringerüst.

Behandlung: Striktes Alkoholverbot, Leberschutztherapie, Lichtschutzmittel. Wiederholte Aderlässe, um das Zuviel an Eisen aus dem Blut zu entfernen.

Erfrierung (Congelatio)

Erfrierungen treten bei Kälteeinwirkung von unter 0 °C auf. Schlecht durchblutete Hautstellen sind besonders gefährdet, so z. B. Ohrmuscheln, Nasenspitze, Brustspitze bei den Frauen, Finger und Zehen. Nässe und Wind begünstigen eine Erfrierung. Die Erfrierung kann in drei Stadien eingeteilt werden: Im Stadium I tritt durch die Gefäßverengung und mangelnde Durchblutung weißliche Verfärbung und Blässe der betroffenen Hautstellen auf. Nach Wiederaufwärmung kommt es zur Rötung und zur Wiederherstellung der normalen Empfindlichkeit der Haut. Ist die Erfrierung stärker, so tritt Schwellung und Blasenbildung ein (Stadium II, Abb. 88). Auch hier besteht die Möglichkeit einer vollständigen Rückbildung. Im Stadium III jedoch kommt es zu einer tiefgreifenden Zerstörung des Gewebes mit Nekrose und nachfolgender Demarkierung, d. h. Absetzung des abgestorbenen Gewebes vom gesunden Teil. Die Abheilung

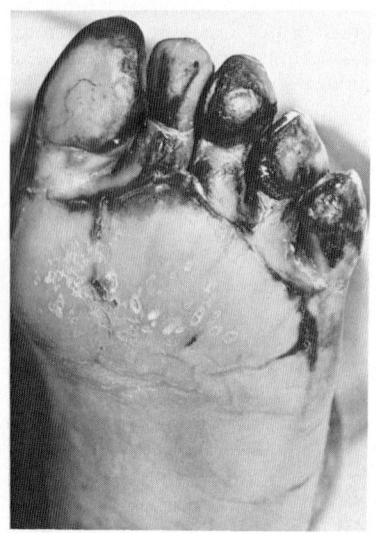

Abb. 88. Erfrierung II. Grades

erfolgt unter Narbenbildung und oft auch mit Verlust von Fingern und Zehen. An Komplikationen können bei einer Erfrierung Tetanus, Gasbrand oder andere bakterielle Entzündungen auftreten. An Spätschäden kennen wir organische Veränderungen der Arterien mit schweren Durchblutungsstörungen.

Behandlung: Sowohl bei einer allgemeinen Erfrierung als auch bei Erfrierungen einzelner Körperanteile ist eine langsame Wiedererwärmung anzustreben, da durch zu schnelle periphere Erwärmung, z. B. in einem warmen Bad, Stoffwechselvorgänge und Sauerstoffbedarf ansteigen, ohne daß das Gefäßsystem wegen der Gefäßverengung eine ausreichende Versorgung bieten kann. Das Abreiben mit Schnee ist eine inadäquate Behandlungsmethode und führt zu zusätzlichen Schädigungen der Haut durch die Schneekristalle. Die lokale Wiedererwärmung im warmen Bad oder in einem warmen Raum muß gleichzeitig unterstützt werden durch die innerliche Gabe von warmen Getränken (nicht Alkohol!); gleichzeitig müssen Gefäßverengungen (Gefäßspasmen) gelöst werden, was durch die Gabe von gefäßerweiternden Mittel geschehen kann. Bei warmen Bädern muß darauf geachtet werden, daß der Temperaturanstieg langsam erfolgt und daß auch die Nackengegend erwärmt wird, die oft außerhalb des Bades bleibt. Lokal sind ähnliche Maßnahmen wie bei der Verbrennung durchzuführen: Anwendung von Pudern und Lotionen mit Kortikoid- und Antibiotikazusatz. Bei Erfrierungen III. Grades trockene Behandlung, um eine feuchte Gangrän zu vermeiden.

Zur *Vorbeugung* von Kälteschäden ist das Tragen von zu engen und feuchten Schuhen und Kleidern zu vermeiden. Bei Transport von Verletzten oder Kranken ist auf eine ausreichende Wärmeisolierung zu achten (warme Decken, Einwickeln in Papiersäcke bzw. entsprechende Transporttücher).

Fremdkörpereinsprengung

Bei Unfällen oder Verwundungen (Kohlenstaub, Pulverexplosionen, Straßenschmutz) gelangen Schmutzpartikel mehr oder weniger tief in die Haut.

Behandlung: Größere Partikel können mit der Splitterpinzette entfernt werden. Bei größeren Flächen kann, u. U. in Narkose, mit Bürsten oder sterilem Sandpapier der Schmutz aus der Wunde entfernt werden. Sind die Partikel in der Haut verblieben, so stellen sie ein schwieriges kosmetisches Problem dar. Man kann versuchen dieselben mit hochtourigem Schleifen (Schreus- oder Kutscher-Gerät) zu entfernen. Bei kleineren Stellen ist eine Exzision möglich. Dasselbe gilt auch für mehr oder weniger freiwillig durchgeführte Tätowierungen.

Verätzung

Verätzungen kommen durch chemische Substanzen zustande, wobei Einwirkungszeit und Konzentration des Stoffes eine Rolle spielen. Das klinische Bild ist durch eine Nekrose ausgezeichnet, jedoch sind auch Schädigungen durch Resorption und schließlich auch durch Einatmung oder Einnahme möglich. Bei Verätzungen allgemein bildet sich infolge Eiweißfällung ein Ätzschorf, während es bei Laugenverätzungen zu mehr unscharf begrenzten weichen, durch Bildung von Alkali-Eiweiß-Verbindungen bedingten Nekrosen kommt. Nekrosen werden auch durch Salzsäure (mehr grau-weiße, spritzerartige Herde), Schwefelsäure (weiß-braun-schwarze Krusten) und Salpetersäure (gelbe Färbung der Haut) hervorgerufen. Pikrinsäure und Flußsäure verursachen sehr tiefgreifende, schmerhafte, oft erst im Laufe von Stunden auftretende Zerstörungen des Gewebes. Bei Laugenverletzungen sind es Alkalien, Ammoniak, Karbid, Kaliumpermanganat u. a.

Behandlung: Die erste Maßnahme besteht in sofortiger reichlicher Wasseranwendung. Dadurch können diese Chemikalien noch vor der Aufnahme durch Haut und Schleimhäute abgespült werden. Spezifische Gegenmittel, wie z. B. verdünnte Säuren bei Laugenverletzungen und verdünnte alkalische Lösungen bei Säureverletzungen, sind meist nicht zur Hand, falls vorhanden, können sie auch angewandt werden. Nach diesen Sofortmaßnahmen Anwendung von kortikoid- und antibiotikahaltigen Salben, Cremes und Lotionen. Dadurch Entzündungshemmung und Vermeidung der oft eintretenden Sekundärinfektion. Bei Flußsäureverätzungen gleichzeitig auch Gabe von Cortison innerlich. Bei Phosphorverletzung Entfernung der Kleidung, Löschen der brennenden Phosphorteilchen im Wasser- oder Ölbad. Bei Phenol- und Kresolverletzungen Spülen mit Wasser oder Polyglykol. Bei Anilin- und Wäschefarben-(Windelstempel-)verätzungen ebenfalls Abwaschen mit Wasser oder Polyglykol (Lutrol); Abreiben mit Alkohol ist hier nicht angezeigt. Hat eine Verätzung durch fettlösliche Stoffe stattgefunden, so können diese mit Paraffinum liquidum entfernt werden. Bei Verätzungen durch Phenol oder Kresol muß auch an eine Aufnahme in den Organismus mit Nieren- und Leberschädigung gedacht werden.

Verbrennung (Combustio)

Verbrennungen und Verbrühungen führen je nach Einwirkungsdauer, Temperatur des schädigenden Stoffes und Art der Noxe zu verschieden starken Schädigungen der Haut. Die Bestimmung der verbrannten Fläche ist wichtig für die Prognose der Verbrennung. Verbrennungen über 50% der Körperoberfläche sind in den meisten Fällen von tödlichem Ausgang, Allgemeinerscheinungen sind beim Kinde nach etwa 5% und beim Erwachsenen nach etwa 10% Verbren-

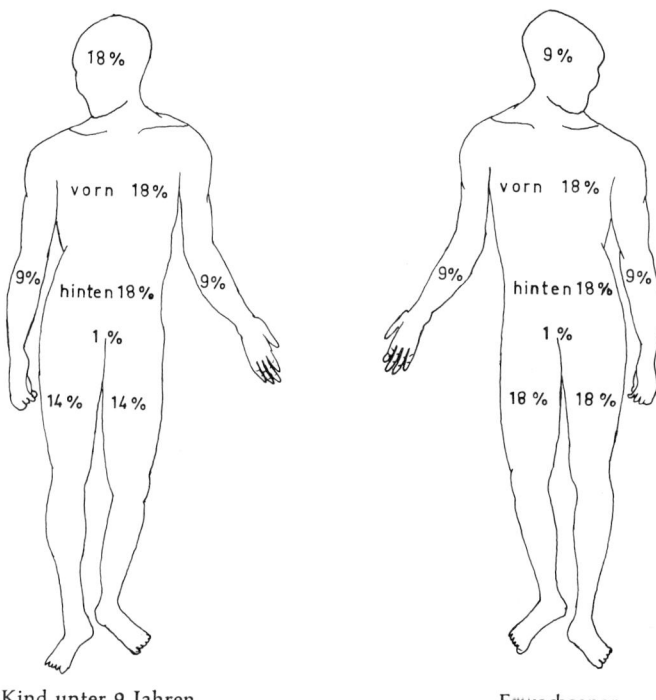

Kind unter 9 Jahren   Erwachsener

Abb. 89. Schätzung der verbrannten Körperoberfläche (Neunerregel nach WALLACE). (Aus KORTING, G. W., G. BREHM: Dermatologische Notfälle, Thieme, Stuttgart 1967, Seite 21)

nungsfläche zu erwarten. Die beteiligte Körperoberfläche kann nach der sog. Neunerregel (Wallace) geschätzt werden (Abb. 89).

Die Verbrennungsfolgen können in drei Stadien eingeteilt werden. Stadium I: Am Ort der Schädigung kommt es unter brennendem Schmerz zu einer Rötung und evtl. geringen Schwellung, die einige Tage anhalten kann und dann wieder ohne Narbenbildung abheilt. Stadium II: Hier ist die Gewebsschädigung stärker, so daß es nach dem Erythem zur Blasenbildung kommt. Die Blasenflüssigkeit wird — wenn die Blase nicht platzt — wieder aufgesaugt und es tritt eine Wiederherstellung des normalen Hautzustandes ein. Bei einer Verbrennung III. Grades kommt es zu mehr oder weniger tiefgreifenden Zerstörungen des Gewebes, deren stärkste Ausprägung die Verkohlung ist. Das tote Gewebe, die Nekrose, wird nach einiger Zeit abgestoßen (demarkiert), dabei bildet sich randwärts zum gesunden Gewebe hin eine entzündliche Zone. Nach der Abstoßung erfolgt eine Abheilung unter Narbenbildung. Als Folge der Narbenbildung und der Zerstörung des Gewebes kann es auch zu Verunstaltungen und zu Kontrakturen mit Bewegungseinschränkung kommen. Eine weitere Folge von Verbrennungen und vor allem auch der Verbrühung (z. B. durch heiße Milch, heißes Wasser, vornehmlich bei Kindern) sind die sog. Wulstnarben oder Keloide (s. S. 173).

Neben den lokalen Veränderungen bei der Verbrennung sind die Rückwirkungen auf den Gesamtorganismus zu beachten. Kurz nach dem Ereignis, bis etwa 6 Std. danach, kommt es zu Kreislaufschwäche (primärer Schock), später kann dann ein erneuter Schock folgen. Symptome sind: Abfluß der Blutflüssigkeit ins Gewebe und Bildung von Ödemen, Absinken des Blutdrucks, feuchte und kühle Extremitäten, Temperaturanstieg, Blässe, Übelkeit. Infolge der Mangeldurchblutung ist eine schwere Schädigung der Nieren mit vollständigem Sistieren der Harnproduktion (Anurie) möglich. Weitere Folgen sind Flüssigkeits-, Eiweiß- und Elektrolytverlust durch die verbrannte Haut nach außen, Sekundärinfektion der verbrannten Stellen durch Bakterien und schließlich auch die Gefahr der Wundstarrkrampfinfektion.

Behandlung: Bei der Verbrennung I. Grades genügt es meist, lokal ein Wund- und Brandgel oder kortikoid- und antibiotikahaltige Salben anzuwenden. Die Ausbildung von Blasen an den Extremitäten kann man manchmal durch Druckverbände verhindern.

Bei der Verbrennung II. Grades werden die Blasen mit einer sterilen Schere eröffnet. Nur ein Teil der Blasendecke wird entfernt, damit der Abfluß der Gewebsflüssigkeit gewährleistet ist, während der Rest zum Schutz der Haut belassen wird. Lokalbehandlung wird mit antibiotika- und kortikoidhaltigen Salben durchgeführt.

Bei der Verbrennung III. Grades und großflächigen Verbrennungen ist eine Klinikaufnahme unbedingt erforderlich. Lagerung auf einem Wendebett oder einer Dekubitusmatratze. Lokale Behandlung mit Brandgel, Brandsalbe oder dem früher oft verwendeten Tannin. Lagerung auf nicht klebendem Verbandmaterial, z. B. Metalline. Entfernung des nekrotischen Gewebes, soweit ohne Verletzung und Blutung möglich. Antibiotische Sprays. Auch Anwendung sog. Verbandschleier, die nicht festhaften (Solvaline). Großflächige Nekrosen oder Verkohlungen werden vom Arzt u. U. operativ entfernt. Ablösung dieser Stellen durch Lokaltherapeutika, die abbauende Fermente enthalten (Trypsinpräparate). Plastische Deckung.

Es bestehen grundsätzlich zwei Möglichkeiten, großflächige Verbrennungen zu behandeln:

1. Geschlossene Behandlungsmethode: Hierbei werden nach Anwendung von Lokaltherapeutika Verbände angelegt, z. B. auch mit Fettgaze.

2. Offene Behandlungsmethode: Die Kranken sind ohne Verbände bei ca. 23 ° C und 45 % Luftfeuchte in einem Zimmer untergebracht. Dabei Beachtung einer peinlichen Asepsis.

Die Allgemeinbehandlung besteht in der Tetanusprophylaxe (s. S. 205), Infusionen zur Kreislaufauffüllung, Kortikosteroidapplikation i. v., Gabe von Antibiotika; evtl. Anwendung von Kreislaufmitteln.

Hautschädigung durch Elektrizität

Durch Blitzeinwirkung oder bei Hochspannungskontakt kann es zu verschiedenen Schädigungen des menschlichen Organismus kommen. An Allgemeinerscheinungen sehen wir Seh- und Hörstörungen, Herzschädigung, Nierenschädigung, Atemstillstand und schließlich auch tödlichen Ausgang. Im Bereich der Haut treten einmal durch die thermische Wirkung des Stromes mehr oder weniger stark ausgeprägte Verbrennungen bis zur Nekrose und Mumifizierung auf. Daneben finden wir an den Durchtrittsstellen des Stromes sog. Strommarken. Diese sind punktförmig oder geometrisch angeordnete, meist weißgelbe Veränderungen, die scharf gegenüber dem gesunden Gewebe abgegrenzt sind und bis zur Geschwürsbildung führen können. Daneben sind auch netzförmig verzweigte, rote bis grauschwarze Figuren nachweisbar.

Behandlung: Bei Bewußtlosigkeit sofortige und langdauernde Herzmassage und Atemspende. Auffüllen des Kreislaufs mit Volumenersatzmitteln. Lokalbehandlung der Blitzspuren mit desinfizierenden Lokaltherapeutika, z. B. Mercurochrom, Auramin, antibiotische Gelees. Die Demarkierung des zerstörten Gewebes findet oft erst sehr spät statt. Möglichst trockene, eine Sekundärinfektion vermeidende Behandlung.

Hautschäden durch ionisierende Strahlen

Man versteht darunter die Schädigung der Haut durch Röntgenstrahlen, Radioisotope und schließlich auch nach Anwendung von atomaren Waffen.

Das Ausmaß der Schädigung hängt von der Dauer der Einwirkung und der Dosis ab. Bei therapeutischer Anwendung von Röntgenstrahlen muß meist eine gewisse Schädigung der Haut in Kauf genommen werden, um z. B. Karzinome zu beseitigen.

Eine unnötige Exposition des Pflegepersonals oder auch von Angehörigen ist zu vermeiden: z. B. Halten von unruhigen Kindern durch Pflegepersonal oder Röntgenassistentinnen. In bestimmten Hautbereichen kann eine Bestrahlung besonders leicht Schädigungen nach sich ziehen, z. B. am unterhautarmen Gewebe der Schläfengegend, am Penis oder in Gebieten, unter denen Wachstumszonen vorhanden sind

(Brust beim Mädchen, Knochennahtstellen des kindlichen Schädels). Auch Röntgenbestrahlungen von Warzen an den Fußsohlen und Fingern führen oft zu sekundären Schädigungen.

Die Schädigung durch Röntgen- und andere ionisierende Strahlen kann man in drei Stadien einteilen: Im I. Stadium kommt es nach einigen Tagen zu einer Rötung (Strahlenerythem) im bestrahlten Gebiet, danach Abschuppung und Pigmentierung sowie Abheilung. Im II. Stadium sehen wir Bläschenbildung, Schwellung und Nässen. Im III. Stadium sind dann schließlich Erosionen und Ulzerationen vorhanden, die mit Narben abheilen.

Eine röntgenbestrahlte Haut zeigt ein charakteristisches Aussehen *(Röntgenoderm,* Abb. 90): Depigmentierung, Hyperpigmentierung, Narbenbildung und Teleangiektasien. Auf dem Boden eines Röntgenoderms kann es dann auch noch nach Jahre durch Spannung und Verletzung zu Geschwürsbildungen kommen (sog. *Röntgenkombinationsschaden),* aber auch zur Ausbildung von Keratosen und Karzinomen.

Behandlung: Bei der Bestrahlung von Hautkrankheiten, z. B. des Ekzems oder der Schuppenflechte, wird meist nur das Stadium I erreicht. Stadium II oder III sind notwendig bei der Behandlung von bösartigen Geschwülsten der Haut. Man wird hierbei eine nicht zu fette, antibiotische Lokalbehandlung durchführen. Die Erosionen und Ulzerationen heilen innerhalb von einigen Wochen ab. Zur Pflege der

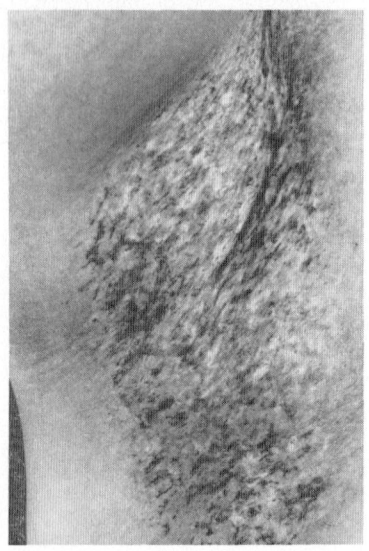

Abb. 90. Röntgenstrahlen-
geschädigte Haut (Röntgenoderm)

bestrahlten Haut sind dann fettende Salben, z. B. Eucerin cum aqua calcis, erforderlich.

Bei nicht durch Therapiemaßnahmen bedingten Strahleneinwirkungen auf die Haut sind lokal Kortikoide anzuwenden.

Artefakte

Als Artefakte bezeichnet man Hautveränderungen, die nicht durch eine besondere Hautkrankheit hervorgerufen sind, sondern durch Manipulation des Patienten selbst (Abb. 91). Diese können gewollt oder ungewollt hervorgerufen sein und fallen meist dadurch auf, daß sie in keine der bekannten Krankheitsbilder einzuordnen sind. Ferner fällt meistens auf, daß eine besonders ausgeprägte Symmetrie oder ausgefallene Lokalisation vorliegen. Daraus ergibt sich der Verdacht, daß diese Veränderungen durch den Patienten selbst verursacht wurden. Das geschieht oft aus einer neurotischen Grundeinstellung heraus, um z. B. arbeitsunfähig zu sein oder als eine Reaktion auf häusliche Schwierigkeiten. So fügen sich solche Menschen Kratzeffekte oder Verbrennungen zu, wobei sie Nadeln oder ätzende Flüssigkeiten benutzen. Auch das sog. traumatische Handödem gehört dazu, bei dem, um eine Handschwellung zu erreichen, ein enganliegendes Gummiband um das Handgelenk getragen wird.

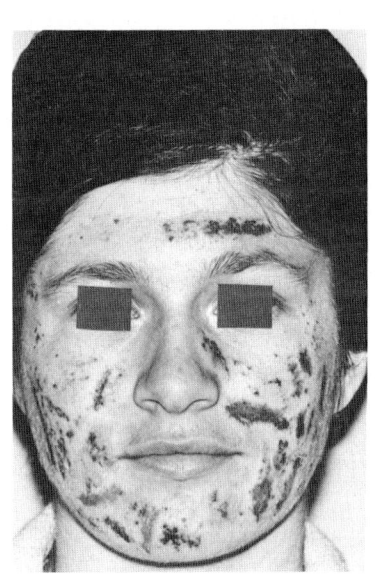

Abb. 91. Artefakte

Behandlung: Aufklärung der Ursache, psychotherapeutische Behandlung. Lokal: Förderung der Abheilung, z. B. unter einem Gipsverband, wobei der Kranke nicht mehr an sich selbst manipulieren kann.

Pityriasis rosea (Schuppenröschen)

Die Ursache dieser harmlosen Erkrankung ist unbekannt. Sie tritt akut auf und verläuft mit exanthematischen Schüben. Zuerst bemerkt man meistens eine sog. Primärplaque, d. h. einen etwa münzgroßen, runden oder ovalen, gelbroten Herd mit randständigem Schuppensaum. Danach treten am ganzen Körper stark juckende, runde oder ovale, gelbrote Flecken auf, die Schuppen aufweisen (Abb. 92). Es besteht Selbstheilungstendenz: innerhalb von 2–4 Wochen kann die Erkrankung ohne Behandlung abheilen.

Behandlung: Bei starkem Juckreiz Antihistaminika, lokal kortikoidhaltige Externa oder milde Lotionen.

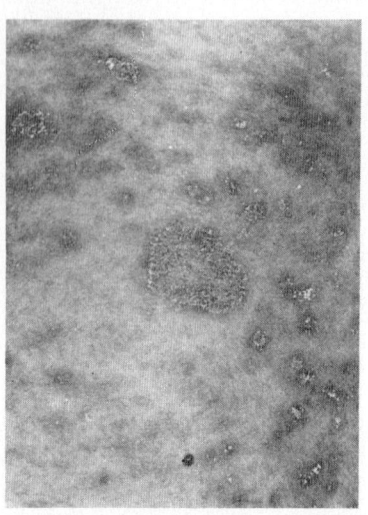

Abb. 92. Schuppenröschen

Erkrankungen der Blutgefäße (Durchblutungsstörungen)

Wir unterscheiden Erkrankungen der venösen und der arteriellen Blutgefäße. Das durch die Arterien transportierte sauerstoffreiche Blut gelangt in die Kapillaren und versorgt hier die Organe und auch die

Haut. Anschließend erreicht es dann als sauerstoffarmes Blut über die Venen wieder das Herz.

Arterielle Erkrankungen

Morbus Raynaud

Bei der Raynaudschen Krankheit, die vorwiegend Frauen befällt, kommt es zu einer anfallweisen Verengung (Spasmen) der Fingerarterien. Dabei treten zunächst Blässe, dann Zyanose und schließlich eine reaktive Hyperämie auf. Davon zu unterscheiden ist das Raynaud-Syndrom, wie es z. B. bei der progressiven Sklerodermie beobachtet wird.

Behandlung: Gefäßerweiternde Mittel, ferner physikalische Maßnahmen wie Massagen, Bindegewebsmassagen, Unterwassermassagen, Kohlensäurebäder, ansteigende Bäder.

Arterielle Verschlußkrankheit (AVK)

Meist im höheren Lebensalter bei Männer und Frauen auftretender teilweiser oder vollständiger Verschluß der die Extremitäten versorgenden Arterien. Ursachen sind Arteriosklerose, Diabetes mellitus, jahrelanger Nikotinabusus. Klinische Zeichen sind das sog. intermittierende Hinken, wobei die Patienten angeben, nur eine beschränkte Wegstrecke, z. B. 500 m, ja sogar nur bis 10 m, gehen zu können und dann wegen starker Schmerzen stehenbleiben zu müssen; außerdem kommt es zu Blässe und Blauwerden der Endglieder und schließlich auch zu Ulkusbildung und Absterben einzelner Glieder (Gangrän).

Diese Gangrän kann trocken sein, jedoch ist durch eine sekundäre bakterielle Besiedlung und starke entzündliche Reaktion eine feuchte Gangrän möglich, die zu schweren Allgemeinerscheinungen wie Sepsis und Kreislaufkollaps führen kann. Im Einzelfalle wird ärztlicherseits geprüft werden müssen, ob nur ein lokalisierter Verschluß einer einzigen Arterie oder ein Verschluß größerer Bezirke, z. B. eine Sklerose von den Beinarterien aufsteigend bis zu den großen arteriellen Bauchgefäßen, vorliegt.

Behandlung: Zu Beginn der Erkrankung kann mit Infusionsbehandlungen (Mittel zur Erhöhung der Fließeigenschaft des Blutes) oder durch operatives Durchgängigmachen von Arterien geholfen werden. Auch Gehübungen sind sinnvoll. Weitere Maßnahmen sind schließlich operative Eingriffe oder Injektionen an den sympathischen Nerven, die eine Weiterstellung der Gefäße bewirken. Bei fortgeschrittener Erkrankung und bei Gangrän ist oft nur noch die Amputation möglich.

Die arteriosklerotische Gangrän wird trocken behandelt, z. B. mit antibiotischen Pudern, Schüttelmixturen. Hochlagerung der Beine, wie bei venösen Erkrankungen, wird vom Patienten meist schlecht vertragen. Anwendung des Fersenrings oder — noch besser — einer aufblasbaren Fußmanschette zur Dekubitusprophylaxe.

Diabetische Gangrän

Bei der Zuckerkrankheit kommt es nicht selten ebenfalls zu entzündlichen Veränderungen und schließlich zu Verschlüssen im Bereich der arteriellen Gefäße. Diese können von einer arteriosklerotischen Gangrän nicht unterschieden werden.

Behandlung: Einstellung des Diabetes. Diätetische und medikamentöse Therapie. Lokalbehandlung wie bei arteriosklerotischen Veränderungen.

Endangiitis obliterans (Morbus Winiwarter-Buerger)

Es handelt sich um eine entzündliche Erkrankung der Arterien, aber auch der Venen, der Extremitäten und der Gefäße innnerer Organe. Fortschreitender ungünstiger Verlauf (Abb. 93). Befallen werden zumeist Männer im mittleren Alter. Symptome wie bei der Arteriosklerose.

Behandlung: Absolutes Nikotinverbot. Sonst wie bei der Arteriosklerose. Intraarterielle Infusionen, Antibiotika, Kortikoide.

Arterielle Thrombose und arterielle Embolie

Ausgehend von einer Herzerkrankung, aber auch bei Gefäßverschluß durch Arteriosklerose oder Endangiitis obliterans kommt es zu akuten Thrombosen oder thrombotischen Verschlüssen in den Arterien. Klinisch findet man dabei plötzlichen Schmerz, Blässe der befallenen Extremitäten, Pulslosigkeit und Kühle.

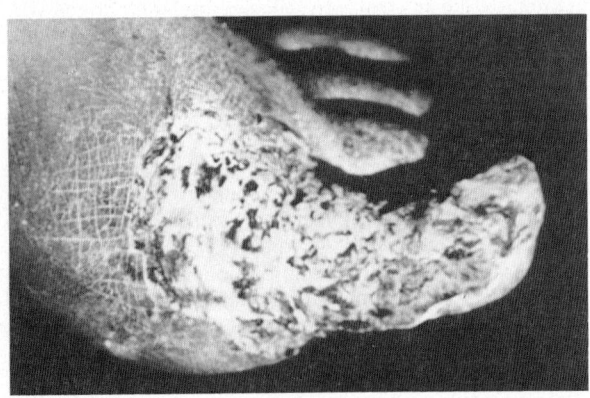

Abb. 93. Zehengangrän bei Endangiitis obliterans

Um die Extremitäten — es handelt sich ja meistens um Fuß oder Bein — zu retten, sind Versuche erforderlich, die Durchblutung wieder in Gang zu bringen. Neben operativen Eingriffen zur Beseitigung der Arterienverschlüsse steht die interne Behandlung zur Auflösung der Thromben mit Streptokinase (Streptase) oder die Gabe von Heparin und Dicumarol.

Technik diagnostischer und therapeutischer Maßnahmen bei Durchblutungsstörungen

Doppler-Sonde

Sog. Doppler-Geräte senden Ultraschall-Wellen aus, die vom Blut in den Gefäßen zurückgeworfen werden. Registrierung von Geräuschen bzw. Schreiben von Kurven mit einem Schreiber. So kann festgestellt werden, ob die geprüften Gefäße (Arterien, große Venen) durchgängig sind (Abb. 94).

Intravenöse Infusion

Benötigte Geräte: Infusionsständer; Flasche mit Infusionsflüssigkeit; Infusionsgerät (Schlauch, Filter und Nadel zum Einstechen in die Flasche); Infusionskanüle, heute meist mit Plastikeinsatz, bzw. eine Dauerkanüle, die verschlossen werden kann und in der Vene des Patienten bleibt; Heftpflaster; Alkohol zum Desinfizieren; Mull- bzw. Zellstofftupfer; Kanülen, Spritzen 5 bzw. 10 ml; Nierenschale; Armschiene; Mullbinde.

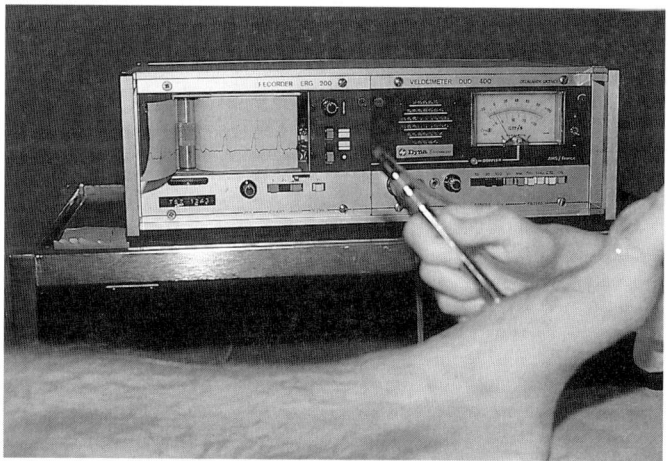

Abb. 94. Doppler-Gerät zur Untersuchung der arteriellen Extremitätendurchblutung.

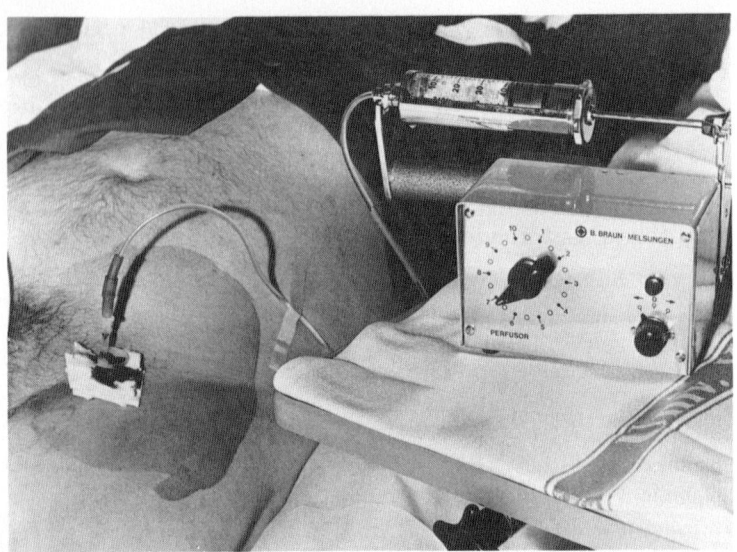

Abb. 95 a. Intraarterielle Infusion

Intraarterielle Infusion

Benötigte Geräte: Dauerinfusionsgerät (Perfusor von Braun, Abb. 95 a); benötigte Injektionsspritzen von 10, 20 oder 50 ml (Spezial-Rekordspritzen); Infusionsschlauch und Infusionskanülen; Infusionslösung; Mulltupfer; Heftpflaster.

Venöse Durchblutungsstörungen

Krampfadern (Varizen)

Krampfadern sind krankhafte Erweiterungen der Venen, meist an den unteren Extremitäten lokalisiert, sie kommen jedoch auch an anderen Körperstellen vor. Zu ihnen gehören auch die Hämorrhoiden und beim Mann die Varikozele (Krampfadern im Bereich der Venen des Hodensacks). Varizen können primär vorhanden, d. h. angeboren sein oder sekundär auftreten, d. h. als Folge von anderen Erkrankungen, z. B. infolge einer Venenentzündung. Die strangförmige bzw. mehr knopfförmige oder großknotige Ausweitung der Venen ist durch eine Wandschwäche mit Verlust der Elastika bedingt. Dazu kommen dann leicht entzündliche Veränderungen der Venenwand. Man bezeichnet das Vorkommen von Krampfadern zusammen mit den Folgeerscheinungen als variökosen Symptomenkomplex. Die Venen haben im gesunden Zustand Klappen, die verhindern, daß das Blut nach peripher absackt, ferner wird durch die sog. Muskelpumpe bei Bewegungen ein Rücktransport des Blutes zum Herzen gewährleistet. Oberflächliche Hautvenen und tiefe Venenstämme in der Muskulatur sind durch sog. Verbindungsvenen verbunden.

Subjektive Beschwerden bei Patienten mit Krampfadern sind Schweregefühl in den Beinen und abendliche Schwellungen.

Lichtreflexionsrheographie (LRR)

Bei dieser Meßmethode werden Infrarotstrahlen in die Haut am Unterschenkel eingestrahlt und von dort aus den tieferen Hautschichten zu einem Photodetektor reflektiert. Man kann mit dieser Methode feststellen, ob in einem bestimmten Hautbezirk der venöse Abfluß des Blutes regelrecht ist, oder ob eine Behinderung im Sinne einer venösen Insuffizienz vorliegt (Abb. 95 b).

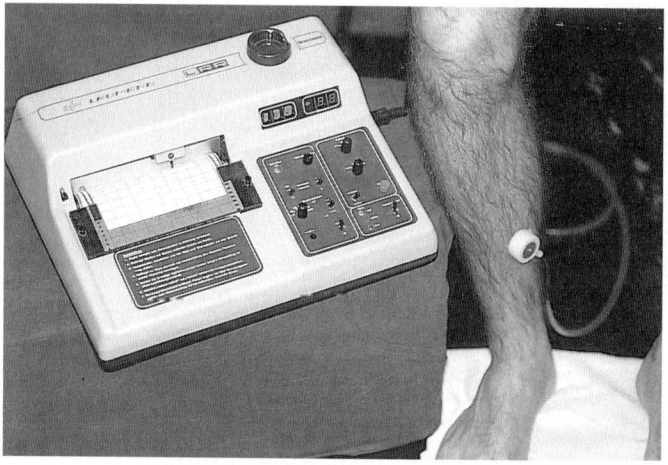

Abb. 95 b. Gerät zur Lichtreflexionsrheographie

Behandlung der unkomplizierten Varizen

Bewegung und Liegen mit hochgelegten Beinen wirkt sich günstig aus, während langes Stehen und auch Sitzen eine ungünstige Wirkung haben. Um den erschlafften Venenwänden einen Halt zu geben, sind Verbände mit elastischen Binden oder Dauerbinden erforderlich.

Technik der Beinverbände Abb. 96.

Kompressionstechnik. Wichtig beim Wickeln der Beine (bzw. Unterschenkel) ist, daß pro Unterschenkel mindestens 2, für das Knie 1 und für den Oberschenkel 1–2 *elastische Kurzzugbinden* verwendet

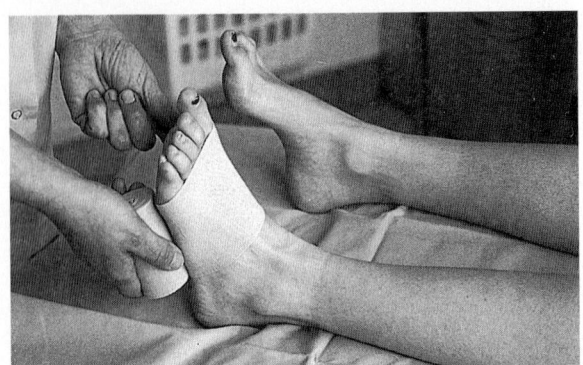

1

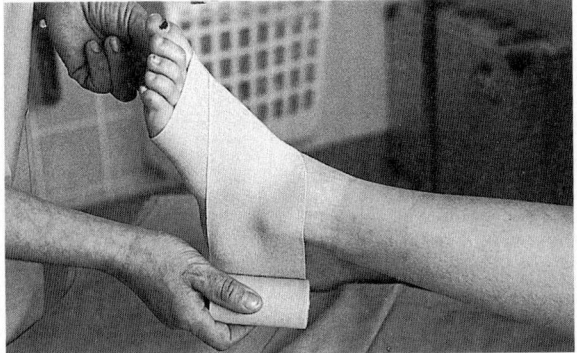

2

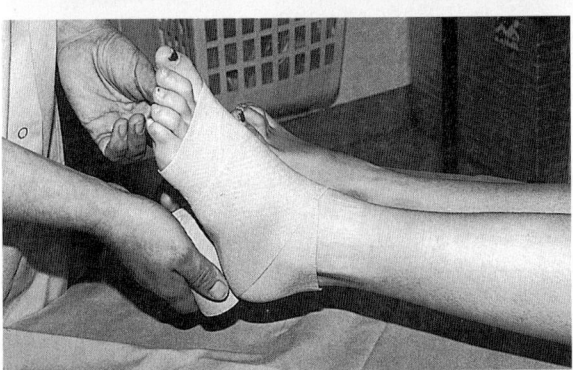

3

Abb. 96. Technik des Beinverbandes

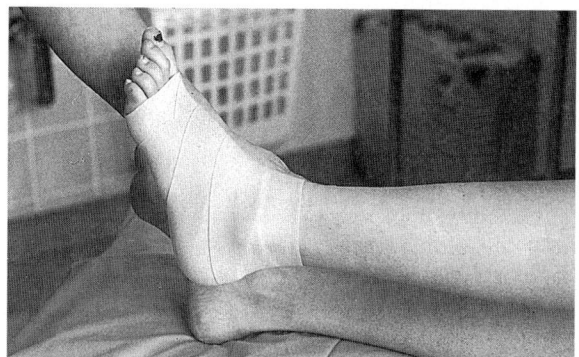

4

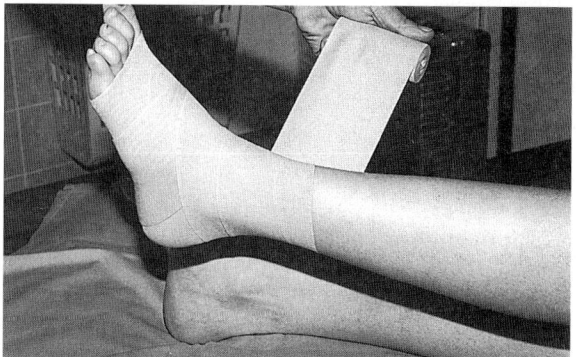

5

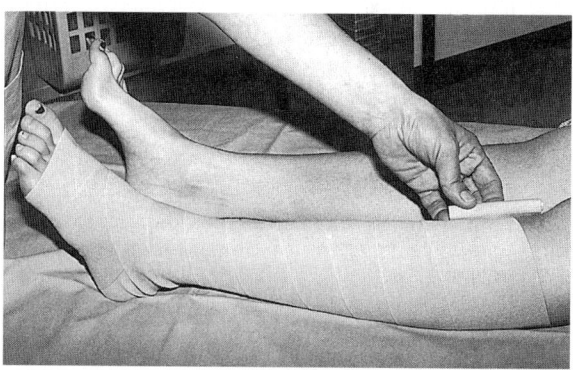

6

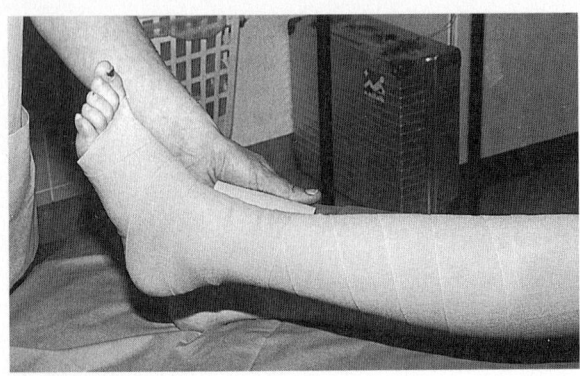

7

Abb. 96. Technik des Beinverbandes

werden. Auch sollten die Beine vorher entstaut (vor dem Wickeln Beine mindestens ½ Std. hochlagern) sein. Am besten wird der Patient morgens noch im Bett bevor er aufsteht gewickelt. Der Druck der Binden soll am Fuß stärker als am Unterschenkel sein, jedoch keine Strangulationen! Der Patient muß mit den Verbänden viel gehen, um eine ausreichende Venenpumpe zu erreichen. Die Verbände können dann zur Nacht entfernt werden.

Bei der Kompression beginnt man direkt unterhalb der Zehen, wobei das Fußgelenk im rechten Winkel steht. Die Binde wird schräg einmal um den Fuß gewickelt (1). Danach verläuft die Binde über den Außenknöchel zum Fersen- und Achillessehnenbereich (2). Als nächstes wird die restliche Fußsohle umwickelt (3) bevor man wieder über den Außenknöchel (4) in Achtertouren den Unterschenkel (5) hochwickelt bis unterhalb des Knies (6). Mit der zweiten Binde wird genau wie bei der ersten unterhalb der Zehen begonnen und über die Ferse zur Kniekehle gewickelt (7).

Bewährt haben sich vor allem Binden mit eingewebten Gummi- oder elastischen Kunststoffasern (Lycra). Die gelegten Binden werden am Ende mit kleinen Klammern festgemacht. Die Verbände werden abends zum Schlafen abgenommen.

Wahlweise können auch Stützstrümpfe getragen werden (s. S. 10). Sie sollten nach Maß angefertigt werden und über die Oberschenkelmitte nach oben reichen. die Stützstrümpfe werden in 4 sog. Kompressionsstufen geliefert: I. für leichte Varicosis ohne Stauung, in der Schwangerschaft; II. bei Venenstauung, Ödemneigung, nach Venenentzündung und Ulcus cruris; III. bei starker Stauung, postthrombotisches Syndrom, lymphatische Stauung; IV. bei Elephantiasis.

Medikamentös haben sich schon seit längerem Präparate mit Roßkastanienextrakt bzw. Wirkstoffen aus diesem Extrakt bewährt. Krampfadern können auch verödet werden. Dabei wird durch Ein-

spritzen von entzündungserzeugenden Mitteln eine Venenwandent-
zündung hervorgerufen, die dann sekundär zu einem Verschluß führt.
Andere Venen übernehmen die Bluttransportfunktion. Das bedingt,
daß bei Veranlagung an anderen Stellen neue Krampfadern auftreten
können. Vom Arzt wird vor der Venenverödung geprüft, ob bei künst-
lichem Verschluß eines Venengebietes durch Verbindungsvenen der
Blutabfluß gewährleistet ist (Perthes-Versuch, Mahony-Ochsner-Test).
Zur Verödung benutzt man verschiedene Medikamente, z. B. Varico-
phtin (Kochsalz und Anästhetikum), Aethoxysklerol (Hydroxypoly-
aethoxydodecan).

Verödungsbehandlung

Benötigte Gegenstände: Untersuchungsstuhl, bei dem das Fußende
hochgeklappt werden kann und der Patient sich hinlegen kann; Tritt-
stufe mit 2 Tritten; Nierenschale; Desinfektionsmittel; Injektionsspritze von 2 oder 5 ml Inhalt, Injektionskanülen Größe 1 oder 2;
Mulltupfer; Heftpflaster; elastische Binden oder Dauerbinden
(Abb. 97). Durchführung der Verödung: Der Patient steht auf einem

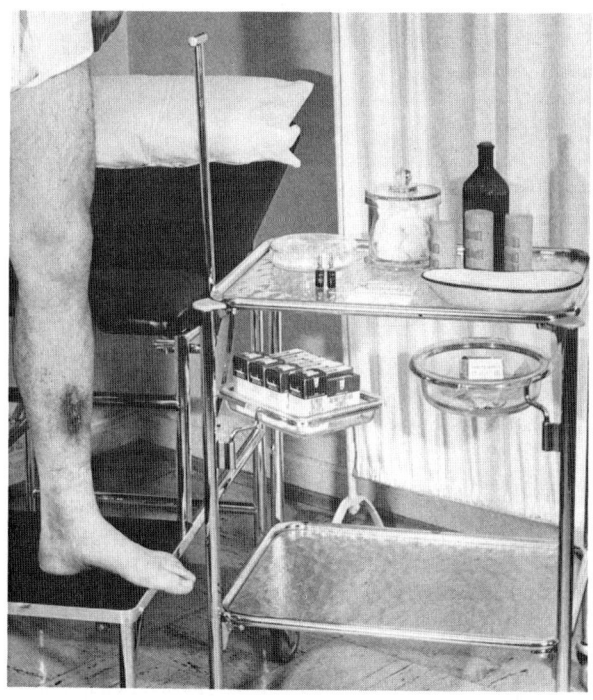

Abb. 97. Vorbereitung zur Krampfaderverödung

Tritt vor dem Untersuchungsstuhl. Vom Arzt wird die Injektionsflüssigkeit mit der Spritze in die Vene eingebracht, wobei sich der Patient nach dem Einstich bei liegender Kanüle hinlegt, dabei werden die Beinteile des Stuhles hochgeklappt. Nach Einspritzung des Mittels schnelles Herausziehen der Kanüle, wobei die Hilfsperson eine Kompression mit dem Mulltupfer durchführt. Darüber wird ein Heftpflaster geklebt. Danach Wickeln des Beines mit 2 elastischen Binden oder Dauerbinden. Der Kranke muß danach etwa $1/2$ Std. umhergehen.
Schließlich ist eine operative Entfernung der Varizen auf chirurgischem Wege durch das sog. Stripping möglich.

Komplikationen bei Krampfadern

Ödem. Schwellung der Beine vor allem nach längerem Stehen oder abends.

Stauungsdermatitis und Stauungsekzem. In schlecht durchbluteten Hautbereichen kann es zu Blutaustritten aus den Gefäßen kommen (Hämosiderinablagerung), die rotbräunliche Flecken bedingen; ferner Verdünnung der Haut (Atrophie) mit Durchscheinen der Gefäße oder auch Verdickung der Haut im Sinne einer Dermatosklerose. Epidermal sind Dermatitis mit Rötung und Schuppung oder auch Ekzematisierung möglich.

Unterschenkelgeschwür (Ulcus cruris). Unterschenkelgeschwüre treten mit Vorliebe im Bereich der Knöchel und an der unteren Hälfte des Unterschenkels auf (Abb. 98). Sie können stecknadelkopfgroß oder flächenhaft sein, haben einen weichen oder – wenn sie chronisch sind – einen derben, wallartigen Rand. Der Grund ist entweder mit frischen Granulationen bedeckt oder schmierig-gelb belegt, die Tiefe unterschiedlich, bis zu Freiliegen des Knochens.

Venenentzündung (Thrombophlebitis). Diese kann im Bereich von Krampfadern auftreten, aber auch unabhängig davon. Klinisch äußert sich eine oberflächliche Venenentzündung in Rötung und Schwellung, Schmerzen und evtl. Fieber. Als Folge von Venenentzündungen kann es zur Geschwürsbildung kommen (postthrombotisches Ulcus).

Phlebothrombose (tiefe Venenentzündung und Thrombose). Hier handelt es sich um die Erkrankung der tiefen Venen, wobei sich in den Gefäßen Gerinnsel bilden, die sich lösen und zu einer Lungenembolie führen können. Klinisch oft eindrucksvoller Zustand mit Rötung und Schwellung des Beines, Schmerzhaftigkeit, vor allem bei Druck auf die Fußsohle, Fieber, Schüttelfrost, Wadenschmerz.

Behandlung:
Bei Beinödemen Vermeidung längeren Stehens, Beinverbände, evtl. Diuretika.

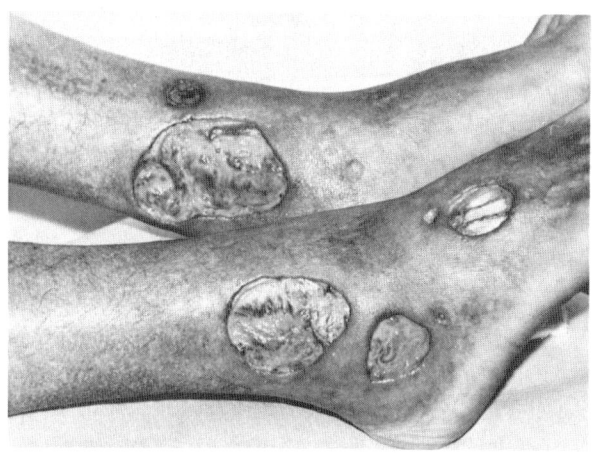

Abb. 98. Mehrere Geschwüre an den Unterschenkeln

Bei Stauungsdermatitis und Stauungsekzem Behandlung mit kortikoid- und antibiotikahaltigen Externa.

Bei Ulcus cruris Beinverbände, Behandlung des Geschwürs selbst mit antibiotischen Pudern, speziellen Wundpudern, Salben, Cremes und Gelees mit granulationsfördernder und epithelisierender Wirkung. Abdeckung des Ulcus am Rande mit Zinkpaste (Abb. 99) Auf das Ulcus wird ein kleines Leinenläppchen gelegt, darüber ein aufsaugfähiger Verbandstoff (z. B. Zemuko), darüber eine Schaumgummikompresse, die zurechtgeschnitten wird, und schließlich ein Verband mit zwei Dauerbinden (Abb. 100). Je nach Zustand des Ulcus bzw. je nach dem Medikament, welches angewandt wird, muß der Verband jeden Tag oder erst nach einigen Tagen gewechselt werden. Auch Anwendung verschiedener Hautersatzstoffe (s. S. 11), Kochsalzplättchen (Mesalt) und schließlich Hauttransplantationen.

Als Komplikation der Behandlung kann es einmal unter dem abschließenden Verband zu einer Stauung kommen, welche eine Streuung im Bereich des Beines, aber auch an anderen Körperstellen hervorrufen kann. Weiter ist es möglich, daß die Medikamente nicht vertragen werden (Allergie) und zu einem allergischen Ekzem führen.

Bei oberflächlicher Thrombophlebitis Hochlagern des Beines, feuchtkühle Umschläge mit Alkohol, darunter Einreiben mit gerinnungsverhindernden und aufsaugenden Zubereitungen (Heparinsalbe, Hirudoid, Hemeran, Lasonil, Pergalen u. a.). Keine absolute Bettruhe, jedoch kein langes Stehen. Immer wieder Hinlegen und Hochlagern der Beine. Sorge für einen guten, regelmäßigen Stuhlgang.

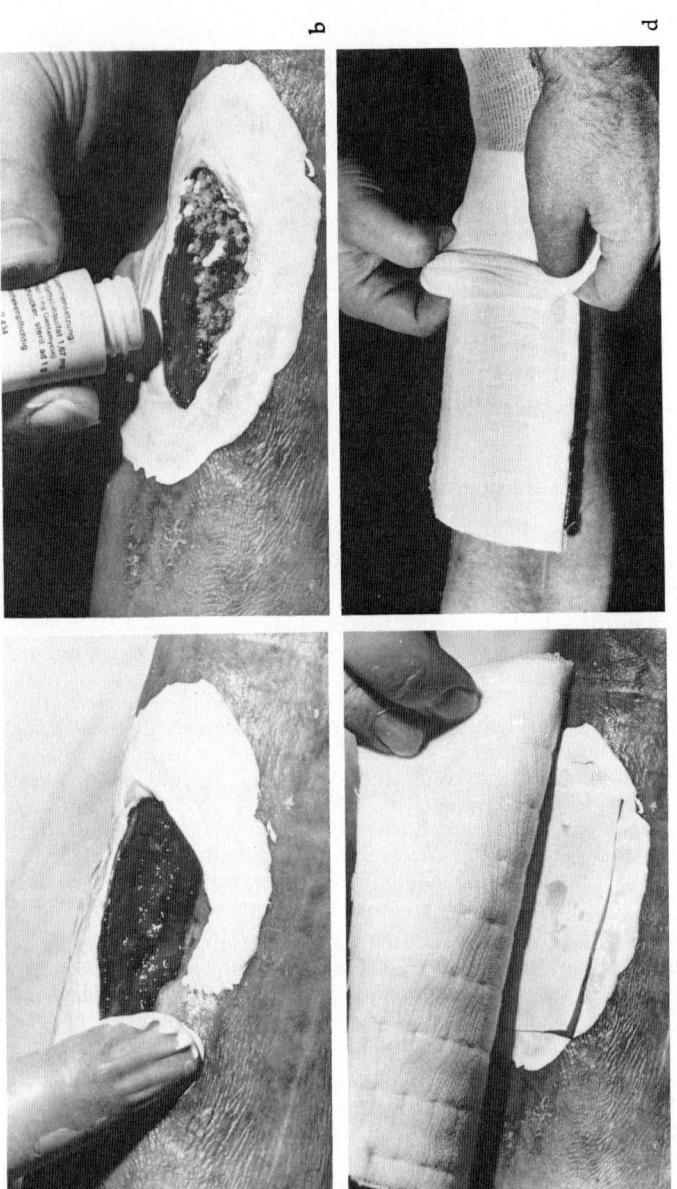

Abb. 99. Behandlung eines Unterschenkelgeschwürs
a) Schutz der Umgebung durch weiche Zinkpaste
b) Puderbehandlung des Geschwürs
c) Abdecken mit Leinenläppchen und Mullkompresse
d) Anlegen eines Schlauchverbandes

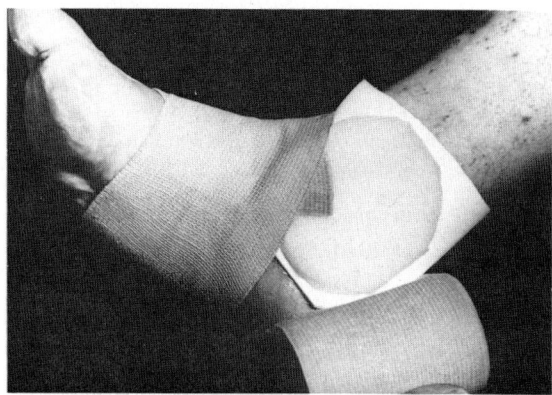

Abb. 100.
Schaum-
gummikom-
pression über
einem Ulkus

Bei der Phlebothrombose handelt es sich um einen lebensbedrohlichen Zustand infolge der Gefahr einer Embolie, daher Klinikeinweisung, Bettruhe, Alkohol-Umschläge und gerinnungshemmende Salben äußerlich. Falls möglich, wird versucht, durch innerliche Gaben von Streptokinase den Thrombus aufzulösen (nur klinisch, Intensivüberwachung), später aber auch, bei Kontraindikation der Streptokinasetherapie, Gabe von gerinnungshemmenden Mitteln (Heparin, Marcumar).

Wundstarrkrampfvorbeugung (Tetanusprophylaxe)

Bei Verletzungen, Verbrennungen, Verätzungen, Erfrierungen, Tier- und Menschenbissen kann nie ausgeschlossen werden, daß eine Tetanusinfektion erfolgte. Am günstigsten ist es, wenn der betreffende Mensch schon vorher aktiv schutzgeimpft war, sonst muß eine Impfung erfolgen.

Die aktive Schutzimpfung wird heute mit Tetanus-Adsorbat-Impfstoff (Tetanol) durchgeführt. 0,5 ml Tetanol werden 3mal s. c. oder i. m. injiziert: nach der 1. Injektion folgt die 2. nach 4–6 Wochen, die 3. Injektion nach 6–12 Monaten. Nur nach 3maliger Injektion ist die betreffende Person vollständig immunisiert. Treten die oben erwähnten Ereignisse bei einem vollständig immunisierten Menschen ein, so genügt eine Auffrischungsinjektion von 0,5 ml. Ist die Person nicht vollständig immunisiert, überhaupt nicht immunisiert, oder sind unsaubere, tiefe Wunden vorhanden, so gibt man 0,5 ml Tetanol und zusätzlich 250 IE Antitoxin (2 ml Tetanus-Hyperimmun-Globulin vom Menschen) als Simultanimpfung. Diese Gabe wird nach 14 Tagen wiederholt. Tetanus-Antitoxin vom Tier wird heute wegen der Gefahr schwerer allergischer Zwischenfälle nicht mehr gegeben.

Kollagenosen

Unter dem Begriff Kollagenosen werden eine Reihe von Krankheiten wie die progressive Sklerodermie, der Lupus erythematodes und die Dermatomyositis zusammengefaßt. Bei aller Verschiedenheit besteht ein gewisser Zusammenhang im Hinblick auf Veränderungen im kollagenen Bindegewebe.

Lupus erythematodes (Schmetterlingsflechte)

Beim Lupus erythematodes handelt es sich um eine autoimmune Störung der B- und T-Zellfunktion.
Wir unterscheiden einen Lupus erythematodes chronicus, der sich nur auf die Haut beschränkt, sowie einen Lupus erythematodes visceralis mit Beteiligung innerer Organe. Letzterer entsteht primär oder kann sich aus einer chronischen Form entwickeln.

Lupus erythematodes chronicus (Chronische Schmetterlingsflechte)

Typischerweise wird bei dieser Erkrankung das Gesicht im Bereich der Nasenwurzel und der beiden Wangen schmetterlingsförmig befallen (s. Farbtafel, Abb. 13). Vorhanden sind infiltrierte Erytheme, Teleangiektasien sowie follikuläre Hyperkeratosen, die beim Entfernen wie Tapeziernägel mit einem kleinen Fortsatz im Haarfollikel sitzen. Auch andere Hautstellen und Schleimhäute können beteiligt sein, vor allem die belichteten Stellen. Befallen werden mehr Frauen als Männer; die Erkrankung kommt in allen Klimazonen vor. Die Abheilung erfolgt unter Atrophie. Die Erkrankung führt am Kopf zu einem narbigen Haarausfall (narbige Alopezie). Auf dem Boden der Erkrankung kann es zur Karzinombildung kommen.

Behandlung: Die Patienten müssen sich vor Licht und Kälte schützen. Verwendung von Lichtschutzmitteln. Lokal werden Cortisonsalben angewandt und innerlich werden sog. Antimalariamittel vom Arzt gegeben. Einzelne Herde der Haut können auch mit Kohlensäureschnee, Azetonkohlensäureschnee oder Carbolsäure geätzt werden (Technik s. S. 30).

Lupus erythematodes visceralis (Akute Schmetterlingsflechte)

Diese Erkrankung geht als schwere Allgemeinerkrankung mit Beteiligung von Haut, Schleimhäuten und inneren Organen einher (s. Farbtafel, Abb. 14). Der Verlauf kann akut oder subakut sein. Meist sind Frauen befallen, jedoch auch Kinder und sehr selten Männer. An Symptomen finden wir Abgeschlagenheit, Fieber, Krankheitsgefühl, Gelenkschmerzen, Gewichtsabnahme.

An der Haut finden sich sattrote, oft ödematöse Erytheme, mit Vorliebe im Gesicht, aber auch an Fingerspitzen oder Zehen, hier oft mit mehr violettrotem Farbton. Auf Kneifen der Brusthaut bilden sich

Punktblutungen. An der Mundschleimhaut finden sich Rötungen und Punktblutungen. Schwellung der Lymphknoten.

Innere Organe: Polyserositis (Ergüsse in Herzbeutel, Rippenfell und Bauchfell), Endokarditis, Myokarditis, Augenveränderungen, Bronchopneumonie, Muskelschmerzen, Gefäßveränderungen, Nephritis.

Der Lupus erythematodes visceralis ist eine Autoimmunerkrankung mit Bildung von Antikörpern gegen körpereigenes Gewebe. Im Serum der Patienten finden sich Antikörper gegen Zellen des Blutes. Dadurch werden Veränderungen wie das LE-Zellphänomen und der LE-Faktor hervorgerufen: Die Antikörper im Blut zerstören die weißen Blutzellen, diese werden durch andere aufgenommen (phagozytiert) und bilden dann Strukturen, die LE-Zelle und das sog. Rosettenphänomen. Ferner findet man Antikörper gegen die Kernsubstanz von Zellen.

Behandlung: Absolute Bettruhe der schwerkranken Patienten. Der Verlauf ist sehr langwierig. Trotz Behandlung oft noch nach Jahren tödlicher Ausgang durch Nephritis oder Sepsis. Als Lokalmaßnahmen an der Haut eignen sich lediglich Kortikoidcremes. Innerlich Antimalariamittel, Kortikoide, Zytostatika und sog. Immunsuppressiva (Methotrexate).

Dermatomyositis (Hautmuskelentzündung)

Schwere Entzündung der Muskulatur, die manchmal auch ohne Hautveränderungen als Polymyositis oder mit Nervenveränderungen als Neuromyositis auftreten kann. An der Haut finden wir weinrote bis violette Erytheme mit Teleangiektasien und kleinen Papeln, mit Vorliebe im Nacken und im Gesicht. Dabei typischer müder, myopathischer Gesichtsausdruck (s. Farbtafel, Abb. 15). Schwäche der gesamten Muskulatur, so daß sich die Patienten nicht mehr aufrichten können. Bei einem Teil der Fälle findet man eine bösartige Geschwulst innerer Organe.

Nach Entfernung derselben kommt es zur Abheilung der Dermatomyositis. Die schweren Muskelveränderungen kann man durch ein Elektromyogramm, durch Entnahme vom Muskelgewebe und Untersuchung unter dem Mikroskop und durch Fermentuntersuchungen im Blut (Myokinase, CPK) nachweisen.

Behandlung: Langandauernde kombinierte Behandlung mit Cortison und Immunsuppressiva (Methotrexate bzw. Imurek). Aufgrund der Muskelentzündung sind die Kranken in der ersten Zeit sehr schlecht beweglich, sie müssen daher auch gefüttert werden und bedürfen pflegerischer Hilfe bei den kleinsten Verrichtungen. Dekubitusprophylaxe erforderlich (Dekubitusmatratze, häufiges Umlagern). Massage und passive Bewegungsübungen sind anfangs zu unterlassen, da es dadurch zur Verschlimmerung kommen kann.

Sklerodermie

Wir unterscheiden bei der Sklerodermie zwei Formen, eine zirkumskripte Sklerodermie (Morphea) und eine progressive Sklerodermie.

Zirkumskripte Sklerodermie

Gutartige Erkrankung mit meist nur kosmetischen Folgen. Man findet an verschiedenen Körperstellen in Ein- oder Mehrzahl umschriebene plattenartige Verhärtungen der Haut (Abb. 101). Dabei Atrophie der Oberhaut, oft etwas eingesunken, von weiß-gelblicher Farbe, mit schmalem violettroten Randsaum.

Behandlung: Einmassieren von erweichenden Salben. Unterspritzung mit Cortison-Kristallsuspensionen, Massage, Moorbäder und Packungen.

Progressive Sklerodermie

Es handelt sich hier um eine meist bei Frauen auftretende fortschreitende, schwere Erkrankung nicht nur der Haut, sondern aller Organe, in denen sich Bindegewebe befindet. Die Ursache ist nicht bekannt. Man findet eine Störung im Kollagenstoffwechsel, die zu einer bindegewebigen Verhärtung führt. Bei der progressiven Sklerodermie vom akralen Typ finden wir Verhärtungen, Verschmälerungen der Finger und Zehen, eine Verhärtung der Gesichtshaut mit Verkleinerung des Mundes, Vernarbung des Zungenbändchens, und weiß-gelbliche, derbe Hautareale, die ihre Elastizität verloren haben und mit Teleangiekta-

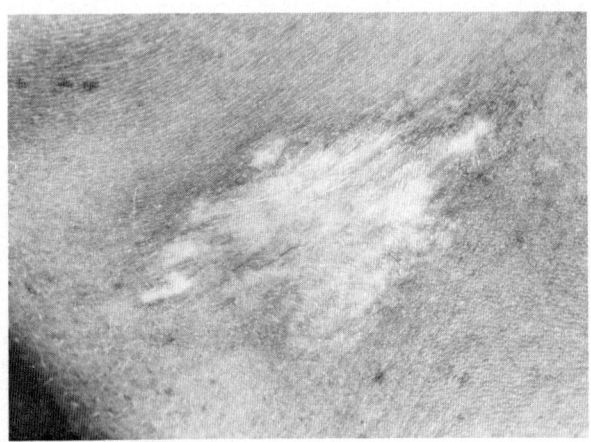

Abb. 101. Zirkumskripte Sklerodermie

sien versehen sind (s. Farbtafel, Abb. 16). In diesem Gebiet kommt es dann auch zu Ulcusbildungen. Beim arthritisch-rheumatoiden Typ stehen mehr Gelenkbeschwerden im Vordergrund. Für den Krankheitsverlauf entscheidend ist eine Beteiligung innerer Organe, z. B. Erkrankung der Speiseröhre mit Schluckbeschwerden, Lungenfibrose, Veränderungen des Herzens, Nierensklerose. Die Patienten sterben meistens an Niereninsuffizienz oder Herzversagen.

Behandlung: Da die Ursache unbekannt ist, ist die Behandlung rein symptomatisch. Man wird versuchen, durch unspezifische Mittel wie Wärmeanwendung (Moorlaugenbäder, Moorpackungen), Gestagene und kleine Gaben von Kortikoiden eine Rückbildung bzw. ein Aufhalten des Krankheitsbildes zu erreichen.

Mäler (Nävi)

Unter Mälern versteht man eine Gruppe von verschiedenen umschriebenen Fehl- oder Mißbildungen, die schon bei der Geburt vorhanden sein können oder auch später im Leben auftreten. Beteiligt sind hierbei verschiedene Gewebe, so unterscheidet man Pigmentnävi, Zellnävi, Organnävi, Gefäßnävi, systematisierte Nävi.

Pigmentnävi

Hier kommt es zu einer Ansammlung von Hautfarbstoff (Pigment), dem Melanin, an umschriebenen Stellen der Haut und der Schleimhäute.

Bei den *Sommersprossen (Epheliden)* handelt es sich um Ansammlungen von Melanin in den Zellen der Basalzellschicht der Epidermis.

Behandlung: Vermeidung der Sonnenexposition, Sonnenschutzmittel äußerlich.

Die *Naevi spili* sind im Niveau der Haut gelegen, von gelber, roter bis brauner Farbe und verschiedener Größe mit Pigmentvermehrung in der Basalzellschicht.

Daneben gibt es auch Pigmentnävi, bei denen besondere, vom Nervensystem abstammende Zellen mit Melanineinlagerungen, vorhanden sind (Nävuszellnävi, Abb. 102). Diese können entweder im Niveau der Haut gelegen sein oder auch knotige Gebilde darstellen, zum Teil haben sie auch eine warzenförmige Oberfläche (Naevus pigmentosus papillomatosus) oder sind mit Haaren besetzt (Naevus pigmentosus pilosus). Man spricht hier auch vom Tierfellnävus. Nävi befallen oft nur eine Körperseite, können aber auch große Flächen der Haut ergreifen. Behandlung: Nävuszellnävi sind an sich harmlos, können sich jedoch u. U. zu einer bösartigen Geschwulst, dem Melanom, entwickeln. Es sollte alles vermieden werden, was zu einer me-

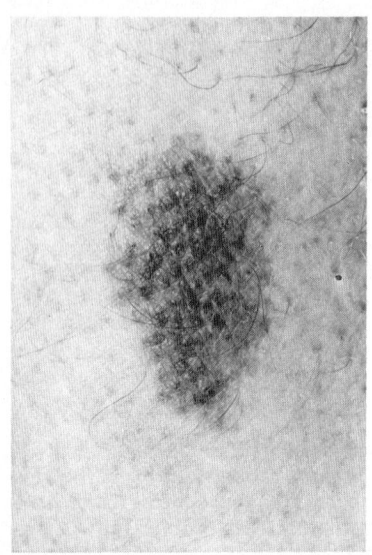

Abb. 102. Nävuszellnävus

chanischen Reizung der Nävi führt, daher kein Ätzen, keine Röntgenbestrahlung. Nävi, die ihr Aussehen innerhalb kurzer Zeit verändern, d. h. stark wachsen, leicht bluten oder jucken, sowie solche, in deren Bereich die Kleidung reibt (Gürtellinie, im Bereich des BH usw.), sollten rechtzeitig exzidiert werden.

Der *blaue Nävus (Naevus coeruleus)* entsteht durch Wucherung von spindelförmigen, melaninbildenden Zellen in der tiefen Kutis an umschriebener Stelle der Haut. Eine Behandlung ist nicht erforderlich, es besteht jedoch die Möglichkeit der Exzision. Der blaue Nävus ist vom Melanom (s. S. 211) abzugrenzen.

Gefäßnävi

Beim *Feuermal (Naevus flammeus)* handelt es sich um angeborene oder in der frühesten Kindheit auftretende, mehr oder weniger flächenhafte, meist einseitige, rote bis violettrote, im Niveau der Haut gelegene Herde, die Gefäßerweiterungen darstellen, welche zum Teil kosmetisch stark entstellen (Abb. 103).

Behandlung: Schwierig. Vom Arzt werden Vereisungen mit Kohlensäureschnee versucht. Der Naevus flammeus ist eine der Hauptindikationen der Argonlasertherapie. Meist bleibt jedoch nur eine kosmetische Deckung durch Schminken. Bewährt hat sich das Präparat Covermark Waterproof.

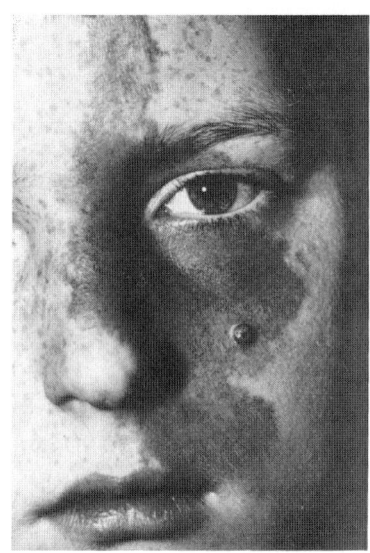

Abb. 103. Feuermal

Melanom

Auf dem Boden eines Nävuszellnävus, auf ursprünglich unveränderter Haut oder ausgehend von einer Vorerkrankung der sog. Melanosis circumscripta praeblastomatosa Dubreuilh (Lentigo maligna) (s. Farbtafel, Abb. 17), kann es an allen Haut- und Schleimhautstellen zu dieser bösartigen Neubildung kommen. Es liegt hier keine epitheliale Geschwulst, sondern eine Geschwulst nervaler Herkunft vor. Wir unterscheiden heute klinisch 3 Formen:

1. das knotige Melanom,
2. das Lentigo maligna-Melanom,
3. das oberflächlich spreitende Melanom.

Die Prognose richtet sich nach der Eindringtiefe des Tumors in die Haut, der Tumordicke und der Art der Geschwulst, wobei in obiger Aufstellung die Prognose von 1 nach 3 günstiger ist. Für die Prognose ist ferner von Bedeutung, ob die Geschwulst bereits Lymphknotenmetastasen gebildet hat, bzw. ob Fernmetastasen bestehen. Auch die Lokalisation und das Geschlecht sind von Bedeutung. Tumoren an den Extremitäten und der Befall des weiblichen Geschlechts zeigen eine bessere Prognose als der Befall von Kopf und Rumpf sowie bei Männern.

Beim Melanom handelt es sich um eine schwarzbraune, leicht blutende, oft etwas juckende knotige Geschwulst (Abb. 104 a). Es gibt je-

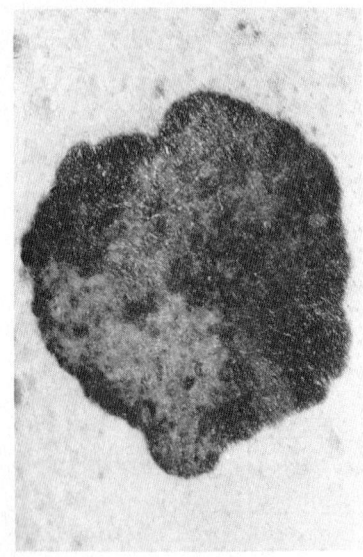

Abb. 104 a.
Lentigo maligna-Melanom

doch auch sog. amelanotische Melanome, d. h. Melanome ohne Pig-
mentbildung, die lediglich einen roten Farbton aufweisen und deren
Diagnostik schwierig ist. Der Tumor metastasiert schon sehr früh:
Aus der Größe der Geschwulst läßt sich nicht auf das Krankheitssta-
dium schließen. Metastasierung erfolgt in die Lymphknoten und in
die inneren Organe, vor allem in die Lunge.
Durch Betrachtung der Tumoroberfläche mit einer beleuchteten Speziallupe (Abb. 104 b) kann man nicht selten differentialdiagnostisch
zwischen Melanom und verschiedenen Nävi unterscheiden.

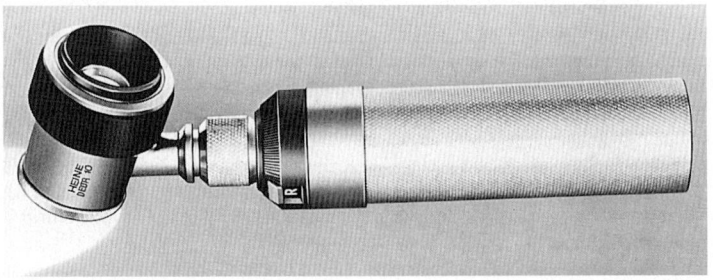

Abb. 104 b. Speziallupe

Behandlung: Der Patient gehört in die Klinik. Sofortige radikale Operation weit im Gesunden, die in Vollnarkose durchgeführt wird, um nicht mit der Lokalanästhesie Tumorzellen zu verschleppen. Bei Lymphknotenmetastasen operative Entfernung derselben und Nachbestrahlung. Trotz schlechter Prognose ist jeder Krankheitsfall verschieden, Überlebenszeiten von vielen Jahren sind möglich. Kein Ätzen, keine Probeexzisionen! Von den Zytostatika ist das neue DTIC zum Teil wirksam. Ferner werden Impfungen mit dem Tuberkuloseimpfstoff DCG durchgeführt, um die körpereigenen Abwehrkräfte zu steigern.

Bei der *Melanosis circumscripta praeblastomatosa* (Lentigo maligna) handelt es sich um scharf begrenzte, im Niveau der Haut gelegene oder leicht plattenartig erhabene, braun bis schwarze, meist in sich gescheckte Herde, die mit Vorliebe im Gesichtsbereich, aber auch an anderen Körperstellen auftreten.

Behandlung: Eine Melanosis circumscripta muß als eine Erkrankung angesehen werden, die obligat zum Melanom führt. Falls noch im Niveau der Haut gelegen, kommt Bestrahlung mit sog. Grenzstrahlen oder Exzision in Frage. Im Falle des Verdachts auf eine Umwandlung in ein Melanom Behandlung wie dort.

Gutartige Hautgeschwülste

Fibrom

Gutartige Neubildungen des Bindegewebes nennt man Fibrome. Diese können derb oder hart, im Niveau der Haut gelegen oder halbkugelig sich vorwölbend, von Hautfarbe oder mehr von bräunlichem Farbton sein. Auftreten können sie an allen Körperstellen (Abb. 105).

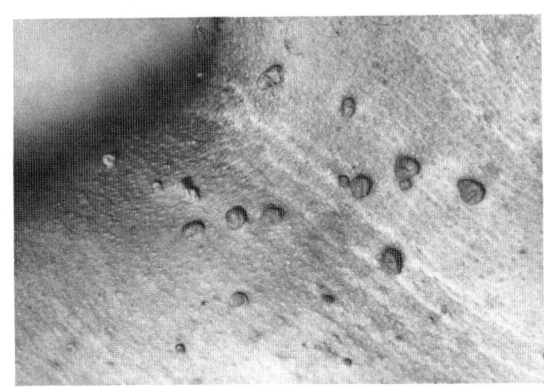

Abb. 105.
Hängende kleine
Fibrome am Hals

Am Hals, im Gesicht und auch in den Achselhöhlen findet man oft sog. filiforme, d. h. fadenförmige, Fibrome.

Behandlung: Mehr kosmetische Störung. Operative Entfernung oder Entfernung mit dem Kaltkaustikgerät möglich.

Lipom

Gutartige Geschwülste des Fettgewebes, die an allen Körperstellen auftreten können. Die Konsistenz ist meist lappig, weich, die Knoten können tief im Unterhautfettgewebe liegen, aber auch die Oberhaut vorwölben.

Behandlung: An sich nicht erforderlich. Falls Lipome wegen Druck auf die Nerven schmerzhaft sind, ist Exzision möglich.

Blutschwamm (Hämangiom)

Die gutartigen Geschwülste der Blutgefäße nennt man Hämangiome. Sie treten meist in den ersten Lebenswochen auf und bilden sich zu einem großen Prozentsatz spontan im Laufe der ersten Lebensjahre zurück. Sie können an allen Körperstellen vorkommen (Abb. 106). Der Tiefe und Ausdehnung nach unterscheidet man planotuberöse (flachknotige), tuberöse (knotige) und subkutane Hämangiome. Die

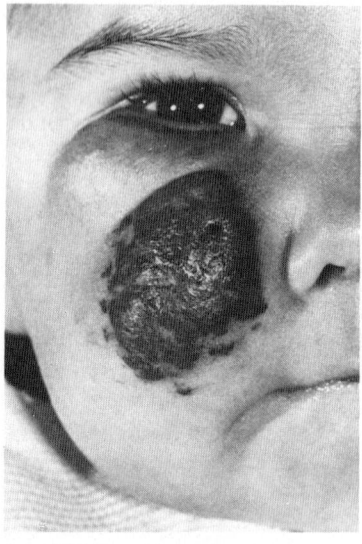

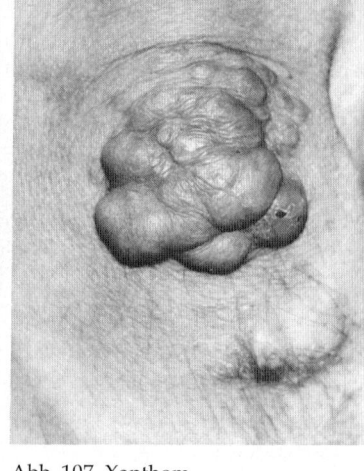

Abb. 106. Blutschwamm

Abb. 107. Xanthom

Oberfläche kann glatt glänzend, aber auch höckrig oder verhornt (hyperkeratotisch) sein. Eine Rückbildung äußert sich meistens schon in einer Abflachung und in einem mehr bläulich-weißen Farbton.

Behandlung: Bei blutenden Hämangiomen genügt meist ein Kompressionsverband. Man wartet heute die Spontanrückbildung ab. Nur bei schnell wachsenden, übergroßen Hämangiomen wird man sich zu einer Röntgenbestrahlung entschließen.

Xanthom

Xanthome sind keine echten Geschwülste, sondern Ablagerungen von Cholesterin und Lipiden (Fettsubstanzen) in großknotiger (tuberöse Xanthome, Abb. 107), oder in kleinknotiger Form. Befallen sind mit Vorliebe Ellbogen, Knie, Handrücken, Gesäß, aber auch Sehnen. Es liegen immer innere Erkrankungen mit Erhöhung verschiedener Fettfraktionen des Blutes vor. Oft auch ist ein Diabetes mellitus vorhanden.

Behandlung: Fettfreie Diät. Behandlung mit fettlösenden Medikamenten (Lipo-Merz). Damit lassen sich gute Erfolge erzielen, die bindegewebigen Verdickungen lassen sich dadurch jedoch nicht beseitigen.

Xanthelasmen

Xanthelasma palpebrarum sind gelbliche, flach knotige Ablagerungen von Fettsubstanz an den Augenlidern, die meist, aber nicht immer, mit allgemeiner Fettstoffwechselstörung einhergehen.

Behandlung des Grundleidens, lokale Exzision oder Entfernung mit Kaltkaustik.

Epitheliale Geschwülste der Haut

Präkanzerosen

Als Präkanzerosen bezeichnen wir Hautveränderungen, die mehr oder weniger häufig Vorläufer einer echten Geschwulst (Krebs) sein können. Wir unterscheiden obligate Präkanzerosen, die praktisch immer zur Ausbildung eines Krebses führen, und fakultative Präkanzerosen, die nicht zwangsläufig zur Krebsentwicklung führen.

Obligate Präkanzerosen

Morbus Bowen

Es handelt sich hier um flache, rot-bräunliche, schuppende, linsen- bis münzgroße Herde, die überall am Körper einzeln oder zu mehre-

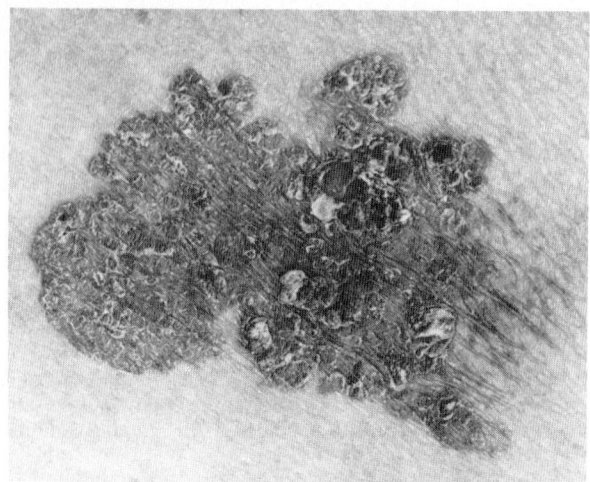

Abb. 108. Morbus Bowen

ren auftreten können (Abb. 108). Auch an der Schleimhaut, vor allem des Genitales, finden sich diese Veränderungen, die hier mehr ein rotes, samtartiges Aussehen aufweisen. Der Morbus Bowen ist bereits ein auf die Epidermis beschränktes Karzinom.

Behandlung: Der Morbus Bowen muß immer radikal durch den Arzt entfernt werden, sei es durch Operation oder durch Röntgenbestrahlung.

Xeroderma pigmentosum

Es handelt sich hier um ein rezessives Erbleiden, das dadurch ausgezeichnet ist, daß sich an den belichteten Hautstellen schon in der Jugend Hyper- und Depigmentierungen, Hyperkeratosen und Hautkrebse (Spinaliome) bilden. Die Patienten haben eine Überempfindlichkeit gegen sichtbares Licht und UV A. Es handelt sich um einen Defekt im Stoffwechsel der Zellen, wobei die Schäden, die an der DNS (Desoxyribonucleinsäure des Zellkerns) durch Licht gesetzt werden, nicht — wie normal — durch bestimmte Enzyme repariert werden.

Behandlung: Lichtschutzsalben; keine Tätigkeit im Freien; Exzision oder Bestrahlung der Tumoren durch den Arzt.

Fakultative Präkanzerosen

Auf dem Boden verschiedener Hautkrankheiten kann es nicht zwangsläufig, wohl aber in einer vermehrten Anzahl von Fällen — auch noch nach Jahren — zur Ausbildung von Hautkrebsen kommen. Es sind dies einmal chronisch entzündliche Erkrankungen, wie Lupus vulgaris, Lupus erythematodes, Syphilis der Zunge und Leukoplakien, ferner Hautveränderungen degenerativer Natur, wie die sog. senile Atrophie der Haut, Schädigung der Haut durch Röntgen- und Radiumstrahlen, Teer, Pech, Paraffin oder Arsen (Arsenwarzen).

Keratoma senile. Bei älteren Menschen kommt es im Bereich von Gesicht und Handrücken zu gelb-bräunlichen bis rötlichen, fleckförmigen, mehr oder weniger infiltrierten Herden mit Hyperkeratosen. Aus diesen kann in einem bestimmten Prozentsatz der Fälle (ca. 20 %) nach einiger Zeit ein Spinaliom entstehen. Starke Wucherung, Bildung eines Ulcus oder Blutung sind Verdachtszeichen auf eine maligne Entartung.

Behandlung: Ein Keratoma senile muß weiter beobachtet werden. Zum Aufweichen der Herde werden Salicyl-Vaseline-Salben benutzt. Man kann auch den ganzen Herd herausschneiden oder ihn mit dem Kaltkaustikgerät zerstören.

Pseudokanzerosen

Unter Pseudokanzerosen verstehen wir Veränderungen, die äußerlich wie ein Hautkrebs aussehen, einen solchen jedoch nicht darstellen.

Seborrhoische Warzen. Meist bei älteren Menschen, aber auch schon im mittleren Alter auftretende, gelbe bis bräunliche, flache oder mehr erhabene Veränderungen, die der Haut aufsitzen und von einer fettig-krümeligen Konsistenz sind (Abb. 109). Befallen sind vor allem Gesicht, Rücken, aber auch andere Körperstellen.

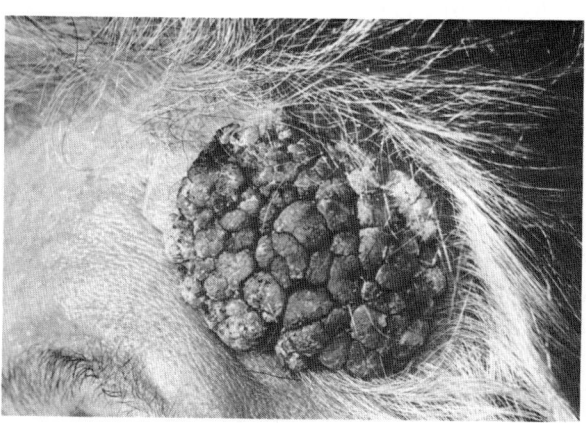

Abb. 109. Seborrhoische Warze an der Schläfe

Behandlung: Harmlose Veränderung, welche mehr ein kosmetisches Problem darstellt. Man kann die seborrhoischen Warzen mit dem Chloräthylspray vereisen, danach mit dem scharfen Löffel abkratzen und den Grund mit Eisenchlorid ätzen. Auch eine Exzision mit dem Messer oder Entfernung mit dem Kaltkaustikgerät ist möglich.

Bösartige epitheliale Geschwülste der Haut

Basaliom

Diese epitheliale Geschwulstart heißt Basaliom, weil im histologischen Bild die Zellen, aus denen der Tumor aufgebaut ist, denen der Basalzellschicht ähneln. Sie sind aber aus einer unreifen Zellvorstufe entstanden und nicht eine Bildung der reifen Basalzellen. Wenn auch das Basaliom hauptsächlich ältere Menschen befällt, so gibt es Basaliome schon bei Jugendlichen. In der Vorgeschichte der Patienten finden sich jahrelange Lichtexposition, aber auch manchmal die Angabe früherer Arseneinnahme. Das Basaliom ist im Gegensatz zum Plattenepithelkarzinom (Spinaliom) wesentlich gutartiger. Es metastasiert nicht, kann aber sowohl in die Breite als auch in die Tiefe zerstörend wachsen. Wir unterscheiden verschiedene Formen, von denen die wichtigste das sog. knotige Basaliom (s. Farbtafel, Abb. 18) ist. Es findet sich meist im oberen Gesichtsbereich (oberhalb der Mundlinie) als kleines perlgraues Knötchen, welches randwärts wallartig verdickt ist sowie kleine Gefäßerweiterungen und eine zentrale Delle aufweist. Dieses knotige Basaliom kann zentral ulzerieren *(Ulcus rodens)*. Die gefährlichste Form ist das sog. *Ulcus terebrans*, bei dem es zu einem schrankenlosen Wachstum in die Tiefe mit Zerstörung aller Gewebe, auch der Knochen kommt. An anderen Körperstellen können ebenso Basaliome auftreten, z. B. am Stamm die sog. Rumpfhautbasaliome.

Behandlung: Exzision oder Röntgenbestrahlung.

Stachelzellkrebs (Spinaliom)

Das Spinaliom ist eine echte maligne Geschwulst, die infiltrierend, zerstörend und Tochtergeschwülste setzend wächst (s. Farbtafel, Abb. 19). Auf der Haut besteht jedoch die Möglichkeit, die Geschwulst in ihrem Frühstadium zu erfassen und dadurch einer Behandlung zuzuführen, die meist auch eine vollständige Ausheilung bewirkt. Spinaliome treten im mittleren und höheren Alter auf, ausnahmsweise aber auch in jüngeren Jahren. Befallen werden Haut und Schleimhäute meist nach einer Vorschädigung, z. B. starke, jahrlange Lichtexposition, Röntgenstrahlen oder Altershaut, dann auf dem Boden eines Lupus vulgaris, Lichen ruber oder einer Zungenentzündung bei Syphilis.

Auch vom Spinaliom gibt es verschiedene klinische Formen. Es kommt ein infiltrierend und zerstörend wachsendes und ein mehr vegetierend wachsendes Spinaliom mit zum Teil blumenkohlartigen Wucherungen nach außen vor. Des weiteren gibt es ein sog. nacktpapilläres Karzinom, bei dem die Geschwulst eine rotglänzende, gekörnte Oberfläche zeigt, und schließlich ein sog. hauthornartiges Karzinom (*Cornu cutaneum*) bei dem über dem Krebs eine tierhornähnliche starke Hyperkeratose vorhanden ist. Wird ein Spinaliom nicht behandelt, so kommt es zum Weiterwachsen in die Breite und in die Tiefe, sowie zum Einbruch in die Gefäße und auch Lymphbahnen mit Verschleppung von Krebszellen in Lymphknoten und andere Organe. Besonders gefährlich hinsichtlich einer frühzeitigen Metastasierung sind Karzinome der Lippen, der Zunge und überhaupt der Mundhöhle, Ohrkarzinome sowie Karzinome des weiblichen und männlichen Genitales (Vulvakarzinom, Peniskarzinom).

Behandlung: Wenn möglich, wird das Spinaliom vom Arzt exzidiert und dann röntgenbestrahlt. Sind schon Lymphknotenmetastasen vorhanden, so werden diese weitgehend exzidiert und nachbestrahlt. Regelmäßige Kontrollen des Patienten sind erforderlich, da es noch nach Jahren zu einer Metastasierung oder einem Rezidiv kommen kann. Die Behandlung mit Zytostatika, d. h. mit chemischen Mitteln, die Krebszellen zerstören sollen, wird immer wieder beim Spinaliom versucht, jedoch sind mit den heute bekannte Zytostatika noch keine durchschlagenden Erfolge erzielt worden.

Paget-Karzinom

Es handelt sich hier um eine Sonderform des Brustdrüsenkrebses, bei der oberflächlich wie Ekzeme aussehende Rötungen, Erosionen und Krustenbildungen an der Brustwarze und in der Umgebung vorhanden sind.

Behandlung: Radikale Operation wie bei jedem anderen Mammakarzinom.

Hautmetastasen von inneren Karzinomen

Die verschiedensten bösartigen Geschwülste innerer Organe können entweder zur Haut durchwachsen oder über die Lymph- oder Blutgefäße in die Haut metastasieren. Am häufigsten handelt es sich dabei um ein Mammakarzinom. Auch nach erfolgreicher Operation und Nachbestrahlung kann es noch nach Jahren im Bereich der Brusthaut zu roten knotigen Veränderungen kommen, die aus Krebsgewebe bestehen. Manchmal sieht es so aus, als ob ein Erysipel vorliege, man spricht daher auch vom *Erysipelas carcinomatosum* bzw., wenn die Brust panzerartig ergriffen ist, von einem *Cancer en cuirasse*.

Behandlung: Hier ist lediglich eine symptomatische Therapie möglich. Vom Arzt werden Kortikosteroide, Zytostatika, Antibiotika gegeben oder evtl. Exzisionen versucht. Pflegerisch werden zur Vermeidung von bakteriellen Superinfektionen Umschläge mit desinfizierenden Lösungen, z. B. Rivanol 1%ig, Wasserstoffsuperoxid, und antibiotische Salben angewandt, ferner Verbände mit Fettgazen, nichthaftendem Verbandmaterial (z. B. Metalline).

Mycosis fungoides

Die Erkrankung hat ihren Namen von den pilzartigen Veränderungen in ihrem letzten Stadium (Mykosis = Pilzerkrankung). Es handelt sich um eine chronische, granulomatöse Entzündung unbekannter Ursache, die nicht heilbar ist und ihrem Verlauf nach eine bösartige Erkrankung darstellt. Wir bezeichnen sie auch als ein T-Zell-Lymphom. Die Erkrankung beginnt meist uncharakteristisch mit Hautveränderungen, die einem seborrhoischen Ekzem, einer Psoriasis oder einem vulgären Ekzem ähnlich sein können. Oft besteht Juckreiz, manchmal kommt es auch zu Erythrodermien. Im Laufe von Jahren treten dann flache und knotige Infiltrate in der Haut auf und schließlich im letzten Stadium rotbraune, weiche, zu Ulzerationen neigende Tumoren an verschiedenen Körperstellen (s. Farbtafel, Abb. 20). Beteiligung der Lymphknoten und auch innerer Organe ist möglich.

Behandlung: Grundsatz der Behandlung ist eine möglichst milde und zur Unterdrückung der jeweiligen Hautreaktion gerade erforderliche Stärke der Therapie. Durch zu starke Behandlung wird der Verlauf der Erkrankung ungünstig beeinflußt. In Frage kommen UV-Bestrahlungen, Photochemotherapie und kortikoidhaltige Externa. Erst in späteren Stadien Röntgenbestrahlung und evtl. Zytostatika.

Weiterführende Literatur

Braun, M.: Dekubitus. Springer, Berlin 1989

Haid-Fischer, F., H. Haid: Venenerkrankungen. Thieme, Stuttgart 1985

Juchli, L.: Krankenpflege. Thieme, Stuttgart 1985

Jung, E. G.: Dermatologie, 2. Aufl. Hippokrates, Stuttgart 1991

Korting, G. W., P. Frank: Diagnose und Therapie der Hautkrankheiten, 2. Aufl. Schattauer, Stuttgart 1989

Most, E., D. Havemann: Kompendium der Verbandlehre, 2. Aufl. Thieme, Stuttgart 1992

Pschyrembel, W.: Klinisches Wörterbuch, 253. Aufl. De Gruyter, Berlin 1977

Sachverzeichnis

Unsere »flexible« Auswahl für Sie ───────

Flexible Taschenbücher von

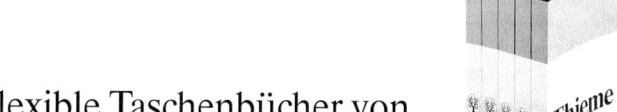

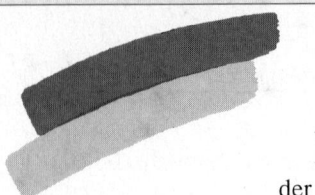
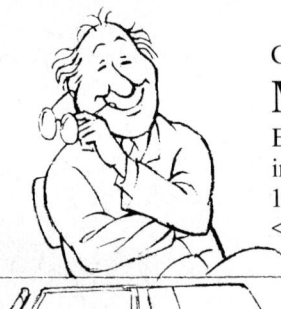
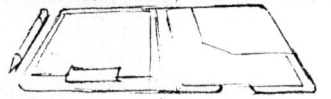
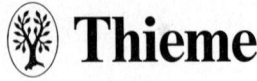